TRAITÉ

THÉORIQUE ET PRATIQUE

D'AUSCULTATION OBSTÉTRICALE.

PARIS. — RIGNOUX, IMPRIMEUR DE LA FACULTÉ DE MÉDECINE,
rue Monsieur-le-Prince, 29 bis.

TRAITÉ

THÉORIQUE ET PRATIQUE

D'AUSCULTATION OBSTÉTRICALE,

PAR

J.-A.-H. DEPAUL,

Docteur en Médecine, Professeur d'Accouchements,
ancien Chef de Clinique d'Accouchements de la Faculté de Médecine de Paris,
ancien Chirurgien interne de la Maternité de la même ville,
Membre titulaire de la Société anatomique,
de la Société médicale d'Émulation,
de la Société médicale d'Observation, etc. etc.

———

**Ouvrage accompagné de 12 planches gravées sur bois
et intercalées dans le texte.**

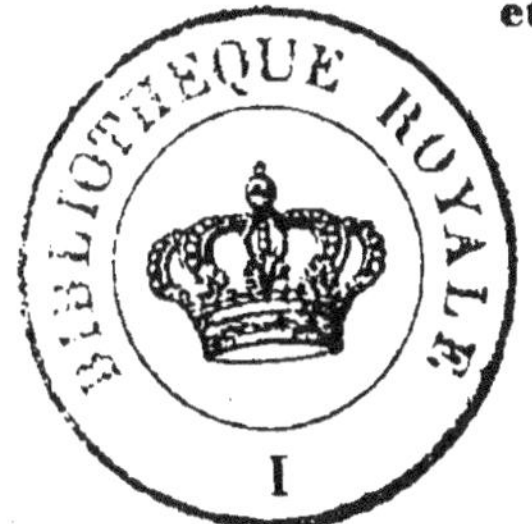

———

PARIS.

LABÉ, ÉDITEUR, LIBRAIRE DE LA FACULTÉ DE MÉDECINE,
place de l'École-de-Médecine, 4.

———

1847

AVANT-PROPOS.

Si l'immortelle découverte de Laennec fut accueillie avec une sorte d'enthousiasme par tous ceux qui s'intéressent au progrès de la médecine, il n'en fut pas de même de son application à l'art des accouchements: longtemps négligée, repoussée même par des hommes dont le nom fait autorité dans la science, c'est à peine si, à notre époque, quelques médecins consentent à lui accorder l'importance qu'elle mérite. Pour la plupart, ce nouveau mode d'investigation occupe un rang tout à fait secondaire, et on ne le fait intervenir que dans des circonstances exceptionnelles.

Frappé, dès mes premières investigations, des avantages que l'auscultation pouvait fournir à l'obstétrique, j'en ai fait, depuis plus de dix ans, l'objet constant de mes études. Six années passées à la clinique d'accouchements de la Faculté ou à la Maternité de Paris m'ont permis d'observer sur une vaste échelle et de recueillir de nombreux matériaux.

Les résultats auxquels je suis arrivé ont pour moi d'autant plus de valeur qu'ils sont la déduction rigoureuse des faits. Comme je n'avais aucune idée préconçue à faire valoir, c'est d'abord à l'observation que je me suis adressé, et c'est en me laissant guider par elle et par le désir sincère de découvrir la vérité, que je me suis mis à l'œuvre.

Déjà, en 1839, j'ai fait connaître une partie de mes recherches sur le diagnostic des présentations et des positions. Je publie aujourd'hui un travail beaucoup plus complet, dans lequel j'ai embrassé tous les points se rattachant à l'histoire de l'auscultation obstétricale. Quoiqu'on ait déjà beaucoup écrit sur cette question, il sera facile de voir que je ne me suis pas contenté du rôle facile de compilateur. Il n'est pas un seul point ayant quelque intérêt que je n'aie cherché à éclairer par l'expérience, et tout en respectant l'autorité des noms, j'ai toujours préféré l'autorité des faits ; j'ai accepté les opinions de mes devanciers toutes les fois qu'elles m'ont paru l'expression de la vérité, et j'ai franchement repoussé toutes celles qui, fondées sur des vues théoriques ou sur des observations mal interprétées, n'ont pas été confirmées par mes propres investigations. Enfin, on reconnaîtra, j'espère, que j'ai mieux précisé qu'on ne l'avait fait avant moi les applications des différents phénomènes stéthoscopiques, et que j'ai peut-être reculé les limites de quelques-unes d'entre elles. Quoi qu'il en soit, j'aurai atteint le but principal que je me suis proposé, si je parviens à fixer l'attention sur un point de la science dont l'importance est beaucoup plus grande qu'on ne l'admet généralement aujourd'hui.

Voici le plan que j'ai suivi.

Dans une première partie, j'ai passé en revue tous les travaux importants publiés sur la matière, tant en France qu'à l'étranger : l'analyse que j'en ai donné permettra de juger les progrès de la science, et de rendre à chacun ce qui lui appartient ; je me suis efforcé d'être juste envers tout le monde, et si parfois j'ai apporté quelque sévérité dans mes appréciations, j'ai la conscience d'avoir rempli un devoir qui tournera au profit de tous.

Dans une seconde, après avoir exposé les règles générales qu'il convient de suivre quand on veut consulter avec avantage l'auscultation obstétricale, j'ai rangé dans quatre paragraphes distincts les phénomènes stéthoscopiques tenant à la grossesse. J'ai commencé par le souffle utérin, et je l'ai étudié au point de vue de ses caractères, de l'époque où il apparaît pour la première fois, de la région de l'utérus où on le rencontre, de sa constance, de son intensité, de son siége et de son mécanisme, de son diagnostic différentiel et de sa valeur dans la pratique des accouchements ; puis je me suis occupé des battements du cœur fœtal, en suivant à peu près le même ordre et les mêmes divisions. Le troisième paragraphe comprend l'histoire d'un bruit auquel j'ai donné le nom de souffle fœtal. Enfin, dans le quatrième, j'ai fait connaître les caractères et la valeur des bruits qui sont la conséquence des mouvements actifs du fœtus.

Mai 1847.

TRAITÉ

THÉORIQUE ET PRATIQUE

D'AUSCULTATION OBSTÉTRICALE.

HISTORIQUE.

C'est à tort, selon moi, et déjà en 1839 je me suis efforcé de le démontrer, qu'on refuse à Mayor, de Genève, sa part de mérite dans la découverte de l'auscultation obstétricale. C'est incontestablement lui qui le premier a constaté qu'on pouvait entendre les battements du cœur d'un enfant, dans une grossesse suffisamment avancée, à travers les parois utérines et abdominales. Voici en effet ce que dit le rédacteur de la *Bibliothèque universelle de Genève* (1) en rendant compte du rapport de Percy sur un mémoire de Laennec : « Les observations de Laennec et de ses commissaires m'en rappellent une de M. Mayor, habile chirurgien de Genève, très-intéressante dans ses rapports avec l'art des accouchements et avec la médecine légale. Ce chirurgien a découvert qu'on peut reconnaître avec certitude si un enfant arrivé à peu près à terme est vivant ou non, en appliquant l'oreille sur le ventre de sa mère. Si l'enfant est vivant, on entend fort bien les battements de son cœur et on les distingue facilement de ceux du pouls de la mère ; il est mort, au contraire, si on n'entend plus rien. » Mayor, on le voit, ne

____

(1) T. ix, p. 248, novembre 1818.

1

s'est pas borné à signaler qu'il avait entendu les battements
du cœur fœtal, il avait tiré de ce fait une conséquence pratique, importante, relative au diagnostic de la mort de l'enfant dans le sein maternel. Il serait donc injuste de l'effacer
complétement, comme l'ont fait Hohl, M. Carrière d'Azerailles, et quelques autres ; on peut s'étonner seulement
qu'après avoir découvert un fait dont on devait faire plus
tard des applications pratiques si importantes, il n'ait pas
songé à le mieux étudier. Au reste, M. Lejumeau de Kergaradec, lui-même, en faveur de qui on a revendiqué tout
l'honneur de la découverte, reconnait que la priorité appartient au chirurgien de Genève, pour ce qui concerne les
battements du cœur.

Je n'ai pas eu pour but, dans ce qui précède, de diminuer
l'importance des recherches de M. Lejumeau de Kergaradec,
qu'on s'accorde généralement à regarder comme l'inventeur
de l'auscultation obstétricale : c'est du moins à ce médecin
qu'appartient la gloire d'avoir appelé, d'une manière toute
spéciale, l'attention des accoucheurs sur ce nouveau mode
d'investigation ; d'avoir constaté pour la première fois
l'existence d'un nouveau bruit (le bruit de souffle) dépendant
de la grossesse ; d'avoir apprécié l'importance de sa découverte en faisant lui-même de nombreuses applications et en
traçant un cadre presque complet des avantages que la
science et la pratique pourraient y trouver. On peut ajouter
qu'il ignorait complétement l'observation de M. Mayor, lorsqu'il lut son remarquable travail (1) à l'Académie royale de
médecine, dans la séance générale du 26 décembre 1821.

Une analyse détaillée de cet important mémoire mettra
le lecteur à même de juger ce que fut l'auscultation ob-

---

(1) *Mémoire sur l'auscultation appliquée à l'étude de la grossesse;* Paris, 1822.

stétricale à son début et de constater les changements intro-
duits dans les premières interprétations aussi bien que les
progrès que les différents observateurs ont su lui faire
faire.

Le mémoire de M. Lejumeau de Kergaradec est divisé en
deux parties : dans la première, il explique comment il fut
conduit par le hasard à la découverte des battements du
cœur de l'enfant, qu'il ne savait pas avoir été perçus déjà,
et d'un bruit de souffle isochrone au pouls maternel ; dans
la seconde, il indique les conséquences théoriques et pratiques auxquelles, selon lui, la découverte de ces deux bruits
pourra conduire plus tard ; il déclare, du reste, qu'étant
complétement étranger à la pratique des accouchements, il
lui serait très-difficile de donner à cette partie de son travail tout le développement dont il serait susceptible : il a
voulu seulement indiquer la marche qu'il aurait suivie et
les points qu'il se serait attaché à éclairer s'il se fût trouvé
dans des circonstances plus favorables.

PREMIÈRE PARTIE.

Pénétré des avantages que le diagnostic des affections de
poitrine trouvait dans l'auscultation, il chercha à étendre
le domaine de cet important moyen d'exploration.

Une dame enceinte s'étant confiée à ses soins, il voulut voir
s'il était possible d'entendre le flot résultant de l'agitation
du liquide amniotique au moment où le fœtus exécutait des
mouvements. Malgré de nombreuses recherches, qui durèrent
jusqu'à la fin de la grossesse, aucun bruit qui pût être rapporté
à cette circonstance ne fut perçu ; mais vers la fin du neuvième mois, un jour qu'il faisait de nouvelles tentatives, il fut
surpris d'entendre un bruit qu'il compara à celui que produit
le mouvement d'une montre, composé de deux pulsations

distinctes, comme les battements du cœur. Il constata que ce bruit était étranger à la circulation de la mère (en effet, il se renouvelait avec régularité de 143 à 148 fois par minute ; le pouls de madame L. ne battait que 70 fois dans le même espace de temps), et qu'il ne pouvait avoir d'autre origine que les contractions du cœur fœtal.

Ce fait une fois bien établi, il poursuivit ses investigations, et constata que ces battements, qui s'entendaient dans une région assez limitée du ventre, offraient une intensité plus ou moins grande, selon qu'on approchait ou qu'on éloignait le stéthoscope du point où ils paraissaient avoir leur siége, et qu'ils offraient quelques variations dans leur nombre, mais que ces variations n'avaient aucune relation avec celles qui survenaient dans la circulation de la mère. Dans une circonstance ils acquirent une telle vitesse, qu'il devint impossible de les compter.

Pendant que toute l'attention de M. de Kergaradec était dirigée vers ces doubles pulsations, un nouveau bruit simple, parfaitement isochrone au pouls de la mère, se fit entendre sur le côté droit de son ventre : il le compare à une pulsation accompagnée d'un souffle pareil à celui qu'on trouve dans certaines maladies du cœur ou des gros vaisseaux, et il en place le siége dans le point d'insertion du placenta à l'utérus. Plusieurs fois il lui arriva de le voir disparaître et de ne le retrouver que plusieurs jours après. Sept nouvelles femmes furent soumises au même examen, et, chez presque toutes, on put percevoir les deux bruits. Elles avaient, en général, dépassé la première moitié de la grossesse. Chez une, qui n'était qu'à cinq mois, les bruits du cœur ne furent pas perçus, tandis qu'on entendit très-distinctement la pulsation avec souffle, qui ne manqua que chez la femme dont il est parlé dans la sixième observation, et qui était grosse de six mois.

L'auteur dont j'analyse le travail fait observer lui-même que la plupart de ses observations ont été faites précipitamment sur des femmes non couchées, revêtues de leurs vêtements, et que très-rarement il a pu obtenir qu'il régnât autour de lui un calme parfait; il ajoute qu'il s'est servi avec un avantage presque égal de l'oreille nue ou du stéthoscope : Peut-être, dit-il, l'auscultation immédiate, en embrassant une plus grande surface, rendrait-elle plus facile la découverte des points où se passent les phénomènes, et parviendrait-on ensuite, par l'application du stéthoscope, à saisir les nuances avec plus de netteté.

DEUXIÈME PARTIE.

Voici maintenant comment M. Lejumeau de Kergaradec apprécie la valeur que ces différents signes peuvent acquérir au point de vue de la pratique.

1° Après avoir rappelé combien souvent il est difficile de constater une grossesse, et en particulier de s'assurer de la vie de l'enfant, il déclare que la perception des doubles battements ne pourra laisser subsister aucune incertitude sur l'un ou l'autre point. Leur absence, il est vrai, ne pourra pas faire prononcer que la grossesse n'existe pas ou que l'enfant a cessé de vivre, puisqu'il est démontré que, dans certaines circonstances, ils peuvent être masqués momentanément.

2° Il demande si, par les variations survenues dans la force et dans la fréquence des battements du cœur, il ne serait pas possible de juger de l'état de santé ou de maladie du fœtus, et apprécier l'influence qu'exercent sur lui les passions et les affections pathologiques observées chez la mère.

3° Il suppose que dans les grossesses doubles ou multiples les battements doivent se faire entendre à la fois dans plusieurs points de l'abdomen, et qu'on doit, dans ces cas, constater un défaut d'isochronisme qui ne permettra pas de les confondre et qui fera reconnaitre les grossesses de jumeaux.

4° Il croit qu'on pourra, dans beaucoup de cas, déterminer la situation de l'enfant dans la cavité utérine, en se fondant sur le point du ventre où se font sentir les battements du cœur, sur celui où les mouvements de l'enfant sont perçus, avec le plus de force, par la mère, et il espère qu'une étude sérieuse de cette question permettra un jour d'obtenir ce résultat.

5° Le battement simple indiquant avec certitude le point d'insertion du placenta sur la surface interne de l'utérus, on sera en mesure de l'éviter avec le bistouri lorsqu'on pratiquera l'opération césarienne.

6° L'auscultation servira encore à éclairer le diagnostic dans les cas de grossesse extra-utérine, et aucun doute ne pourra subsister si les battements du cœur d'un fœtus sont entendus dans un point du ventre où il n'est pas ordinaire de les entendre, et si d'ailleurs le toucher ne fait reconnaitre aucun développement de la matrice.

7° Lorsque l'utérus devient le siége d'une môle, ou qu'il s'y développe une production accidentelle quelconque, les vaisseaux utérins acquièrent un grand accroissement. Ceux qui se rendent au corps de nouvelle création sont quelquefois d'un calibre considérable; il ne serait donc pas impossible que, dans ces différents cas, des battements simples avec souffle vinssent à se faire entendre ; mais jamais il n'y aura des battements doubles, et peut-être trouvera-t-on là un élément de diagnostic pour distinguer les fausses grossesses des véritables.

8° Enfin, un des avantages qu'il attache à cette application de l'auscultation consiste dans la possibilité d'épargner souvent l'épreuve du toucher, si pénible pour beaucoup de femmes, et de la restreindre à la détermination des parties qui s'engagent pendant l'accouchement.

Après avoir formulé les propositions que je viens de rappeler, M. Lejumeau de Kergaradec adresse quelques conseils aux observateurs qui voudront s'occuper de cette importante question, et leur indique quelques nouveaux points qu'il sera utile d'éclairer. A quelle époque de la grossesse les battements du cœur et le bruit de souffle commencent-ils à se faire entendre? La fréquence de ces doubles pulsations diminue-t-elle régulièrement à mesure que le terme de la grossesse approche? Ces doubles pulsations et celle avec souffle peuvent-elles être perçues pendant toute la durée de l'accouchement?

La circulation des gaz intestinaux produit des bruits qui peuvent singulièrement gêner l'observateur qui débute dans ce genre d'exploration; mais, avec un peu d'habitude, on parvient facilement à paralyser leur influence aussi bien que celle des bruits extérieurs, et on aurait grand tort, ajoute M. de Kergaradec, de se rebuter promptement.

Quoiqu'il ait accordé un avantage à peu près égal à l'auscultation médiate et à celle qui se pratique avec l'oreille nue, il croit devoir recommander de donner la préférence au stéthoscope; mais, en cela, il n'est guidé que par un simple motif de convenance, le médecin devant éloigner avec soin tout ce qui peut alarmer la pudeur des femmes.

De tout ce qui précède, il résulte que M. de Kergaradec a tout l'honneur de la découverte du bruit de souffle, qu'il désigne sous le nom de *pulsation avec souffle* et dont il place le siége dans le point de l'utérus où s'insère le placenta. Sans avoir été le premier à entendre les battements du cœur de l'enfant, il les a mieux étudiés qu'on ne l'avait fait avant lui, et il a tracé, mais sans le remplir, un cadre assez étendu des avantages que la science des accouchements pourrait tirer de l'auscultation.

Occupons-nous maintenant des observateurs qui ont examiné la même question depuis la publication du travail que je viens de faire connaître.

Presque en même temps, le docteur Breheret et M. Delens firent des recherches qui furent confirmatives, sous plusieurs points, de celles qui précèdent.

Trois observations, appartenant à M. Delens, se trouvent consignées à la fin du travail de M. de Kergaradec, à qui il les communiqua le 1ᵉʳ mars 1822. Dans l'une, il s'agissait d'une femme enceinte de quatre mois au plus, et chez laquelle il constata les pulsations qu'il appelle *placentaires*, et qui, jusque-là, n'avaient pas été trouvées avant quatre mois et demi. Dans la seconde, il est question d'une dame dont la grossesse n'était pas bien certaine, mais qui, dans tous les cas, avait atteint tout au plus la fin du troisième mois. Le stéthoscope fit reconnaître des pulsations placentaires très-caractérisées et les doubles battements du cœur de l'enfant.

Enfin, dans la troisième, il est fait mention d'une grossesse de sept mois. On voulut, à l'aide du stéthoscope, constater la position du fœtus et celle du placenta. La pulsation avec souffle de M. de Kergaradec fut entendue très-faible vers le côté gauche du ventre dans un point très-circonscrit; mais il fut impossible de percevoir les battements du cœur fœtal. Cette femme accoucha un peu avant son terme d'un enfant hydrocéphale mort déjà depuis quelque temps. La délivrance ayant dû être pratiquée artificiellement, ce fut M. Cazenave qui opéra, et il constata que le placenta était inséré sur le côté gauche de l'utérus.

A la même époque, Heufelder (1) publia une traduction

____

(1) *Annales de médecine*, 1822, 7ᵉ cahier.

du mémoire de M. de Kergaradec, et il la fit suivre de nouvelles observations dans lesquelles il avait pu vérifier tous les faits annoncés par ce médecin.

Maygrier (1), de son côté, pensa qu'aux signes rationnels admis jusqu'alors, il fallait ajouter les résultats obtenus à l'aide du stéthoscope, non pour remplacer les premiers, mais pour les confirmer. Il ajoute que l'usage du stéthoscope, s'il était possible de l'appliquer dans l'intérieur du vagin, pourrait fournir, à la fin du troisième mois, des renseignements précieux pour confirmer l'état de plénitude de l'utérus. On voit déjà dans cette phrase l'idée du métroscope de Nauche, dont il sera fait mention plus loin. Il est évident que Maygrier ne donnait à l'auscultation obstétricale qu'une valeur tout à fait secondaire.

Mais il y eut des hommes qui ne se contentèrent pas de restreindre l'importance de cette nouvelle application de la découverte de Laennec, et, sans se donner la peine de vérifier eux-mêmes les résultats annoncés par M. de Kergaradec, ils les nièrent complétement. Ce n'est pas sans étonnement qu'on trouve parmi eux des médecins aussi distingués que le professeur Dugès et V. Siebold. Je me hâte d'ajouter cependant que le premier, qui avait d'abord voulu prouver que les lois de la physique s'opposaient à ce qu'on pût entendre les battements du cœur fœtal, reconnut plus tard son erreur; mais il n'accorda que peu d'utilité à l'auscultation dans ses applications à l'art des accouchements.

Cependant, et pour ainsi dire en même temps, Wehn et d'Outrepont procédèrent à la vérification des faits annoncés, et tous furent confirmés par leurs recherches. En France, M. Lenormand (2) reconnut, par l'auscultation seule, l'exis-

---

(1) *Nouvelle démonstration d'accouchements;* 1822.
(2) *Journal général*, t. LXVIII, p. 203.

tence d'une grossesse jusqu'alors méconnue, chez une femme qu'on regardait comme atteinte d'un squirrhe de l'ovaire, et qui était enceinte de sept mois.

Fodera (1), après avoir rendu compte du mémoire de M. de Kergaradec, déclare avoir répété lui-même les expériences de ce médecin, et constaté l'exactitude des faits qu'il avance. Seulement, il cherche à prouver que le bruit de souffle a son siége dans l'utérus, et non dans ses communications avec le placenta, ou dans cet organe lui-même. Ses tentatives lui ont ensuite démontré que l'oreille nue vaut mieux que le stéthoscope, et il insiste surtout pour qu'on s'abstienne de cet instrument, quand on fera des recherches médico-légales.

L'application de l'auscultation à l'obstétrique fut surtout accueillie favorablement en Allemagne. Ulsamer fut l'un de ceux qui l'étudièrent avec le plus de persévérance ; il publia (2) sur cette matière un excellent travail. Il raconte qu'il n'eut pas à se louer dans les premiers temps de ce mode d'exploration, et qu'il n'entendit rien sur les premières femmes enceintes qu'il examina ; mais il ne se rebuta pas, et après avoir acquis une certaine habitude, il obtint des résultats satisfaisants dont voici le résumé. Il emprunte à M. Naegele les paroles suivantes : «Il vaut mieux creuser plus profondément que de poser la pierre fondamentale sur un terrain qui n'est pas solide.» Après avoir fait l'historique de l'auscultation obstétricale, il raconte à quelles conséquences il a été conduit par ses recherches stéthoscopiques sur treize femmes enceintes ; on peut les formuler de la manière suivante :

1° Toutes les fois qu'une femme est enceinte, on entendra

---

(1) *Journal de physiologie* de M. Magendie, t. ıı ; 1822.

(2) *Annales de médecine et de chirurgie du Rhin*, t. vııı.

la pulsation avec souffle et les battements du cœur de l'enfant, ou tout au moins l'un de ces bruits.

2° La pulsation simple disparaît souvent complétement pendant les grandes douleurs de l'accouchement, mais elle revient avec plus de force lorsque la contraction utérine a cessé.

3° Au commencement de la dernière période du travail, les pulsations fœtales s'affaiblissent et cessent bientôt de se faire entendre.

4° L'auscultation immédiate doit être préférée au stéthoscope, et quand on veut se servir de ce dernier instrument, il faut d'abord explorer avec l'oreille nue.

5° Quand on veut procéder à l'auscultation, il n'est pas nécessaire de mettre complétement à nu les parois abdominales, il suffit d'enlever les vêtements les plus épais.

6° La pulsation avec souffle disparaît quelquefois pendant longtemps; souvent elle offre des intermittences, puis elle reparait brusquement, et le plus ordinairement, dans ces cas, le fœtus exécute de grands mouvements dans la cavité utérine.

Dans une troisième section, Ulsamer s'occupe de la valeur des signes stéthoscopiques dont nous venons de parler. La pulsation bruyante lui paraît résider dans la partie de l'utérus qui correspond au placenta, et elle s'explique pour lui par l'activité plus grande de la circulation en ce point. Il rapporte au cœur fœtal la double pulsation qui se reproduit de 144 à 156 fois par minute, mais qui n'est jamais isochrone au pouls de la mère, quelle que soit la fréquence de celui-ci.

Enfin, dans une quatrième section, il s'occupe des applications de l'auscultation à la pratique des accouchements. Il pense qu'en lui associant le palper abdominal, il sera bien difficile de ne pas reconnaître l'existence et l'époque d'une grossesse, et que d'ailleurs on pourra de la sorte beaucoup restreindre le toucher vaginal et n'y recourir qu'au moment du travail, ou pour apprécier certaines affections des organes génitaux. Il admet aussi qu'il sera possible de s'assurer de la vie et de la position du fœtus ainsi que du point où s'insère le placenta, ce qui pourra être, dit-il, d'un grand secours s'il devient nécessaire de pratiquer la délivrance.

Tandis que Ulsamer faisait connaître le résultat de ses tentatives, d'autres observateurs s'occupèrent de la même question. Lau et Haus firent paraître presque en même temps des travaux sur cette matière. Le premier en fit le sujet d'une dissertation inaugurale (1) dans laquelle, après avoir insisté sur ce qu'ont d'incertains la plupart des signes de la grossesse, il indique la valeur de l'auscultation pour la constatation de cet état physiologique. Quand on applique dit-il, le stéthoscope ou le gastroscope sur le ventre d'une femme enceinte, on entend deux bruits bien différents. L'un est constitué par une pulsation, analogue à celle qu'on trouve dans certaines artères, accompagnée d'un souffle simple ou sibilant et parfaitement isochrone au pouls de la mère. Il n'admet pas qu'elle ait quelque rapport avec le point d'insertion du placenta, car elle manque assez souvent, et d'ailleurs elle peut exister en deux endroits différents. Il en trouve l'explication dans le passage du sang de plusieurs vaisseaux étroits dans des espaces plus larges ; c'est pour lui le même mécanisme que celui qu'on observe dans certains anévrysmes.

Le second, qu'il rapporte au cœur de l'enfant, est double et beaucoup plus fréquent ; il se renouvelle de 120 à 160 fois par minute. Cette fréquence diminue un peu à mesure que le travail de l'accouchement avance. Pendant la grossesse, il

---

(1) *Dissertatio inaugularis de tubi acustici ad sciscitandam graviditatem efficacia ;* Berolini, 1823.

présente de nombreuses intermittences dont quelques-unes coïncident avec des mouvements violents du fœtus ; il peut être entendu sur différents points du ventre. Les passions violentes de la mère accélèrent la pulsation simple, elles sont sans influence sur les doubles pulsations ; mais il n'en est pas de même des violents mouvements de la mère et de ceux du fœtus. Du reste, Lau a constamment trouvé les deux bruits plus réguliers le matin que le soir et dans le milieu du jour.

Voici les propositions générales que cet auteur a cru pouvoir formuler :

1° L'auscultation peut être utile pour établir le diagnostic de la grossesse, surtout quand celle-ci est compliquée de quelque autre maladie ; mais elle ne doit pas être préférée aux autres signes, car les bruits qu'elle permet de constater ne sont pas perceptibles à toutes les époques, et c'est à peine si on les entend une fois sur cinq ou dix explorations.

2° Des pulsations fœtales, étendues en plusieurs points de l'utérus en même temps qu'on perçoit un battement simple, peuvent faire admettre une grossesse double ; leur absence ne prouve pas contre celle-ci.

3° Les pulsations fœtales, constatées au fond de l'utérus, indiquent une position anormale de l'œuf.

4° Elles annoncent une grossesse extra-utérine si elles se font entendre dans un point du ventre tout à fait insolite.

5° Leur force et leur situation peuvent conduire à la détermination de la position de l'enfant, surtout peu de temps avant l'accouchement.

6° Leur constatation donne la certitude de la vie du produit de la conception ; mais on n'est pas sûr de sa mort par cela seul qu'on ne les apprécie pas.

7° On ne pratiquera pas la perforation du crâne tant qu'elles se feront entendre, et leur absence ne sera pas un motif suffisant pour qu'on soit autorisé à recourir à cette opération.

8° La présence de la pulsation simple, alors qu'on ne pourra entendre les battements du cœur de l'enfant, n'est pas un signe suffisant pour qu'on puisse supposer l'existence d'une môle.

Haus (1), qui n'ignorait pas combien souvent est obscur le diagnostic de la grossesse, accueillit avec faveur l'intervention de l'auscultation. Il raconte d'abord les difficultés qu'il eut à vaincre pour acquérir l'habitude nécessaire ; puis il fait connaitre ses recherches sur treize femmes enceintes, alors qu'il fut suffisamment familiarisé avec ce nouveau mode d'investigation. Il repousse complétement le stéthoscope, avec lequel il n'a jamais rien entendu, tandis qu'avec l'oreille nue il a presque toujours perçu les différents bruits. Chez la femme qui fait le sujet de sa cinquième observation, il avait cru reconnaître une grossesse double, parce que dans une première exploration il avait entendu les doubles battements sur le côté droit de l'utérus, que le lendemain ils existaient vers le côté gauche et que, même un peu plus tard, ils furent trouvés sur la ligne médiane ; l'accouchement prouva cependant que l'utérus ne renfermait qu'un seul enfant, et Haus attribue ces changements survenus dans le siége des doubles pulsations à des mouvements violents du fœtus. Une femme, dont le bassin n'avait que 3 pouces et 3 lignes, fut soumise à son observation ; déjà, dans un accouchement antérieur, on avait eu recours à la perforation du crâne ; mais cette fois, Haus, ayant entendu les doubles pulsations, fit une application de forceps et eut le bonheur d'extraire un enfant vivant.

---

(1) *Die Auscultation in Bezuge auf Schwangerschaft* (Würzburg, 1823), traduit par Courtois ; 1833.

Pour lui la pulsation simple ne dépend ni du placenta ni de la région de l'utérus où cet organe est inséré. Il en place le siége dans l'aorte ou dans les artères iliaques.

Elle offre de nombreuses intermittences alors que le cœur de la mère continue à battre avec régularité.

Il est impossible que l'impulsion donnée par le cœur de la mère détermine ce phénomène dans une partie aussi éloignée que la matrice.

L'utilité de l'auscultation ne lui paraît pas aussi grande que M. de Kergaradec avait semblé l'établir ; il la rejette complétement avant le sixième mois de la grossesse et lui accorde fort peu de valeur pour la détermination de la position de l'enfant ; mais il reconnaît, et c'est en cela qu'il place sa principale importance, qu'elle permet de s'assurer d'une manière absolue de la vie ou de la mort du fœtus ; car il admet que celui-ci doit être considéré comme mort lorsqu'on ne perçoit pas les pulsations de son cœur.

A l'article Grossesse du *Dictionnaire de médecine* (1), Desormeaux a consacré quelques lignes à l'auscultation obstétricale qu'il regarde comme pouvant faire constater l'existence de deux bruits, la pulsation avec souffle qui ne change pas de position, et les doubles battements dont le siége est aussi variable que l'attitude du fœtus. Ces derniers seuls sont considérés comme un signe certain de grossesse, et il pense que leur affaiblissement ou leur cessation peut faire juger de l'affaiblissement ou de la mort de l'enfant. Cependant, il fait remarquer que, comme ils peuvent cesser d'être perceptibles dans certaines positions qu'il peut affecter, leur absence ne doit pas être considérée comme un signe négatif de la grossesse. Il ne se prononce pas sur l'origine et le siége du battement avec souffle, et il ne lui paraît pas impossible

____

(1) *Dictionnaire de médecine* en 21 volumes, t. x; 1824.

que ce bruit se fasse entendre dans des cas où la matrice
est distendue par une cause étrangère à la gestation ; mais
il n'a aucun fait à l'appui de cette opinion.

Il ajoute que le stéthoscope peut encore fournir des données positives pour la diagnostic des grossesses doubles ; il
y a deux enfants lorsqu'on entend deux doubles pulsations
sur deux points sensiblement distants ; mais de ce qu'on ne le
constate pas, on ne peut tirer la conclusion contraire, attendu
que la situation des enfants peut nuire à la transmission de
l'une d'elles.

Il n'accorde aucune valeur au bruit de soufflet pour la
constatation des grossesses gémellaires.

L'année suivante, parut une dissertation latine de Rec-
cius (1) dont je n'ai pu me procurer que le titre, et que je
n'ai trouvée citée que dans la thèse de Newmann-Sherwood,
sur laquelle je reviendrai plus tard.

Gardien (2), dans le chapitre consacré aux signes sensibles
de la grossesse, fait mention des recherches de M. de Kergaradec et signale les principaux résultats auxquels cet observateur est arrivé ; toutefois, il ne leur accorde qu'une
importance secondaire et croit de nouvelles expériences
nécessaires. Il ajoute que sans doute il n'a pas encore l'habitude suffisante , car même chez les femmes qui avaient dépassé le quatrième mois, il n'a pu distinguer les pulsations
placentaires ; il avait eu la précaution cependant d'appliquer
le stéthoscope immédiatement au-dessus du pubis et un peu
à droite sur le corps arrondi qui y faisait saillie.

Il conçoit du reste que le bruit de souffle s'entend avant

---

(1) *Disserlatio de auscultatione in graviditate ;* Marburgi, 1824
(*o Rusl's krietisehem Reperlorium,* t. VIII).

(2) *Traité complet d'accouchements,* 3e édit., t. I, p. 511 et suiv.;
1824.

les pulsations fœtales. En effet, dit-il, l'insertion du placenta, auquel le premier correspond, a lieu le plus souvent vers le fond de l'utérus qui dépasse de bonne heure le détroit supérieur ; l'enfant au contraire est encore entièrement logé dans l'excavation pelvienne et par conséquent inaccessible à l'oreille nue ou armée du stéthoscope. Enfin, dans les premiers mois de la grossesse, le développement du placenta est proportionnellement plus considérable que celui de l'embryon.

Dans la même année, Carus conseilla l'auscultation comme le plus sûr moyen de reconnaître l'existence d'une grossesse.

En 1825, Ritgen publia ses expériences sur l'auscultation obstétricale. Il confirme les opinions de M. de Kergaradec et émet quelques idées nouvelles. Il déclare qu'il lui fallut s'exercer quelque temps avant d'entendre, soit avec l'oreille nue, soit avec le stéthoscope, les bruits de la grossesse. Il a noté que le bruit de souffle se produisait en général plus distinctement vers le fond de l'utérus. Il compare le bruit qui est dû aux battements du cœur de l'enfant, au mouvement d'une montre, et il observe qu'on pourrait être induit en erreur par les battements des artères de la tête de l'observateur. Il a reconnu que les émotions morales, et que les grands mouvements du corps influaient, en la rendant plus éclatante et plus rapide, sur la pulsation avec souffle, et qu'il en était de même des contractions utérines, tandis que les doubles pulsations s'affaiblissaient pendant les douleurs pour reparaître plus fréquentes après.

Il admet que, dans la première position, on entend les battements du cœur à gauche et en bas, et à droite, au contraire, dans la seconde ; que ces doubles pulsations se renouvellent au moins quatre-vingts fois par minute, et que, dans quelques cas, elles sont si fréquentes qu'il est impossible de les compter. Il ne croit pas que le souffle corresponde à l'insertion du placenta, qui est dû pour lui à la dilatation générale des vaisseaux de l'utérus.

Une femme, chez laquelle les doubles battements n'étaient pas entendus, et qui offrait un bruit de souffle très-ordinaire, accoucha d'un enfant mort depuis longtemps. Une autre, chez laquelle ni l'un ni l'autre bruit n'étaient perçus, mit au monde un enfant mort depuis plus longtemps avec un délivre qui était profondément altéré.

Busch ne se montra pas d'abord favorable à l'auscultation obstétricale, et, chose assez singulière, quoiqu'il affirme n'avoir jamais entendu distinctement la pulsation simple, il en place le siége dans l'aorte abdominale. Cependant, quelques années plus tard (1), après avoir entendu plusieurs fois les pulsations fœtales, il rangea l'examen stéthoscopique au nombre des moyens que doit faire intervenir le médecin qui se livre à la pratique des accouchements.

Mende n'attache pas non plus beaucoup d'importance à l'auscultation obstétricale, mais il préfère l'oreille nue au stéthoscope.

Dans la deuxième édition de son immortel ouvrage, Laennec (2), qui n'avait pas jusque-là songé à faire l'application de sa découverte à l'étude de la grossesse, en dit quelques mots et entrevoit son importance. Il déclare d'abord avoir confirmé la plupart des résultats annoncés par son compatriote et ami M. de Kergaradec. Il regarde le bruit de souffle et les doubles pulsations comme les signes les plus certains de la grossesse. L'origine du dernier de ces phénomènes lui parait à l'abri de toute contestation. Quant au bruit de souffle, il l'attribue à l'artère principale qui nourrit le placenta, en s'appuyant surtout sur une expérience du docteur Ollivry,

---

(1) *Lehrbuch der Geburtskunde;* Marburg, 1829.

(2) *Auscultation médiale,* t. II, p. 258; 1826.

de Quimper, qui prétend que ce phénomène cesse aussitôt après la section du cordon ombilical. La suspension momentanée des doubles pulsations lui paraît avoir pour cause l'interposition d'une anse intestinale, ou d'une grande quantité de liquide amniotique entre le fœtus et l'oreille de l'observateur. Il a vu ces pulsations prendre tout à coup, et sans cause connue, une intensité semblable à celle des battements du cœur d'un adulte. Il compare le bruit de souffle à celui des artères des chlorotiques, et semble croire qu'il a, comme ce dernier, quelque chose de spasmodique. Puis, il signale l'utilité de l'auscultation pour déterminer la position du placenta et celle du fœtus, et dit avoir connaissance d'une grossesse double reconnue par ce moyen. Laennec fait observer que les phénomènes de la grossesse exigent, de la part de l'observateur, beaucoup plus d'attention que ceux qui sont relatifs à l'auscultation de la poitrine. Il indique quelques-unes des circonstances qui peuvent induire en erreur ceux qui n'ont pas une grande habitude du stéthoscope. Il signale, en particulier, la circulation des gaz intestinaux, le bruit qui résulte de la contraction des muscles de l'observateur, soit qu'on se serve du stéthoscope ou de l'oreille nue. Il a constaté que l'agitation de la circulation chez la mère n'influait pas, constamment du moins, sur les battements du cœur de l'enfant. Il a vu ces derniers acquérir une telle vitesse qu'il ne fut plus possible de les compter, et, pendant ce temps, le pouls de la mère était parfaitement calme. Le souffle s'est présenté à lui sur les tons les plus divers; mais il l'a fréquemment trouvé sibilant vers le quatrième mois, époque, dit-il, où on commence à l'entendre. Il n'existe pas toujours du côté opposé à celui où se rencontrent les doubles pulsations; il a perçu plusieurs fois les deux bruits du même côté. Dans quatre cas, qui lui ont été communiqués par le docteur Ollivry, ce médecin s'était assuré, en introduisant la main dans la matrice immédiatement après la sortie de l'enfant, que le point où il avait entendu les pulsations avec souffle, avant l'accouchement, correspondait exactement à celui où le placenta était implanté, et il paraît tellement convaincu de cette vérité, qu'il déclare qu'il ne répétera plus cette recherche assez pénible pour la nouvelle accouchée. Laennec espère que l'auscultation jettera quelque lumière sur les grossesses extra-utérines; mais il n'a aucun fait à l'appui de cette opinion.

Kruhse (1) a fréquemment employé l'auscultation chez un grand nombre de femmes enceintes. Il regarde la double pulsation comme partant du cœur de l'enfant, et, par conséquent, comme un signe certain de grossesse; il l'a constatée deux fois chez des femmes qui étaient au cinquième mois de la gestation. Pour lui, quand ce bruit manque, ou bien il n'y a pas grossesse, ou si celle-ci est arrivée au cinquième mois, le fœtus a cessé de vivre; il ne met pas en doute que par l'auscultation, on ne puisse reconnaître les grossesses doubles ou multiples aussi bien que la situation de l'enfant; mais il nie qu'on puisse parvenir à déterminer l'âge de celui-ci. Une femme enceinte, chez laquelle il avait entendu pendant six semaines les pulsations fœtales qui disparurent pendant le travail de l'accouchement, mit au monde un enfant qui avait cessé de vivre tout récemment; il déclare n'avoir jamais entendu le bruit de souffle.

Deux ans après, Froriep (2) et Probart (3) regardaient comme des signes très-importants de grossesse la pulsation avec souffle et les doubles battements. Ce dernier observateur fit connaître trois faits qui montrent toute l'importance

---

(1) *Dissertatio de auscultatione obstetricia;* Dorpat, 1826.
(2) *Theoret. pract. Handbuch der Geburtshulfe;* 1828.
(3) *The London med. repos. and review,* 1er mai 1828.

de l'auscultation dans ses applications au diagnostic de la grossesse; il s'agissait de trois femmes chez lesquelles un état douteux existait, soit parce qu'elles niaient la possibilité de la grossesse, soit parce que l'examen ordinaire ne donnait rien de positif, et pour lesquelles toute incertitude cessa quand on eut entendu le bruit de souffle et les battements du cœur. Ces deux médecins, du reste, n'ajoutaient aucune découverte nouvelle à ce qui était déjà connu sur l'auscultation obstétricale.

De son côté, Carus (1) adopta pleinement, après vérification, les idées de M. de Kergaradec; il trouva que les battements du cœur de l'enfant se renouvelaient de 130 à 160 fois par minute. Il ne pense pas que le bruit de souffle se produise dans l'utérus ou dans le placenta; il le fait partir de l'aorte et des artères iliaques. Il regarde comme impossible d'entendre l'un et l'autre de ces bruits avant le septième mois.

Il y eut encore à cette époque des médecins qui s'inscrivirent contre l'utilité de l'auscultation obstétricale. Henne (2) et Siebold se placèrent en première ligne. Henne, qui prétend s'être exercé pendant trois années consécutives, affirme que c'est un mode d'exploration très-difficile et qui exige le plus grand soin. Il dit que les doubles pulsations ne s'entendent pas indistinctement à toutes les époques de la grossesse et pendant le travail de l'accouchement; il admet qu'on les perçoit bien plus souvent dans le dernier mois de la gestation, et plus rarement pendant le travail, surtout quand le liquide amniotique ne s'est pas encore écoulé; il lui semble difficile de déterminer la situation de l'enfant par l'auscultation; il croit plus volontiers qu'on peut, dans certains cas, s'assurer du point d'insertion du placenta; mais il décrit

---

(1) *Lehrbuch der Gynäologie*, etc.; Leipzig, 1828.
(2) *Siebold Journ.*

d'une telle manière la pulsation simple, qu'il est permis de se demander si véritablement il l'a jamais entendue. Enfin, il pense avoir entendu des pulsations dans un cas de simple suppression de règles avec développpement de l'utérus, ce qui lui fait admettre que ces pulsations peuvent accompagner certains états, autres que la grossesse.

M. Capuron ne se montra pas plus favorable à l'introduction de l'auscultation dans la pratique des accouchements. Voici tout ce qu'il dit de cet important moyen (1) :

«Des médecins, dans ces derniers temps, ont prétendu aussi que le stéthoscope de Laennec pouvait servir à vérifier la grossesse quand elle était incertaine ou douteuse. Suivant eux, cet instrument, appliqué sur l'hypogastre de la femme enceinte, transmet distinctement à l'oreille de l'explorateur le bruit du mouvement circulatoire du sang dans le placenta et dans le cœur du fœtus; mais, s'il est des cas où cette espèce d'auscultation est infaillible, combien n'en est-il pas aussi où elle est factice et sans aucune utilité! Nous en appelons pour cela au témoignage des accoucheurs éclairés qui ont répété les expériences à cet égard. S'ils sont de bonne foi, ils accorderont que le cylindre de bois ne mérite jamais la préférence sur le toucher pratiqué avec un doigt bien exercé. Quant à nous, l'observation nous a convaincu qu'il en est du stéthoscope pour le diagnostic de la grossesse comme pour celui des maladies thoraciques, et nous pouvons assurer positivement, sans crainte d'être démenti, que les avantages en ont été exagérés dans l'un et l'autre cas. »

Dans un ouvrage publié en 1829, M. Nauche (2) a décrit et fait représenter une modification de stéthoscope destinée à faire entendre les mouvements et les bruits qui se pas-

____

(1) *Cours théorique et pratique d'accouchements,* 4ᵉ édit.; 1828.
(2) *Des Maladies propres aux femmes,* p. 752; 1829.

sent dans l'utérus et le vagin. Son instrument, qu'il désigne sous le nom de métroscope, et dont la première idée ,
ainsi que je l'ai déjà dit, appartient à Maygrier, n'a pas
offert les avantages qu'il en attendait. Je rappellerai plus tard,
en parlant de la manière de pratiquer l'auscultation , quels
sont les inconvénients qui ont dû y faire renoncer. Voici sa
description telle que l'a donnée M. Nauche lui-même :

« Cet instrument (fig. n° 1) se compose d'un tube de

fig. 1.

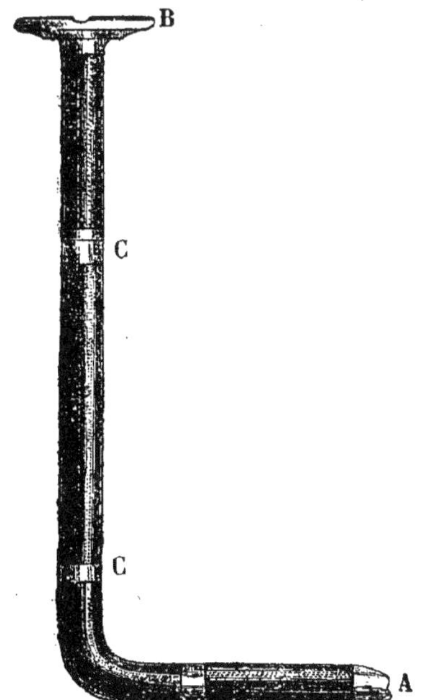

bois, de 2 pieds de longueur et de 8 lignes de diamètre ,
courbé presque à angle droit dans le premier quart de sa longueur. Une de ses extrémités (A) est arrondie et polie pour
être introduite jusqu'au fond des conduits vulvo-utérins et
à l'orifice extérieur du col de l'utérus ; l'autre (B) est terminée par une rondelle d'ivoire, sur laquelle on applique le

pavillon de l'oreille; de plus, il présente trois brisures (CCC) destinées à le rendre plus portatif.»

Cet instrument fait entendre, d'après l'auteur, les battements des artères du vagin et de l'utérus lorsqu'ils sont forts. Si ces artères étaient dans un état de dilatation, on ne pourrait le méconnaître.

On perçoit les battements des vaisseaux du placenta lorsque ce corps est inséré sur l'orifice utérin, et c'est un moyen de reconnaître cette insertion. Ces battements produisent parfois des bruits de soufflet, isochrones à ceux du pouls, et aussi intenses que ceux qui ont lieu dans divers anévrysmes du cœur. Ces mouvements sont souvent intermittents. Après les avoir entendus un quart d'heure, une demi-heure, ils cessent pour peu qu'on ait remué l'instrument, et l'on est un certain laps de temps sans les retrouver.

On parvient, dans quelques cas rares, à distinguer les battements du cœur du fœtus; on n'est pas pour cela dans une position favorable, la tête de l'enfant étant presque toujours placée au-dessus de l'orifice. On entend ses mouvements actifs, comme de petites saccades plus ou moins précipitées, et c'est un grand avantage pour ne pas confondre la grossesse avec diverses maladies de l'utérus.

M. Pichon (1) a publié plusieurs observations dans lesquelles on voit, qu'à l'aide de cet instrument, on a reconnu des grossesses chez des femmes qu'on croyait atteintes d'affections graves de la matrice. M. Nauche ajoute qu'il peut aider à reconnaître la mort du fœtus pendant la grossesse et l'accouchement; introduit durant ce dernier dans la cavité de l'utérus, il serait possible qu'il permît d'apprécier le moment où la circulation de la mère à l'enfant serait interrompue. Enfin, il pense qu'avec quelques modifications il

______

(1) *Clinique des hôpitaux*, 1827.

sera possible de l'employer chez les grands quadrupèdes quand on aura intérêt à connaître s'ils ont été fécondés.

A la même époque, David, Ryan (1) et Fergusson (2), accueillirent avec empressement la nouvelle application de l'auscultation. Ce dernier accorde beaucoup moins d'importance au bruit de souffle qu'à la pulsation fœtale, qu'il regarde comme le signe le plus important pour établir le diagnostic d'une grossesse. Pour Ryan, les deux bruits ont à peu près une égale valeur.

M. C. Naegele (3) s'étonne qu'on n'ait pas encore accordé à l'auscultation toute l'importance qu'elle mérite. Il rapporte deux observations de grossesses gémellaires reconnues par ce moyen. Des pulsations fœtales existaient en des points fort éloignés, et de plus, elles n'étaient pas isochrones. Dans un cas, l'une des pulsations se renouvelait de 120 à 133 fois par minute, et l'autre, de 161 à 170. Dans une autre circonstance, il put rassurer une femme qui croyait son enfant mort, car il entendit les battements du cœur très-distinctement.

Dans une des séances du mois de mai 1831, M. Bodson (4) soumit au jugement de l'Académie de médecine un mémoire dans lequel il s'est efforcé de prouver que l'auscultation ne devait pas seulement servir à établir l'existence de la grossesse, et à donner des notions sur la vie ou la mort du fœtus, mais encore qu'en permettant d'entendre les battements du cœur pendant toute la durée du travail, elle devait, pendant les accouchements difficiles, donner les moyens d'observer les nuances diverses de force ou d'affaiblissement, de lenteur ou de rapidité, que peut alors offrir

---

(1) *The London medical and surgical journal,* décembre 1830.

(2) *Dublin medical transactions,* 1830.

(3) *The Lancet,* 13 novembre 1830.

(4) *Archives générales de médecine,* t. XXVI, mai 1831.

la circulation intra-utérine , faire apprécier les circonstances favorables ou fâcheuses dans lesquelles se trouve le fœtus, et déterminer, par conséquent, s'il convient de hâter la délivrance ou de l'abandonner aux efforts naturels.

Pour prouver cette assertion, l'auteur cite quelques observations, dont voici un résumé que j'emprunte au rapport de M. P. Dubois.

Une jeune dame , enceinte pour la première fois, est prise des douleurs de l'enfantement. Les membranes se rompent prématurément et les eaux s'écoulent ; les douleurs, faibles et éloignées à onze heures du matin, persistent dans cet état pendant toute la journée. Les pulsations du cœur du fœtus sont reconnues à l'aide du stéthoscope. Elles s'affaiblissent vers six heures du soir. Une dose de seigle ergoté est administrée sans succès ; l'application du forceps, jugée nécessaire , a pour résultat la naissance d'un enfant très-faible , mais vivant.

Une dame de quarante ans, au terme de sa dixième grossesse, qui avait été pénible et fatigante, éprouva quelques symptômes qui lui firent craindre que son enfant n'eût cessé de vivre. L'auscultation fit reconnaître à M. Bodson que les craintes de la mère n'étaient pas fondées. Le travail de l'enfantement, déclaré le matin, se prolongea jusqu'au soir, et se termina par l'expulsion d'un enfant très-chétif qui succomba peu de jours après sa naissance.

Une femme de vingt-trois ans était depuis longtemps en proie aux douleurs les plus vives de l'accouchement ; on pouvait craindre pour la vie de l'enfant. M. Bodson s'assura avec le stéthoscope de l'intégrité des pulsations fœtales, et l'accouchement se termina naturellement pour la mère et pour l'enfant.

Une dame de quarante-deux ans, primipare, souffrait infructueusement depuis deux jours, lorsque M. Bodson fut appelé près d'elle. Il reconnut que l'enfant, dont il entendit parfaitement les battements du cœur, se présentait par le siége. Il constata aussi le bruit de souffle. Il conclut de cette double observation que l'enfant était plein de vie; mais le travail s'étant prolongé deux jours encore, il fallut procéder à l'extraction du fœtus, qui avait cessé de vivre.

Enfin, une jeune dame, après avoir souffert pendant huit heures, vit les douleurs s'affaiblir par degrés et se suspendre ensuite complétement pour faire place à une agitation extrême, bientôt suivie d'un peu de délire; les eaux étaient écoulées, la tête se présentait à la vulve; le sort de l'enfant était incertain. M. Bodson reconnut que la circulation était forte et régulière; la mère implorait une prompte délivrance; du seigle ergoté fut administré : les douleurs se réveillèrent bientôt, et l'accouchement eut pour résultat la naissance d'un enfant vivant.

Des faits précédents, M. Bodson a cru pouvoir déduire les propositions suivantes :

1° L'auscultation médiate ou immédiate peut rendre des services très-importants à l'humanité, en éclairant l'accoucheur dans plusieurs circonstances graves.

2° En général, il est aisé de distinguer la circulation du fœtus, quelle que soit sa position dans l'utérus, quand il est à terme, et que les eaux de l'amnios sont écoulées complétement et depuis longtemps. On y parvient avec plus de facilité si la femme est couchée horizontalement et peu chargée d'embonpoint.

3° Cette notion servira à diriger le praticien dans beaucoup d'occasions, le déterminera à agir ou à temporiser; elle sera souvent son guide le plus sûr dans les circonstances les plus malheureuses, lorsqu'il doit se décider à mutiler l'enfant, s'il est mort, à recourir aux opérations symphysienne ou césarienne, s'il est vivant. Dans ce cas, ce moyen d'investigation est du plus grand intérêt, soit qu'il concoure avec les autres à établir un fait ou seulement une probabilité, soit qu'il reste seul pour éclairer l'homme de l'art.

L'Académie renvoya le mémoire de M. Bodson à l'examen d'une commission composée de MM. Danyau, Deneux et Paul Dubois. Ce dernier académicien, qui se trouvait à la tête d'un des plus grands hôpitaux destinés à donner asile aux femmes enceintes, fut chargé du rapport; mais, avant de communiquer son jugement à ses collègues, il crut devoir s'éclairer en utilisant les nombreuses occasions que la pratique d'un vaste hôpital lui offrait, et il en résulta que son travail, prenant une importance beaucoup plus grande que n'en ont en général les rapports, devint un traité presque complet sur la matière. J'en ferai connaître bientôt les points les plus importants; mais avant, et pour ne pas interrompre l'ordre chronologique que je me suis imposé jusqu'ici, je dois parler d'un mémoire de M. G. Monod (1), qui parut après la lecture de celui de M. Bodson, et avant la communication du rapport de M. P. Dubois.

L'auteur s'est presque exclusivement occupé du bruit de souffle, l'étude des battements du cœur n'ayant pour lui qu'une importance tout à fait secondaire. Il donne d'abord quelques conseils relativement à la manière de pratiquer l'auscultation. Lorsque l'utérus n'est pas encore appliqué contre la paroi antérieure de l'abdomen, il veut que la femme soit couchée horizontalement et les muscles dans le relâchement; il pense qu'on doit enlever les vêtements les plus épais, et même, dans certains cas, la chemise. Il conseille de faire l'examen le matin, avant que la femme ait pris des aliments, et après avoir eu soin de vider la vessie et le rectum.

Il recommande un grand silence, mais seulement pour

____

(1) *Du Souffle placentaire*, extrait du *Répertoire médical*, 1831.

les cas qui présentent beaucoup de difficultés. Il déclare avoir fait un grand nombre de ses recherches au Bureau central, dans un cabinet qui donnait sur la place Notre-Dame, d'où partaient continuellement mille bruits divers.

Dans le cas où la grossesse est plus avancée, la femme pourra être auscultée debout ou assise. Il préfère d'une manière générale le stéthoscope à l'auscultation immédiate, cet instrument permettant plus de précision, et ménageant davantage la pudeur des femmes. Il veut que l'examen soit continué longtemps : c'est, dit-il, le seul moyen de dissiper la confusion qui existe au commencement de l'exploration et qui résulte de bruits nombreux qui se produisent dans le ventre ; il conseille aussi dans ces cas difficiles de faire varier la position des femmes et de l'instrument, et d'employer alternativement l'une et l'autre oreille.

Il n'admet pas que le bruit de soufflet puisse être entendu avant le quatrième mois de la grossesse, et il met en doute les observations des auteurs qui semblent établir le contraire. Pour lui comme pour Laennec et M. de Kergaradec, ce bruit a la plus grande analogie avec celui qu'on entend quelquefois dans le cœur et les grosses artères, avec cette différence cependant, que ce sont moins des pulsations que des ondulations que l'on perçoit. Puis, à mesure que la grossesse avance, il devient sibilant et plus tard sonore et comparable au son qui résulte de la vibration d'une grosse corde métallique. Son intensité lui a toujours paru s'accroître jusqu'au huitième mois ; mais elle change peu dans le courant du neuvième. Il a remarqué quelques irrégularités signalées par plusieurs auteurs, mais il ne les croit pas aussi fréquentes qu'on le pense, beaucoup d'entre elles pouvant s'expliquer par le déplacement du stéthoscope, par la mobilité de l'utérus ou la fatigue de l'oreille. Enfin, il est incontestable que les contractions utérines exercent une puissante influence qui peut aller jusqu'à faire disparaître complétement le bruit. En résumant ce qui est relatif à ces irrégularités, il pense que dans l'état physiologique de l'utérus et du produit de la conception, le bruit de souffle peut être regardé comme régulier dans la grande majorité des cas ; qu'en général, les variations qu'on observe ne sont qu'apparentes, et que celles qui sont réelles et permanentes, dénotent probablement une altération de la cause matérielle qui le produit.

Le bruit de souffle est pour lui un phénomène dont l'existence est constante à partir du quatrième mois, et son absence, une preuve de quelque affection grave, ou de la mort de l'enfant.

M. Monod recherche ensuite à quels faits d'organisation se trouve liée la production du bruit de soufflet ; l'utérus développé par un produit de conception peut seul en être le siége. Il n'admet pas qu'on le rencontre hors l'état de grossesse, et quand il y a de simples productions anormales. C'est au niveau du placenta qu'il se produit, cela lui paraît surabondamment prouvé par les expériences directes de MM. Ollivry et Cazenave, dont nous avons parlé, et par un nouveau fait observé par M. Lacroix : de tout cela il conclut que le nom de souffle placentaire est le seul qui convienne à ce phénomène.

Il reproche ensuite à M. de Kergaradec d'avoir trop négligé l'étude de ce bruit, pour s'occuper surtout des pulsations qui selon lui n'ont qu'une importance très-minime, puisque l'auscultation du placenta peut fournir les mêmes données, et que d'ailleurs elles sont très-difficiles à entendre et à distinguer des autres battements artériels qui ont lieu dans le voisinage.

Il n'admet pas qu'on puisse, par l'auscultation du cœur, déterminer la situation du fœtus. Tout ce qu'on peut apprécier, c'est d'une part l'existence d'un enfant vivant ou d'une grossesse bipare. Il s'efforce de démontrer ensuite que les altérations du placenta doivent nécessairement entraîner des modifications dans le bruit de souffle, et que la constatation de celles-ci peut faire soupçonner les premières.

Enfin, il cite l'observation d'une dame chez laquelle, quinze jours avant l'accouchement, une insertion du placenta sur l'orifice lui fut annoncée par un souffle placentaire existant très-près du détroit supérieur; et après avoir rappelé que ce souffle placentaire pourrait également éclairer le diagnostic des grossesses extra-utérines, il termine son travail par les propositions suivantes :

1° Le bruit de soufflet utérin n'existe que dans la grossesse, et il dépend de la circulation placentaire.

2° Dans l'état normal, il se développe à quatre mois, et il persiste jusqu'à l'expulsion du fœtus.

3° Il est régulier et constant; des irrégularités bien tranchées dans sa production, et à plus forte raison son absence complète, doivent être regardées comme des exceptions qui indiquent presque toujours soit une maladie, soit la mort de l'œuf.

4° L'exploration du cœur fœtal est peu utile, et ne doit être considérée que comme complément de celle du souffle placentaire.

5° Le souffle placentaire fait découvrir l'existence de la grossesse; il contribue aussi à faire connaître l'époque de la gestation : dans ces deux circonstances, sa constatation peut presque toujours dispenser du toucher.

6° Le souffle placentaire donne des notions exactes sur la vie du fœtus.

7° Il est à croire qu'à son aide on parviendra à reconnaître les principales maladies du placenta.

8° Le souffle placentaire sert à déterminer d'une manière précise le lieu d'insertion du placenta. Les lumières que puisera l'accoucheur dans cette détermination pourront régler la conduite qu'il tiendra pendant le travail.

9° Le souffle placentaire peut donner des notions exactes sur les grossesses bipares et les grossesses extra-utérines.

Nous avons vu que M. Bodson avait présenté son travail à l'Académie de médecine dans le courant du mois de mai 1831 ; ce fut dans le mois de décembre de la même année que la savante compagnie entendit le rapport si remarquable de M. P. Dubois (1), qui venait de se livrer à de nombreuses recherches pour éclairer différents points se rattachant à l'auscultation obstétricale. Quoique ce rapport contienne quelques opinions qui me paraissent pouvoir être combattues, ainsi que j'essayerai plus tard de le démontrer en traçant l'histoire de l'auscultation obstétricale telle que je la comprends, il représente, sans aucun doute, ce qu'il y avait de plus complet sur la matière, à l'époque où il parut ; et comme d'ailleurs il a beaucoup concouru à exciter le zèle des hommes qui se sont occupés depuis de la même question, on me saura gré de l'analyse détaillée que je vais essayer d'en donner. L'auteur, dont je m'honore d'être un des plus anciens élèves, qui sait quelle foi j'ai en ses doctrines, et qui connaît toute ma déférence pour ses opinions, trouvera tout naturel, j'en suis sûr, que je m'écart de sa manière de voir chaque fois que j'y serai conduit pa les faits ; lui-même, lorsqu'il écrira de nouveau sur le mêm sujet, modifiera, j'en ai la conviction, quelques-unes de se premières conclusions, et je me fonde, pour parler ainsi sur ce que je lui ai entendu professer depuis quelques an nées dans ses leçons cliniques, et sur certaines application que je lui ai vu faire de l'auscultation.

Après avoir, en débutant, fait connaître les observatio rapportées par M. Bodson, et avoir rappelé textuelleme les conséquences que ce médecin a cru pouvoir en déduir

____

(1) *Archives générales de médecine*, t. xxxi, décembre 1831.

M. P. Dubois fait observer que le plus grand nombre ne saurait être admis, qu'à la condition d'être confirmé par de nouvelles recherches, et qu'il n'en est aucune qui puisse rigoureusement se déduire des faits qui les précèdent. Ce point
une fois établi, il fait connaître les nombreuses expériences
auxquelles il s'est livré de concert avec les autres commissaires de l'Académie.

300 femmes furent examinées avec soin ; 120 d'entre elles
pendant le travail de l'accouchement, et les autres à des
termes différents de la grossesse. Les explorations pendant
le travail furent faites à deux époques bien distinctes :
1° avant la rupture des membranes ; 2° après l'écoulement
d'une quantité plus ou moins grande du liquide amniotique ;
65 femmes étaient dans ce dernier cas et 55 dans le premier.
Parmi les femmes qui avaient été examinées après la rupture
des membranes, 2 seulement ont été notées, sur lesquelles
il ne fut pas possible d'entendre les doubles battements, et
toutes les deux accouchèrent d'enfants qui portaient les traces
d'une mort déjà ancienne. Deux autres enfants naquirent
également sans donner signe de vie ; mais chez eux la mort
était évidemment survenue pendant le travail.

Sur les 55 femmes examinées avant la rupture des membranes, on entendit 51 fois très-distinctement, à l'aide du
stéthoscope, les battements du cœur fœtal. Dans 4 cas, dans
lesquels cependant les femmes accouchèrent d'enfants vivants, l'auscultation fut complétement infructueuse à cet
égard.

180 femmes explorées pendant la gestation sont divisées
en deux catégories : 140, parvenues au septième mois de la
grossesse, constituent la première ; la seconde en comprend
40 dont la gestation était moins avancée, mais qui toutes
avaient dépassé le quatrième mois.

M. P. Dubois fait remarquer que la vacuité des membranes

rend plus facile la perception des bruits du cœur, et que les difficultés sont d'autant plus considérables, que la quantité du liquide est plus grande. Il lui est arrivé plusieurs fois de ne pas pouvoir entendre les battements du cœur, pendant le travail, avant la rupture des membranes, et de les percevoir facilement sur la même femme après l'écoulement d'une partie des eaux. Il admet, du reste, qu'on peut presque toujours, avec le stéthoscope, sans difficulté, sans douleur et sans danger, déprimer assez les parois utérines et celles de l'œuf pour arriver jusqu'aux parties du fœtus, et se mettre ainsi dans les conditions les plus favorables à la perception des battements du cœur.

Bien qu'en général il ait trouvé la force des pulsations fœtales à peu près en rapport avec l'âge et le développement du fœtus, il a observé assez fréquemment des doubles battements faibles et obscurs, quoique les fœtus fussent complétement développés et pleins de vigueur; et, dans d'autres cas, ils les a trouvés forts et distincts, quoique les fœtus fussent chétifs et encore loin de l'époque de leur maturité. Il a eu soin d'abord de faire observer qu'une partie de ces différences s'expliquaient par l'épaisseur variable des parties interposées entre l'oreille et le fœtus, et par les situations fort différentes que celui-ci pouvait avoir dans la cavité utérine; il ajoute que chez le même fœtus, et pendant la durée d'une seule exploration, le stéthoscope restant appliqué sur les mêmes points des parois abdominales, il n'est pas rare de constater une variation notable dans la force des doubles battements, soit en plus, soit en moins, et que ces différences ne portent pas seulement sur la force des pulsations, mais que leur rhythme en offre plus souvent encore de très-remarquables, mais momentanées. Le nombre des pulsations fœtales lui a paru facile à fixer dans le plus grand nombre des cas. On le trouve être, le plus souvent, de 140 à 150 par minute, et il fait remarquer que le nombre 144 se présente très-fréquemment. Ses recherches n'ont pas confirmé l'opinion des personnes qui pensent que ces pulsations doivent être d'autant plus fréquentes que les fœtus sont plus jeunes; il a toujours constaté le même rhythme depuis l'instant où il est possible de les compter jusqu'à la fin de la gestation. Du reste, il n'a si longuement insisté sur les variations que nous avons fait connaître précédemment, que pour s'en faire plus tard un argument qui lui servira à repousser la proposition émise par M. Bodson.

A l'époque où il écrivait son travail, M. Paul Dubois n'avait jamais entendu les doubles pulsations avant quatre mois et demi, et souvent même ses tentatives avaient été sans résultat avant le septième, ce qu'il explique par la quantité proportionnellement plus grande du liquide amniotique, et par la faiblesse naturelle des contractions du cœur ; un peu plus loin, il ajoute que ses essais l'ont laissé dans l'intime conviction que les recherches seraient presque toujours fructueuses depuis le quatrième mois et demi jusqu'au septième, si l'auscultation était souvent répétée, et si les femmes s'y prêtaient avec plus de docilité qu'elles n'en ont en général.

Il rappelle ensuite une des opinions de M. de Kergaradec, à savoir, qu'on parviendrait peut-être à reconnaître les rapports du fœtus avec la matrice et la partie supérieure du bassin. Ses observations, sous ce rapport, ne sont pas complétement favorables à cette manière de voir, et il s'appuie sur ce que les bruits du cœur ne s'entendent pas toujours sur un point circonscrit des parois abdominales; sur ce qu'il n'est pas rare de les percevoir plus ou moins forts sur des régions assez distantes les unes des autres ; sur ce que, dans quelques cas, ils sont très-obscurs dans tous les points où on les distingue; et enfin sur ce que les rapports de l'o-

reille ou du stéthoscope avec la poitrine de l'enfant ne sont
pas indispensables à la perception des battements du cœur,
puisque le choc peut être propagé par d'autres parties de
son corps.

Il était tout naturel, dit l'auteur, de penser que, chez une
femme enceinte de plusieurs enfants, l'auscultation permettrait de découvrir des battements doubles sur différents
points des parois abdominales ; mais les faits que nous venons
de rappeler ne lui paraissent pas laisser beaucoup de valeur
à cette circonstance, à moins toutefois que, sur deux points
éloignés, l'impulsion n'eût exactement le même degré de
force et de netteté. Voici ce qui avait été observé par lui sur
trois femmes qui accouchèrent d'enfants jumeaux ; elles furent
examinées avec la plus scrupuleuse attention pendant la grossesse, pendant le travail de l'accouchement, avant et après
l'écoulement des eaux de l'amnios. L'examen fait pendant
la grossesse et la première période du travail ne lui permit pas de reconnaître la présence de plusieurs fœtus ; mais,
après la rupture de l'une des poches et l'écoulement du
liquide, il devint facile de reconnaître les doubles battements en des points assez distincts et assez éloignés, pour
qu'il lui parût très-probable qu'ils étaient produits par
l'impulsion de deux cœurs. Il constata un isochronisme parfait entre leurs pulsations.

La question de l'influence des impressions morales de
la mère et des troubles de la circulation, sur la circulation fœtale, a été étudiée dans ce travail. Des femmes ont été examinées peu de temps après leur repas, après
une marche rapide ou après avoir monté un escalier ; d'autres pendant un accès fébrile ou pendant le cours d'une maladie sérieuse. Le pouls de ces différentes femmes a offert
une différence de 90 à 120 pulsations ; et les doubles battements, dans toutes ces recherches, n'ont paru avoir que le

degré de force et de vitesse qui est le type de l'état normal.

Une femme, dont la curieuse observation sera rapportée plus loin, prouva également que les émotions morales de la mère étaient sans influence sur la circulation intra-utérine; M. P. Dubois ne comprend pas qu'il puisse en être autrement, et voici comment il cherche à le prouver théoriquement :

« Les organes circulatoires du fœtus, qui, bien probablement, pendant les premières phases de leur développement, ont dû trouver en eux-mêmes le principe de leur action, sont, dit-il, même au terme de la gestation, indépendants de la portion du système nerveux qui chez lui doit présider plus tard à la vie animale. Comment serait-il possible d'admettre dès lors qu'ils pussent être influencés par les commotions morales de la mère, c'est-à-dire par les impressions que reçoit le système nerveux d'une vie animale à laquelle il est complétement étranger ?

« Observons, ajoute-t-il, que, si les impressions morales de la mère ont paru quelquefois nuisibles au fœtus, ce n'est pas par elles-mêmes, c'est-à-dire par une influence nerveuse directe, mais parce qu'elles ont ralenti, affaibli ou suspendu même, pendant quelque temps, la circulation utérine. »

Il ne s'est pas borné à l'étude des doubles pulsations fœtales, il a soumis à un examen sévère le bruit de soufflet signalé par M. de Kergaradec. Pour lui, c'est un bruit pulsatif, qu'on constate dans la plupart des cas et qui diffère des doubles battements dont il vient d'être question, parce qu'il est simple, isochrone au pouls de la mère, exempt de toute impression d'impulsion ou de choc, et qu'il semble se passer dans des organes ou des parties beaucoup plus sonores. Comme pour les battements du cœur, il

n'a pas pu le rechercher avant la fin du quatrième mois de
la grossesse ; mais il l'a souvent constaté avant d'avoir reconnu ces derniers, et l'a trouvé d'autant plus fort et plus
distinct que la gestation était plus avancée; il manque plus
souvent que les pulsations fœtales, et il se fait remarquer
par une variabilité singulière, dont l'exemple suivant donne
une idée. C'est M. Dubois qui parle : « En explorant, il y a
quelque temps, une femme en travail, nous fûmes frappés
de la force et de la résonnance du souffle placentaire chez
elle; nous voulûmes profiter de cette occasion pour le faire
entendre à notre collègue, M. Cruveilhier. Nous plaçâmes
le stéthoscope sur la 'paroi latérale gauche de l'abdomen,
au point même où le souffle placentaire nous avait paru le
plus développé; nous ne l'y trouvâmes plus, et nous y
aurions renoncé, lorsque, recherchant les battements du
cœur à droite et en bas, M. Cruveilhier entendit un bruit
de souffle très-distinct et très-fort, et nous le fit entendre.
Quelques instants après, nous distinguâmes de nouveau le
souffle placentaire sur le point des parois abdominales où
nous l'avions d'abord si bien perçu. »

Il a noté que ce souffle pouvait offrir les caractères des
divers souffles artériels ; mais qu'il avait, quand il était
franc et bien développé, une résonnance particulière propre à le distinguer, et remarquable surtout dans les cas où
l'utérus contient une grande quantité de liquide; il a cru
utile d'en fixer le siége, les causes, et de déterminer sa valeur dans le diagnostic de la grossesse.

Il commence par établir qu'une analogie si complète
existe entre ce bruit et celui qu'accidentellement on entend
chez quelques individus, soit dans le cœur, soit dans toute
autre partie du système vasculaire, qu'on ne saurait en
placer le siége ailleurs que dans les vaisseaux de l'utérus,
ou dans ceux du placenta qui appartiennent à la mère ; puis

il examine quels sont ses rapports avec la circulation du placenta, ou avec l'insertion de cet organe dans la cavité utérine.

Il rappelle que le placenta peut s'insérer sur différents points de la surface utérine, mais que, le plus ordinairement, il se rapproche du fond de l'organe; que ses diamètres ont le plus souvent de 6 à 8 pouces; que la plupart de ses adhérences à la surface interne de la matrice se détruisent pendant l'expulsion du fœtus; que son décollement se complète ordinairement au moment où les dernières parties de l'enfant franchissent les organes génitaux; et il en conclut qu'il faudrait, pour que l'expression de souffle placentaire fût juste, que ce bruit se rencontrât le plus souvent près le fond de l'utérus, qu'il fût circonscrit dans un espace semblable à celui qu'occupe le placenta, qu'il diminuât à mesure que les communications vasculaires se détruisent, et qu'il cessât lorsque ces communications étaient entièrement supprimées; mais il déclare que ses recherches ne l'ont pas conduit à ce résultat. Le bruit de souffle s'est fait entendre nonseulement vers le fond de la matrice, mais aussi, très-souvent, sur la partie inférieure. Dans quelques cas, il s'étendait à toute la paroi abdominale antérieure, ou bien il existait très-distinctement en deux points très-éloignés l'un de l'autre (l'une des régions latérales et le fond de l'organe, par exemple). Il a été perçu quelquefois après la sortie du fœtus, et même, dans certaines circonstances, après l'extraction ou l'expulsion du délivre : et, de tout cela, il conclut que le bruit de souffle a son siège dans le système vasculaire des parois utérines, et que, s'il correspond quelquefois à l'insertion du placenta, cela dépend de ce que les vaisseaux acquièrent en ce point un développement considérable; aussi, l'expression de souffle placentaire lui paraît-elle impropre et devoir être remplacée par celle de souffle utérin.

Le bruit qui résulte d'une varice anévrysmale est, de tous les bruits qui peuvent accidentellement se produire dans les vaisseaux d'un adulte, celui qui lui paraît avoir la plus grande ressemblance avec le souffle utérin, et il trouve dans la disposition vasculaire de l'utérus en état de gestation, les caractères anatomiques qui appartiennent aux anévrysmes variqueux. Dans les deux cas, il y a mélange du sang veineux et du sang artériel.

La valeur de ce phénomène dans le diagnostic de la grossesse lui paraît très-grande : il admet, jusqu'à ce que des faits aient démontré que des causes étrangères à la gestation, que des altérations pathologiques de l'utérus, par exemple, peuvent produire le même résultat, qu'il constitue un indice incontestable de la présence d'un produit de conception, indice d'autant plus valable, qu'en général il peut être constaté avant les battements du cœur; mais il ne saurait, comme ceux-ci, donner la certitude de la vie de l'enfant; car, sur trois femmes qui accouchèrent d'enfants putréfiés, le souffle utérin avait été très-facilement reconnu pendant le travail.

Voici maintenant les conclusions que M. Dubois croit pouvoir rigoureusement tirer de ses expériences :

1° Il est possible de reconnaître, à l'aide de l'auscultation, les doubles battements du cœur du fœtus chez toutes les femmes en travail, pourvu que celui-ci soit vivant, que le sixième mois de la grossesse soit écoulé, que les membranes soient rompues et qu'une portion du liquide amniotique soit écoulé. Chez presque toutes, le souffle utérin peut être entendu, quand la recherche de ce bruit n'est pas faite pendant la contraction utérine qui la suspend lorsqu'elle est énergique et complète.

2° Le fœtus peut être considéré comme mort toutes les fois que, dans les circonstances favorables que nous venons d'indiquer, les pulsations du cœur n'ont pu être reconnues après des recherches fort attentives et souvent répétées. La persistance du souffle utérin, dans ce cas, ne dément pas cette présomption.

3° Les mêmes résultats ne peuvent être obtenus de l'auscultation, pendant la grossesse après le sixième mois, ou pendant les premiers temps du travail avant la rupture des membranes. Cependant les explorations peuvent être infructueuses alors, dans la proportion de 10 à 195 pour les battements du cœur fœtal, mais dans une proportion moins favorable encore pour le souffle utérin.

4° L'application de l'oreille ou du stéthoscope peut presque toujours faire reconnaître les doubles battements et les pulsations avec souffle, entre le quatrième mois et demi de la gestation et la fin du sixième. Cependant les investigations demandent à être plus souvent répétées pour les battements du cœur. Il n'en est pas exactement de même pour le souffle utérin qui, souvent à cette époque, sert plus au diagnostic de la grossesse que les doubles battements eux-mêmes.

5° Ce n'est qu'au quatrième mois et demi de la gestation que les pulsations du cœur du fœtus peuvent être distinctement reconnues; le souffle utérin peut l'être une ou deux semaines, à peu près, avant cette époque; ce phénomène serait donc le premier indice certain de la grossesse.

6° La force des doubles battements est généralement en rapport avec la vigueur et le développement du fœtus. Toutefois les exceptions à cet égard, sont extrêmement nombreuses.

7° Les pulsations du cœur chez le fœtus se reproduisent ordinairement de 140 à 150 fois par minute; mais elles peuvent offrir, chez plusieurs, des variations accidentelles dans leur intensité, et, chez presque tous, des variations notables, mais momentanées, dans leur rhythme.

8° Ce n'est pas la région dorsale du fœtus seulement, mais les diverses régions de la poitrine, et probablement quelques autres parties encore, qui transmettent l'impression des doubles battements. Cette circonstance, en rendant possible la perception des pulsations du cœur, dans quelque position que se trouve le fœtus, s'oppose cependant à ce que l'on puisse déterminer avec exactitude ses rapports réels avec la matrice et le bassin.

9° L'auscultation, dans le cas de grossesse multiple, ne parait devoir éclairer, ordinairement du moins, sur la présence de plusieurs enfants dans la cavité utérine, que pendant le travail et après la rupture de l'une des poches membraneuses.

10° Le trouble de la circulation maternelle, quand il ne consiste qu'en une accélération du mouvement circulatoire, et les commotions morales qu'éprouve la mère, ne semblent pas influencer la circulation fœtale.

11° Les battements avec souffle n'ont pas leur siége dans les vaisseaux du placenta, mais dans l'appareil vasculaire de l'utérus ; ils sont généralement plus forts vers les points correspondants à l'insertion du délivre, parce que le tissu vasculaire de l'utérus y est plus développé. Cependant le développement du tissu vasculaire n'étant pas exclusivement borné à cette dernière région, les battements avec souffle s'observent souvent sur des points de la matrice qui n'ont aucune connexion avec le placenta.

12° Enfin, le souffle utérin est tout à fait analogue au bruit de soufflet produit dans la varice anévrysmale, et très-probablement dans les tissus érectiles accidentels, qui offrent un bruissement au toucher. Il est déterminé par les mêmes causes, c'est-à-dire, sans doute, par le passage direct du sang artériel dans le système veineux, et par le mélange de colonnes liquides qui, au moment de leur rencontre, n'ont dans leur marche ni la même rapidité ni la même direction.

M. P. Dubois revient ensuite au mémoire de M. Bodson ; il fait observer que ses recherches confirment une partie de la proposition de son confrère, à savoir, que, chez toutes les femmes en travail, ou peut entendre les doubles battements ; mais elles ne démontrent pas aussi positivement que cela est admis par lui, que tout affaiblissement ou tout ralentissement des pulsations fœtales soit un indice de souffrance ou de danger pour l'enfant. Sans donner un démenti complet à l'opinion de M. Bodson, elles y apportent de notables restrictions.

Il admet cependant que, dans quelques circonstances rares, l'auscultation peut permettre d'observer et de suivre presque pas à pas les dérangements graves qu'apportent certains accidents du travail dans la circulation fœtale, et pour le prouver il cite le fait suivant que nous avons déjà promis de reproduire, parce qu'il offre de l'intérêt sous un autre point de vue.

Une femme à terme et en travail avait été apportée à la Maternité, à cause d'une hémorrhagie grave due à l'insertion du placenta sur l'orifice. Elle était très-affaiblie et singulièrement irritable. On la fit transporter dans une salle destinée aux accouchements difficiles ; mais à peine se vit-elle entourée d'éleves sages-femmes qu'elle se persuada que sa position était désespérée. Tout à coup elle s'anima et fut prise de mouvements désordonnés et presque convulsifs. Sa figure exprimait le désespoir et l'effroi. Après avoir fait éloigner les assistants, on pratiqua l'auscultation pour voir si cette vive commotion morale avait modifié la circulation fœtale. Les doubles battements furent entendus avec le degré de force qu'ils offrent en général. Ils existaient en deux

points assez éloignés l'un de l'autre et étaient un peu plus
lents que dans l'état normal. Le pouls de la mère était alors
petit et très-régulier. La malade ayant obstinément refusé
toute intervention de l'art, M. Dubois s'appliqua à suivre les
mouvements du cœur du fœtus. Il sentit les mouvements
devenir plus lents et plus faibles. Un mouvement brusque et
considérable de l'enfant déplaça le stéthoscope. Dès ce moment, les doubles battements ne furent plus perceptibles.Une
pulsation simple revenait à une, puis à deux secondes d'intervalle. Bientôt tout battement cessa. Le fœtus avait cessé
de vivre.

Malgré tout ce qu'un pareil fait semble avoir de concluant,
l'auteur se pose la question suivante : «En admettant que
nous n'eussions éprouvé de la part de la mère aucune résistance, et que son intérêt à elle n'eût pas d'ailleurs commandé
une prompte délivrance, aurions-nous dû, aurions-nous pu
même, sans danger, attendre pour agir, les premières modifications bien notables apportées à la circulation fœtale?»

Pour la résoudre, il se livre à des considérations physiologiques que nous croyons devoir reproduire presque textuellement, attendu que nous défendrons plus tard une
opinion différente de celle qu'elles sont destinées à faire
prévaloir. «Les phénomènes dont l'ensemble constitue la vie,
phénomènes simples et en petit nombre dans les êtres orga-
nisés les plus inférieurs, sont très-nombreux au contraire et
très-compliqués dans l'homme adulte. Dans les êtres les plus
inférieurs, ces phénomèmes sont indépendants les uns des
autres; ils ne sont pas soumis à l'influence d'un organe spécial; la vie chez eux est en quelque sorte disséminée dans
toutes les parties. Dans les êtres supérieurs, et dans l'homme
en particulier, les principales fonctions dépendent les unes
des autres; elles sont toutes régies par l'influence plus ou
moins directe d'un organe essentiel : la vie, en un mot, est

centralisée dans ces êtres. Mais, entre ces deux vies extrêmes, un esprit observateur peut saisir une foule de nuances. Le fœtus humain occupe, à beaucoup d'égards, un de ces degrés intermédiaires ; les actes de sa vie ne ressemblent pas à ceux de l'homme adulte, et les modifications accidentelles qu'ils subissent ne peuvent être jugées de la même manière.

Au terme de la gestation, la vie du fœtus humain se trouve presque entièrement concentrée dans les phénomènes importants de la circulation. C'est par elle que les matériaux de la nutrition sont pris, élaborés, assimilés à la substance de l'individu ; c'est par elle que les éléments nuisibles sont rejetés ; c'est par elle, en un mot, que la vie fœtale est essentiellement constituée. Le cœur et le système vasculaire du fœtus, trouvent-ils alors en eux-mêmes le principe de leur action? le puisent-ils dans les centres nerveux ganglionnaires? La moelle spinale, enfin, en est-elle la source nécessaire? Ces questions n'ont été péremptoirement résolues ni pour l'adulte ni pour le fœtus ; mais ce qui est certain, c'est que, pendant la vie intra-utérine, la circulation est indépendante de toute influence cérébrale ; qu'elle ne saurait, par conséquent, être modifiée, altérée, suspendue par les circonstances nombreuses qui peuvent porter le trouble ou la désorganisation dans le cerveau ; qu'elle n'est pas même influencée par la destruction partielle ou l'absence totale de cette partie si importante du système nerveux. Les preuves ne manquent pas à l'appui de cette assertion, car la nature nous en offre assez souvent d'incontestables. En effet, l'entretien de la vie intra-utérine jusqu'au terme naturel de la gestation, ou presque jusqu'à cette époque, chez des fœtus dont le cerveau avait été profondément altéré par une grande accumulation de liquide, chez d'autres dont l'encéphale manquait en partie, chez d'autres enfin, chez lesquels cet organe manquait en totalité, ne laissent aucun doute sur l'indépendance de la circulation du fœtus à l'égard de l'influence cérébrale. Cependant la vie fœtale cesse en même temps que la gestation; les fonctions respiratoires et digestives, jusque là confondues dans la circulation, s'en séparent au moment de la naissance, et les organes qui leur sont destinés vont puiser le principe de leur action dans la portion de l'encéphale ou de la moelle épinière de laquelle partent les cordons nerveux qui les animent. Ils n'y trouvent pas ce principe, toutefois, quand le cerveau a été profondément altéré pendant la vie intra-utérine; ils l'y trouvent moins encore quand il manque en grande partie ou en totalité. Les actes respiratoires et digestifs ne s'exécutent pas dès lors, et la circulation, privée déjà de ses rapports antérieurs avec les organes maternels, privée surtout du secours indispensable des fonctions qui ne se sont pas établies, s'affaiblit par degrés et s'éteint bientôt complétement.

Les altérations de l'encéphale, dont nous venons de parler, sont loin d'être les seules qui puissent entraver l'action cérébrale au moment de la naissance. Il en est d'autres qui résultent des efforts mêmes que la nature emploie pour l'expulsion de l'enfant; celles-là méritent plus particulièrement notre attention, parce qu'elles se rapportent essentiellement à l'objet actuel de notre étude. Lorsque les contractions utérines s'exercent trop longtemps et trop immédiatement sur le corps du fœtus, lorsque le cordon se trouve exposé à une pression assez directe pour que la circulation y soit interrompue, lorsque enfin les contractions de l'organe expulseur compriment longtemps le tronc du fœtus, la tête ayant déjà franchi l'orifice utérin, et se trouvant par cela même seule soustraite à la compression, le résultat ordinaire de ces conditions fâcheuses, c'est l'afflux dans toutes les parties, mais vers le cerveau surtout, d'un sang qui n'a pu subir dans le placenta les modifications nécessaires pour donner à cet organe les facultés dont il aura besoin à la naissance, ou bien l'accumulation dans l'appareil vasculaire veineux cérébral d'une quantité de sang assez considérable pour en distendre énormément les parois, et produire même des épanchements fâcheux : c'est constamment et uniquement par un de ces effets que les efforts du travail deviennent nuisibles ou même funestes à l'enfant qui doit naître.

Ces désordres, tant qu'ils n'intéressent que l'encéphale, c'est-à-dire un organe dont l'office ne doit commencer qu'après la naissance, ne sauraient influencer la circulation, mais ils compromettent les fonctions futures de cet important organe; il condamnent par avance les organes digestifs, et, ce qui est plus prochainement important, les organes respiratoires, à une mortelle inaction. »

Les considérations qui précèdent l'ont conduit à admettre que la constatation de la circulation fœtale prouve seulement la persistance de la vie intra-utérine, et établit une simple présomption en faveur de la possibilité de la vie après la naissance. Ce n'est donc pas, selon lui, dans l'état de la circulation fœtale que l'accoucheur doit chercher des raisons pour agir ou pour attendre. A l'appui de cette manière de voir, il cite quatre faits dans lesquels l'intégrité de la circulation fœtale fut constatée jusqu'à la fin du travail, et qui se terminèrent par la naissance d'enfants dont deux ne purent être ranimés, et dont les deux autres donnèrent de sérieuses inquiétudes.

Au travail si remarquable que nous venons de faire connaître, se trouvent annexées des réflexions nouvelles suggérées à l'auteur par quelques observations critiques de ses collègues à l'Académie.

A M. Capuron, qui n'admet pas qu'on puisse entendre les battements du cœur fœtal dans le plus grand nombre des cas, M. P. Dubois répond que cela résulte évidemment de ses recherches. Il comprend, du reste, que l'exploration ne soit pas également fructueuse pour tout le monde, car il admet avec raison qu'il faut avoir acquis une habitude qu'on ne peut obtenir qu'après des essais très-multipliés ; que les difficultés sont d'autant plus grandes que la grossesse est moins avancée, et qu'il faut se tenir en garde contre la transmission de certains bruits qui ne sont pas le résultat des pulsations du cœur du fœtus. A l'appui de cette dernière assertion, il rapporte l'observation d'une femme qu'on pouvait croire enceinte et chez laquelle l'auscultation confirma momentanément cette opinion ; mais bientôt on s'aperçut que les doubles battements qui avaient été entendus sur la partie inférieure et latérale gauche du ventre, et qui se renouvelaient de 128 à 130 fois par minute, étaient le résultat des contractions du cœur de la femme elle-même, contractions qui étaient d'autant plus fortes qu'on se rapprochait davantage de sa région précordiale , et qui s'affaiblissait, au contraire , à mesure qu'on descendait vers le détroit abdominal. Le pouls de cette femme battait exactement le même nombre de fois, et bientôt il fut facile de s'assurer que la grossesse n'existait pas.

A M. Bouillaud, qui conteste sa théorie sur le siége et le mode de production du bruit de soufflet, il répond par de nouveaux développements sur la disposition du système vasculaire des parois utérines, qui, selon lui, rend parfaitement compte du phénomène. Quant à l'objection de M. Capuron, qui a combattu cette explication en disant qu'il eût été plus rationnel de chercher la cause de ce bruit dans la circulation du fœtus, il la regarde avec raison comme le résultat d'un instant d'oubli. Il suffit en effet, pour la réduire à néant, de songer à la différence de rhythme qui existe entre les battements avec souffle et les pulsations du cœur fœtal, qui peuvent cependant se compliquer quelquefois d'un souffle qui a une grande analogie avec celui qu'on observe dans certaines maladies du cœur.

Quelques années plus tard, le même auteur publia sur le même sujet, dans un dictionnaire de médecine, un article où se trouvent reproduites la plupart des opinions que nous venons de mentionner. Il y joignit quelques notions nouvelles qui n'avaient pas trouvé place dans son premier travail ; nous les mentionnerons quand le moment sera venu.

En 1832, parut une dissertation de Winckel (1) dans laquelle l'auscultation est envisagée sous un nouveau point de vue. L'auteur cherche à démontrer son utilité comme moyen d'arriver à l'explication de la cause et du mécanisme des douleurs de l'enfantement. Après avoir rappelé les différentes opinions qui ont été émises sur ce point, et fait voir combien peu elles sont fondées, il affirme que l'auscultation lui a été d'un grand secours pour éclairer cette question ; il se fonde surtout sur les deux faits suivants qui résultent de ses observations. Les pulsations fœtales s'accélèrent beaucoup pendant le travail de l'accouchement, et principalement pendant les douleurs ; le souffle placentaire, au contraire, devient plus faible vers la fin de la gestation ; on peut à peine le percevoir peu de temps avant le début du travail et dans les intervalles qui séparent les douleurs ; il cesse même complétement d'être entendu pendant toute la durée des contractions : d'où il conclut que la cause des douleurs de l'enfantement ne réside pas primitivement dans l'utérus, mais dans le fœtus lui-même ; il reconnaît, du reste, les autres avantages qui ont été attribués à l'auscultation obstétricale.

Pendant qu'en France et en Allemagne on poursuivait l'étude de la nouvelle application de l'auscultation que MM. Mayor et de Kergaradec venaient de faire à la grossesse,

---

(1) *Disserlatio de parlus dolorum natura* ; Berolini, 1832.

l'Angleterre ne resta pas indifférente, et parmi les travaux qui ont paru sur la matière, un des plus importants, sans contredit, est celui qu'on doit au docteur Evory Kennedy (1), qui déjà, en 1830 (2), s'était occupé de la question. Comme il paraît peu connu parmi nous, si j'en juge du moins par ce qu'on en a dit dans les ouvrages où l'on s'occupe de l'auscultation obstétricale, je crois utile d'en donner une analyse complète.

Après avoir rappelé dans combien de cas les signes ordinaires de la grossesse sont insuffisants, l'auteur anglais laisse entrevoir toute la valenr qu'offriront ceux fournis par l'auscultation, surtout en les combinant aux principaux symptômes qui dépendent des modifications qui se passent dans les organes de la génération. Sa conviction à cet égard est complète et repose sur un très-grand nombre de recherches qui lui appartiennent, ou qui sont dues à plusieurs de ses confrères. Il commence par déclarer que la découverte des battements du cœur de l'enfant est due à M. Mayor, de Genève, et il rend justice à M. de Kergaradec, qui a reconnu le premier le bruit de soufflet, et qui fit de l'auscultation obstétricale une étude plus complète et surtout plus féconde en applications que le premier médecin que je viens de nommer.

Il admet qu'on puisse se servir de l'oreille nue ou de l'instrument imaginé par Laennec. Il trouve, selon les circonstances, des avantages et des inconvénients à chacun de ces modes d'auscultation. Toutefois il pense pouvoir établir, d'une manière générale, qu'on arrivera à des résultats plus satisfaisants en employant le procédé avec lequel on s'est le plus familiarisé. Cependant il donne la préférence au stéthoscope, lorsque le bruit qu'on veut entendre n'existe que dans un

---

(1) *Observat. on obstetric auscultation;* Dublin, 1833.
(2) *The Dublin hosp. reports and communical,* vol. v ; 1830.

espace très-limité, ou lorsqu'il est masqué par quelque autre son assez intense pour produire de la confusion. Ceci est applicable surtout à la recherche des battements du cœur, et même de la pulsation avec souffle dans les premiers mois de la grossesse ; et comme d'ailleurs les bruits qui sont perçus avec l'oreille nue le sont toujours avec le stéthoscope qui permet un examen plus décent pour la femme, et moins désagréable pour l'observateur, il conseille de s'habituer à l'auscultation médiate, à laquelle on pourra, dans certaines circonstances exceptionnelles, associer l'auscultation immédiate.

Il fait observer que bien longtemps avant qu'il eût employé l'auscultation, il avait l'habitude, dans les cas douteux, d'appliquer l'une des joues sur le ventre des femmes, et que de cette façon il lui était plusieurs fois arrivé de percevoir les mouvements actifs du fœtus qui n'avaient pu être constatés par le palper abdominal. Il s'étonne que ce moyen, qui avait été conseillé depuis plusieurs années par Wrisberg, et dont l'utilité lui paraît incontestable, n'ait pas été plus généralement employé.

Quoique dans certains cas les doubles pulsations et le bruit de soufflet soient entendus à travers les vêtements, et la femme étant debout, il n'hésite pas à donner la préférence à la position horizontale, le ventre n'étant recouvert que par un simple linge.

Il a constaté que le bruit de soufflet pouvait être perçu quelque temps avant les pulsations fœtales, qu'on le trouvait dans la plupart des cas, pourvu que la grossesse fût suffisamment avancée et dans des points fort différents du globe utérin. C'est tantôt un souffle simple, qui dans quelques circonstances a de l'analogie avec le bruit de scie ou de râpe, tantôt il ressemble au roucoulement d'une tourterelle, ou au son d'une cornemuse. Chez certaines femmes, il paraît être la combinaison de plusieurs de ces bruits et il se prolonge tellement, qu'il n'est pas séparé du souffle suivant par un silence complet.

L'époque de la grossesse ne lui a pas paru avoir de l'influence sur les variations précédemment indiquées ; mais il a noté que l'intensité augmentait avec le développement de l'utérus. C'est sur les régions latérales et vers le segment inférieur de l'organe gestateur qu'il l'a retrouvé le plus souvent. Il peut exister aussi vers le fond et quelquefois même sur tous les points du globe utérin.

Pour expliquer la cause et le siége de ce phénomène, il entre dans de longs détails sur la structure de la matrice et sur les changements que la grossesse lui fait subir ; il constate que les régions latérales, aussi bien que le point qui correspond au placenta, se vascularisent dans une proportion beaucoup plus grande que les autres parties, et il ne met pas en doute que ce ne soit dans les artères de cette région que le phénomène se produise ; il compare cette disposition vasculaire à celle que l'on observe dans l'anévrysme par anastomose. Plusieurs fois, soit par des autopsies, soit en introduisant la main dans l'utérus pour faire la délivrance, il s'est assuré que le bruit de soufflet observé pendant la vie correspondait à l'un ou à plusieurs des points qui offrent la plus grande vascularisation ; il prouve d'ailleurs facilement que c'est bien dans le système artériel utérin qu'il en faut chercher l'origine. Quant au mode de production, la question ne lui paraît pas aussi facile à résoudre. Il rappelle l'opinion de Laennec, qui, pour les artères en général, le faisait dépendre d'un spasme ; et celle de M. Corrigan, qui attribue le souffle de la grossesse au passage du sang d'un tube de calibre étroit, dans un tube de calibre plus considérable. La première ne lui paraît pas admissible, et il adopte complétement la seconde, qui lui semble en harmonie parfaite avec ce qu'on sait de la structure de l'utérus pendant la grossesse.

Le docteur Kennedy fait observer que, lorsqu'on n'a pas une grande habitude de ce genre de recherches, on pourrait être induit en erreur par la présence d'autres bruits qui peuvent simuler ou masquer le souffle utérin. C'est ainsi que chez quelques femmes le murmure respiratoire se propage jusque vers les parois abdominales, et il peut en être de même du râle sonore ; mais il ajoute qu'il suffit d'être prévenu de ce fait pour qu'on ne puisse se tromper. En effet, le bruit respiratoire diffère essentiellement du bruit de soufflet pour quiconque a quelque habitude ; il est beaucoup moins fréquent, et, en le suivant de bas en haut, il ne sera pas possible de méconnaître qu'il a son siége dans la cavité thoracique, et qu'il correspond exactement aux mouvements de dilatation de la poitrine. Peut-être aussi, en faisant un examen très-superficiel, pourrait-on prendre pour le bruit de soufflet certains sons que produisent les gaz en circulant dans le tube intestinal ; ici encore, la plus légère attention doit faire éviter une semblable méprise.

Le bruit de souffle qui se produit accidentellement dans l'aorte abdominale ou dans ses principales divisions, pourrait, dit-il, facilement en imposer ; cependant avec de l'habitude, et en tenant compte de tous les autres symptômes, il sera le plus souvent possible d'établir un diagnostic certain. L'auteur étudie ensuite les conséquences qui découlent de la perception du bruit de soufflet. Pour lui, c'est un signe qui a une grande importance dans le diagnostic de la grossesse, et lorsqu'on le retrouve en même temps que les battements du cœur, il devient un signe certain ; mais lorsqu'il ne peut pas être entendu, alors cependant qu'on constate les pulsations fœtales, on est autorisé à admettre que le placenta s'insère sur la région postérieure de l'utérus. Il n'a jamais constaté ce bruit avant le deuxième mois ; mais il l'a très-souvent rencontré après la dixième ou onzième semaine.

Il cite, en terminant ce qui est relatif à l'histoire de ce phénomène, plusieurs observations qui prouvent que le bruit de soufflet a fait reconnaître plusieurs grossesses, à une époque où tous les autres symptômes laissaient encore de l'incertitude ; puis il s'occupe des doubles battements, et voici ce qu'il en dit.

Il n'y a pas à s'étonner de la facilité avec laquelle les battements du cœur de l'enfant sont ordinairement perçus à travers les parois abdominales, le peu de développement de la cavité thoracique, la densité des poumons qui n'ont pas encore respiré, le volume du thymus, expliquent cette transmission, pourvu que les rapports de l'enfant avec les parois utérines soient convenables ; ces battements se font aussi sentir dans une étendue beaucoup plus considérable que chez l'adulte. Sur un enfant qui vient de naître, par exemple, on peut s'assurer qu'ils s'étendent jusqu'au bas de l'abdomen et vers les fesses, et en haut jusqu'à l'une et l'autre épaule ; leur intensité est toujours plus forte cependant dans la région où siége le cœur. Ils sont constitués par des pulsations doubles, ayant la plus grande analogie avec les battements du cœur de l'adulte, offrant cependant beaucoup moins de force et une fréquence beaucoup plus grande.

En effet, les doubles pulsations se renouvellent ordinairement de 130 à 140 fois par minute : ce nombre peut être dépassé ; quelquefois aussi il peut être inférieur. Ces différences peuvent s'observer sur le même individu, et il n'est pas facile d'en donner toujours une explication satisfaisante. Les grands mouvements musculaires de l'enfant ont une influence marquée sur l'accélération de sa circulation ; il en est de même des contractions utérines qui ont une certaine intensité. Kennedy fait jouer également un grand rôle

aux émotions morales, aux saignées abondantes, aux hémorrhagies et aux excitations nerveuses, de quelque nature
qu'elles soient ; il pense que cette influence de la circulation
maternelle sur celle de l'enfant s'exerce soit par voie sympa-
thique, soit par les relations vasculaires.

Chez une femme qui était en proie à un violent accès de
suffocation, et dont le pouls était monté à 140 pulsations
par minute, il trouva que les battements du cœur de l'enfant,
qui étaient faibles, se renouvelaient de 190 à 200 fois dans
l e même espace de temps.

Chez une autre femme en travail et atteinte d'une pleurésie aiguë avec gêne extrême de la respiration, le pouls s'étant
élevé à 140 pulsations par minute, il reconnut que les doubles
battements du cœur fœtal s'étaient beaucoup accélérés, car
il en compta 180.

Dans deux ou trois cas, il a vu les doubles battements
prendre un timbre comme métallique, ressemblant beaucoup
au tintement de ce nom qu'on observe dans les empyèmes
avec communication fistuleuse des poumons, et peut-être,
ajoute-t-il, ce phénomène est-il dû à ce que ces pulsations
ne nous arrivent qu'après avoir été transmises au cœcum
distendu par de l'air ou des matières liquides. L'étendue sur
laquelle le cœur de l'enfant se fait entendre est très-variable ; le plus souvent il a trouvé les doubles pulsations sur une
étendue de 3 ou 4 pouces carrés et vers la partie inférieure
du ventre ; mais ils peuvent exister partout ailleurs ; il admet
que la position du fœtus, ainsi que le développement variable
de l'utérus, fassent changer la région où elles existent.

Il a constaté que l'intensité de ces battements allait croissant avec le développement de la grossesse, et quoique dans
un petit nombre de cas il les ait reconnus avant la fin du
quatrième mois, il ne pense pas qu'on puisse, en général,
les constater avant l'époque où les mouvements actifs sont

ordinairement perçus par la mère, et lorsque déjà, par conséquent, le fond de l'utérus a dépassé le détroit abdominal ; il conseille une grande persévérance dans les recherches qui sont faites dans les premiers mois d'une grossesse , car il lui est souvent arrivé de ne rien saisir à un premier ou à un second examen, et de parfaitement distinguer le cœur de l'enfant quelques instants après ; il ajoute qu'on trouve dans la constatation des pulsations fœtales la preuve irrécusable d'une grossesse dont le diagnostic est quelquefois impossible, soit à cause du vague des autres signes, soit à cause de l'indocilité calculée de femmes qui ont intérêt à dissimuler ou à simuler une gestation. Plusieurs observations sont citées en preuve de cette assertion ; ce n'est pas à dire cependant qu'il trouve dans leur absence, puisque la mort de l'enfant peut en rendre compte, la preuve que la femme n'est pas enceinte, mais c'est pour lui une forte présomption qui se change presque en certitude lorsqu'elle coïncide avec d'autres signes négatifs.

Quoiqu'il soit assez difficile de confondre les doubles pulsations fœtales avec quelque autre bruit, Kennedy dit avoir vu des cas où l'erreur eût été possible ; il veut parler des battements transmis par l'aorte ou les artères iliaques de la mère, alors que la circulation de celle-ci a pris accidentellement une grande vitesse. Il rapporte une observation pour démontrer cette possibilité, et cependant il fait remarquer que les battements de l'artère, quelle que soit leur fréquence, sont simples, tandis que les mouvements du cœur de l'enfant produisent une double pulsation ; mais il ajoute que l'embarras serait bien plus grand si les battements du cœur de la mère, accélérés par une cause quelconque, se faisaient entendre, comme il l'a vu plusieurs fois, jusque dans le bas de la région abdominale, et il conseille d'apporter une grande attention dans l'examen, toutes les fois que des battements doubles se feront sentir très-haut vers le fond de l'utérus. En les comparant au pouls de la mère, on trouvera un isochronisme complet, s'ils dépendent des contractions de son cœur; il est très-probable, au contraire, qu'on constatera une différence s'ils ont leur siége dans le cœur fœtal; de plus, en les suivant depuis l'utérus jusqu'à la région précordiale de la mère, on constatera que c'est en ce dernier lieu qu'ils ont leur plus grande intensité, qui existera, au contraire, dans un point de l'abdomen s'ils sont le résultat des contractions du cœur de l'enfant.

Il ajoute que les contractions des muscles abdominaux, aussi bien que celles de l'utérus, peuvent encore embarrasser l'observateur en produisant un bruit qu'il compare au roulement lointain d'une voiture; et, pour obvier à cet inconvénient, il conseille de mettre les muscles abdominaux dans le relâchement et d'ausculter dans l'intervalle des contractions utérines; il recommande en même temps de placer le stéthoscope de manière qu'il n'appuie pas sur les artères temporales, dont les battements pourraient devenir une source d'erreur.

Enfin, après avoir rappelé les usages et la structure du cordon ombilical, il dit que les artères de cette tige vasculaire sont le siége de pulsations isochrones à celle du cœur de l'enfant, et que plusieurs fois il a pu les constater, soit avec l'oreille, soit même avec le doigt, à travers les parois abdominales; il comprend surtout qu'elles deviennent sensibles lorsqu'une portion de ce cordon se trouve située entre la paroi antérieure de l'utérus et une partie saillante du corps de l'enfant, comme le dos, le bassin ou bien des membres; mais il ne lui paraît pas facile d'expliquer pourquoi, dans certaines circonstances, ces pulsations se compliquent d'un bruit de soufflet parfaitement distinct de l'autre pulsation avec souffle dont il a déjà parlé. Ayant observé ce souffle, qu'il appelle *son ombilical,* dans deux cas d'hémorrhagie, il pensa que cet accident n'était pas étranger à sa production ; mais des faits nombreux vinrent lui prouver bientôt que cette explication n'était pas admissible, et, en définitive, il regarda comme la plus probable celle qu'il avait déjà invoquée pour le souffle utérin, à savoir, le passage du sang à travers un rétrécissement artériel.

L'auteur rapporte, en terminant, trois observations destinées à corroborer les opinions précédemment émises sur le *son ombilical*.

Je crois en avoir assez dit sur le travail de Kennedy pour montrer avec quel soin ce médecin a étudié l'auscultation appliquée à la grossesse. On lui doit la découverte du bruit ombilical que nous n'avons pas trouvé indiqué dans les travaux antérieurs.

Les plus importantes recherches qui aient été publiées en Allemagne sur le sujet qui nous occupe sont dues à Hohl (1) et à H.-F. Kilian (2). Le premier a consacré un volume de 314 pages à l'étude de l'auscultation obstétricale. Le second, quoique beaucoup plus court, est presque aussi complet : il ne faut pas oublier, toutefois, que les recherches de Hohl ont précédé celles de Kilian. Les ouvrages de ces deux auteurs ayant été publiés en allemand, je n'ai pu moi-même en faire l'analyse, et j'emprunte ce qui va suivre à une revue (3) médicale publiée en Angleterre.

Les deux professeurs allemands ont d'abord fait un historique de l'auscultation appliquée à l'obstétrique. Hohl a consacré cinquante pages à cette première partie de son travail, qui peut être considérée comme assez complète;

---

(1) *Die geburtshülfliche Exploration : Das Hören*; 1 vol. in-8°, Januar 1833, pp. 314; Halle.

(2) *Die operative Geburtshülfe*; Bonn, 1834.

(3) *The British and foreign medical review*, n° 1, january 1836.

Kilian, toujours beaucoup plus concis, a résumé le même sujet en deux pages. Il attribue tout le mérite de cette importante découverte à Lejumeau de Kergaradec, et ne tient, pour ainsi dire, aucun compte de ce fait, cependant bien établi, ce me semble, que les pulsations du cœur fœtal avaient été perçues pendant la grossesse par M. Mayor, de Genève.

Hohl établit que l'auscultation médiate est de beaucoup préférable à l'auscultation immédiate. Il pense que le stéthoscope permet de recueillir des sons plus clairs, plus distincts et moins faciles à confondre avec le bruit des artères qui se trouvent dans le voisinage de l'oreille. Il donne le dessin et la description de l'instrument dont il a l'habitude de se servir (fig. 2).

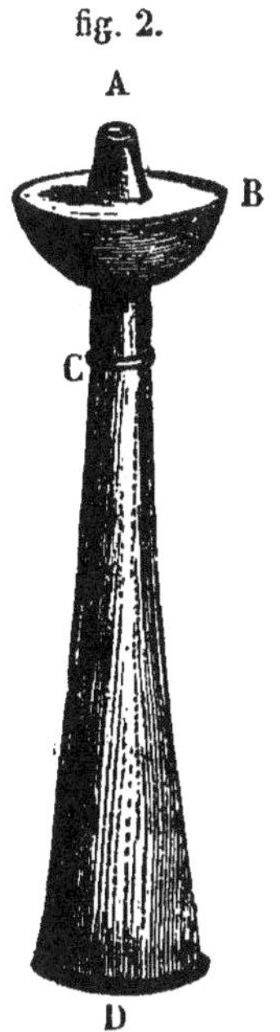

Ce stéthoscope se compose de deux pièces, la partie auriculaire et le tube. La première (B) est un disque concave de 2 pouces de diamètre; sa profondeur, qui s'accroît graduellement vers le centre, est, en ce point, d'environ un sixième de pouce. Au milieu est un petit tube conique (A) d'un quart de pouce de long, destiné à pénétrer dans le conduit extérieur de l'oreille et à le fermer. Sur la surface convexe du disque est un goulot dans lequel s'engage l'extrémité du tube (C). Le tube a 9 pouces de long, et est fait en entonnoir, de manière qu'à sa petite extrémité, il présente un diamètre de trois huitièmes de pouce, tandis qu'à la grande, le diamètre est de 2 pouces. Un bord arrondi (D), destiné à rendre la pression moins douloureuse, termine cette dernière partie.

Hohl ne veut pas que, pendant l'auscultation, on ferme l'oreille qui n'est pas appliquée sur l'instrument, cette manœuvre produisant un bourdonnement qui nuit d'une manière notable à la perception des bruits que l'on recherche. Il préfère aussi, pour l'examen à faire, que la femme soit placée dans une position horizontale. Selon lui, hors l'état de grossesse, on n'entend, en général, que le bruit des gaz intestinaux, et, dans quelques points, surtout à l'hypochondre droit et dans la région iliaque gauche, un battement isochrone au pouls de la femme. Aucun changement ne survient, sous ce rapport, pendant la menstruation, et jamais, dans ce cas, il n'a réussi à constater le plus léger bruit qui vint de l'utérus.

Chez les femmes récemment accouchées, surtout lorsque l'utérus était mou et incomplétement rétracté, il a entendu, en plaçant le stéthoscope sur divers points, un murmure éloigné ressemblant beaucoup au souffle placentaire, toutefois beaucoup plus faible. Lorsque l'utérus est fortement contracté, au contraire, en le pressant avec l'instrument, il a reconnu une pulsation profonde, imprimant une impulsion légère, mais distincte, et il en place le siége dans l'aorte comprimée. Il ajoute qu'il est facile d'éviter ce bruit en plaçant le stéthoscope sur la région latérale de la matrice, ou en exerçant une pression modérée.

Pendant la première heure qui suit la délivrance, alors que l'utérus est fortement rétracté, le bruit qui se passe dans cet organe est à peine appréciable ou n'existe pas du tout. Il reparaît plus large, au contraire, à mesure que le sang remplit de nouveau les parois spongieuses de la matrice, et peut durer de cinq à sept jours. Hohl observe encore que le bruit de souffle devient beaucoup plus intense pendant les dernières douleurs de l'enfantement.

Voici ce que dit Kilian des résultats de l'auscultation pratiquée pendant la grossesse.

Si l'on ausculte les différentes parties d'un abdomen développé par un produit de conception, on perçoit deux sortes de pulsations bien distinctes l'une de l'autre : premièrement, dans la région moyenne de l'utérus, un peu sur le côté, et généralement à gauche, des pulsations doubles qui se succèdent avec une grande rapidité. En second lieu, dans les différents points de l'organe, mais plus particulièrement à gau che et vers le fond, des pulsations simples accompagnées d'un murmure particulier. Les premières sont dues aux contractions du cœur fœtal ; les secondes se produisent dans les vaisseaux des parois utérines.

Les pulsations fœtales sont entendues plus distinctement après l'écoulement du liquide amniotique que pendant l'intégrité des membranes. Pour le professeur de Bonn, cependant, la présence de l'eau de l'amnios n'apporte pas un obstacle invincible, pourvu que le stéthoscope soit placé à gauche. Mais il admet que, par suite des mouvements du fœtus ou de la mère, la quantité d'eau qui s'interpose entre celui-ci et les parois utérines peut varier, et que cela explique pourquoi les doubles battements sont quelquefois très-forts, et pourquoi, dans d'autres cas au contraire, ils sont tellement faibles qu'on a de la peine à les distinguer. Pour faire disparaître ces variations, il conseille de déprimer avec le stéthoscope les parois abdominales, de manière à les rapprocher autant que possible du corps de l'enfant. Le nombre de ces pulsations est de 140 à 150 par minute, et l'âge du fœtus ne paraît avoir aucune influence sur lui. C'est entre la dix-huitième et la vingtième semaine que la circulation de l'enfant commence à être entendue, et encore alors n'est-ce pas sans de grandes difficultés. Il est vrai cependant que, dans quelques cas et sans cause appréciable, le nombre de ces battements augmente d'une manière considérable, et qu'en même temps leur force diminue de façon à devenir quelquefois imperceptibles.

Le point de l'abdomen sur lequel on les entend n'est pas très-limité. Ils occupent, en général, une étendue de quatre travers de doigt, et dans certains cas, une plus considérable encore. Au reste, cette étendue est moindre quand l'utérus renferme peu de liquide, ou quand celui-ci s'est en partie écoulé après la rupture des membranes. Il est vrai qu'alors le bruit gagne en intensité ce qu'il perd en étendue.

De son côté, Hohl a observé que, chez certaines femmes, pendant des heures entières, les doubles pulsations tombaient à 106 ou à 108, tandis que, quelques instants avant, elles se renouvelaient de 140 à 154 fois par minute, nombre qu'elles reprenaient d'ailleurs bientôt.

Le second bruit, celui qui a son siége dans les parois utérines développées par un produit de conception, est beaucoup plus facile à découvrir par l'auscultation. L'auteur n'admet pas qu'on puisse en placer le siége dans la circulation placentaire ou dans l'aorte, il se rattache à l'opinion de M. le professeur P. Dubois, en le rapportant à l'appareil vasculaire utérin. Il peut être rencontré sur différents points de la paroi antérieure de le matrice, mais il est surtout facile à constater dans les régions où les vaisseaux ont acquis un grand développement (c'est-à-dire vers le fond et sur les côtés), sans qu'il se trouve nécessairement en rapport avec le point où s'insère le placenta. Chez certaines femmes, et surtout chez les multipares, ce bruit peut exister partout, aussi bien sur le segment inférieur de l'utérus que vers le fond de cet organe. On le constate encore dans les cas où le fœtus a cessé de vivre, et quelques instants après la délivrance. Mais il n'apparaît jamais avant le quatrième mois de la grossesse.

Le professeur de Halle ne pense pas qu'on puisse entendre les battements du cœur avant le commencement du cinquième mois, et encore, alors, faut-il faire l'examen avec le plus grand soin. Il a consacré un très-long chapitre aux relations qui peuvent exister entre les pulsations fœtales et le pouls de la mère. Il établit, par une série de faits, que les premières sont tout à fait indépendantes de la circulation maternelle. Ses recherches ont été nombreuses et variées; il a examiné pendant que les femmes étaient assises, couchées ou debout; il a même pratiqué l'auscultation pendant le sommeil de quelques-unes, et il regrette que l'occasion ne lui ait pas été donnée de constater si les songes produisent quelque modification; les passions et les affections de l'âme, les liqueurs spiritueuses et d'autres excitants de la mère lui ont paru sans action sur le cœur fœtal. Dans des cas de petite vérole, il a vu les doubles battements rester sans variation jusqu'au moment de l'apparition des pustules, époque où ils cessaient promptement de se faire entendre. Dans un cas très-grave d'hémorrhagie scorbutique, avec saignement des gencives et urine sanguinolente, les battements du cœur cessèrent d'exister, lorsque la peau offrit des traces de l'affection générale. Dans les cas peu sérieux de choléra asiatique, ils ne furent pas modifiés; mais lorsque la maladie se montrait avec un caractère plus grave, et que le pouls de la mère disparaissait à l'artère radiale, les contractions du cœur de l'enfant devenaient beaucoup plus précipitées et s'arrêtaient bientôt.

Hohl a eu l'occasion d'ausculter deux femmes chez lesquelles la menstruation persista pendant la grossesse, jusqu'à la fin du cinquième mois chez l'une, et jusqu'à la fin du septième chez l'autre. L'écoulement sanguin était modéré dans les deux cas, mais parfaitement régulier quant à son apparition. Le pouls fœtal ne présenta aucun changement dans ces circonstances, quoique la circulation générale des femmes fût singulièrement accélérée à chacune de ces menstruations insolites.

Le travail de l'enfantement apporte de nombreuses modifications dans les bruits que l'auscultation permet de découvrir. Celui qui résulte de la circulation utérine est surtout profondément changé pendant la contraction, à tel point que la constatation de ces modifications suffit pour caractériser l'existence d'une douleur, alors même que la femme chercherait à la dissimuler, et à préciser l'instant où commence la contraction avant que la patiente en ait la conscience. Au moment ou l'utérus se resserre, on entend tout à coup, selon Hohl, un bruit sec et de courte durée qu'il rapporte au liquide amniotique agité par des mouvements brusques du fœtus, qui semble deviner l'apparition d'une contraction. Au même instant, tous les bruits qui résultent de la circulation utérine augmentent d'intensité, on en perçoit qui jusque-là n'avaient pas existé. Il compare ces bruits au son que produit une pierre lorsqu'elle est lancée obliquement sur une longue surface de glace et qu'elle fait entendre un bruit court et aigre, chaque fois qu'elle la frappe. Dès que la dou-

leur a atteint son maximum d'intensité et commence graduellement à disparaître, les pulsations utérines reviennent
petit à petit à leur type premier.

Ni l'élevation du pouls, ni l'augmentation de chaleur qu'on
observe chez la femme pendant le travail de l'enfantement,
n'ont d'influence sur le cœur fœtal.

Pour l'auteur qui nous occupe, le bruit de souffle n'est entendu que dans la région de l'utérus où s'insère le placenta
et ne dépasse pas la circonférence de cet organe.

Un assez long chapitre de son ouvrage est destiné à prouver que les doubles battements viennent du cœur fœtal.
Comme Haus, il ne pense pas qu'il soit possible de percevoir
les pulsations du cordon ombilical. Le huitième et dernier
est consacré à l'application de l'auscultation à la pratique des
accouchements. Il est d'abord question du diagnostic de la
grossesse. Il passe en revue la plupart des signes ordinaires,
cite quelques cas intéressants de grossesses douteuses, dont
le diagnostic n'a été définitivement éclairé que par l'auscultation.

Il accorde peu d'importance à ce moyen pour le diagnostic des grossesses multiples. Ce n'est pas qu'on puisse
douter de l'existence de deux enfants, lorsqu'une double pulsation est entendue en deux points bien distincts; mais les
circonstances favorables à cette double perception manquent
souvent; l'un des enfants peut être mort ou placé hors de la
portée du stéthoscope.

Il ne pense pas que l'examen stéthoscopique puisse être de
quelque utilité dans les grossesses extra-utérines.

Pour déterminer la situation de l'enfant dans la matrice,
Hohl admet qu'on peut y parvenir avec assez d'exactitude.
Les battements du cœur, entendus vers le côté gauche du
ventre, indiquent que l'occiput est dirigé vers le trou ova-
laire gauche (en admettant une présentation de la tête);

lorsqu'au contraire ils existent à droite, cela coïncide avec une troisième position qui tend à se transformer en seconde. Il suppose également que le placenta est toujours adhérent à la région de l'utérus qui se trouve en rapport avec le plan antérieur du fœtus, de telle·sorte que le bruit de souffle et les battements du cœur se trouveraient toujours dans des points diamétralement opposés.

Mais de tous les signes qui annoncent la mort du fœtus dans la cavité utérine, il n'en est pas qui ait plus de valeur que celui qui est fourni par l'auscultation, quoiqu'il soit purement négatif. Pour qu'il mérite une entière confiance, il faut que l'examen ait été complet et pratiqué par une personne suffisamment exercée.

Enfin, le professeur Hohl a également admis que l'auscultation pouvait servir à éclairer quelques points relatifs aux maladies de l'œuf. Ainsi, quand, pendant le travail, le souffle avait été remarquable par un son aigu et retentissant, il a trouvé dans le placenta des dépôts de phosphate calcaire. Dans des cas où la femme avait accusé pendant la grossesse une douleur brûlante dans un point de l'utérus, et où il avait constaté un souffle avec un caractère anormal, il a rencontré le placenta hypertrophié ou altéré d'une autre façon. Il fait également intervenir l'auscultation pour le diagnostic des inflammations de l'amnios. Mais les idées qu'il émet à cet égard sont au moins un peu hasardées.

Newman-Sherwood prit l'auscultation obstétricale pour sujet de sa dissertation inaugurale (1). Ce travail, écrit en latin, se trouve divisé en deux parties : la première, purement historique, est loin d'être complète. Du reste, l'auteur lui-même a soin de déclarer qu'il s'est seulement proposé de rappeler les travaux les plus importants de ses devanciers.

____

(1) *De Auscultatione obstetricia* ; Halæ, 1834.

Dans la seconde, qu'il appelle partie théorique, il fait observer en commençant qu'il n'a pas la prétention de beaucoup étendre les limites de la science, et que ses efforts tendront seulement à confirmer ou à réfuter les propositions émises par d'autres, et à faire prévaloir une ou deux opinions qui lui sont personnelles. Trois chapitres sont consacrés à l'étude de l'auscultation appliquée à l'art obstétrical.

Dans le premier, il rappelle qu'il faut s'être longtemps exercé, et avoir acquis une grande habitude, pour tirer tout le parti possible de ce nouveau mode d'exploration ; il veut que la femme soit couchée sur le dos, placée dans une pièce où règne le calme le plus parfait, et qu'on ne laisse sur son ventre qu'un vêtement très-peu épais. Pour lui, malgré les opinions contraires, et quoiqu'il accorde que l'habitude de tel ou tel procédé soit pour beaucoup dans les résultats obtenus, il préfère l'auscultation médiate à l'auscultation immédiate ; il fonde son opinion sur ce que, avec l'oreille nue, on ne s'isole pas aussi bien des autres bruits, et, en particulier, de ceux qui ont leur siége dans le tube intestinal ; l'emploi du stéthoscope répugne d'ailleurs beaucoup moins aux femmes. C'est le stéthoscope ordinaire qui lui paraît le meilleur ; il désire seulement que son extrémité inférieure soit arrondie et pourvue d'un petit rebord qui en rende l'application moins désagréable aux femmes ; il conseille aussi de l'appliquer, sans l'incliner, sur la paroi abdominale.

Dans le deuxième chapitre, il étudie quels sont les bruits qu'on peut percevoir en auscultant le ventre d'une femme enceinte, et il donne son opinion sur leur siége, leur manière d'être et leurs causes. Ainsi, il admet que deux bruits se font entendre sur l'abdomen des femmes qui sont grosses : l'un est représenté par une pulsation simple, forte, et accompagnée d'un souffle tantôt sonore, tantôt sibilant et parfaitement isochrone au pouls de la mère ; l'autre est caractérisé par une double pulsation de courte durée, d'une grande fréquence, et qui a quelque analogie avec le tic tac d'une montre. Le siége de la pulsation avec souffle est extrêmement variable ; il l'a perçue sur toutes les régions du ventre, et quelquefois sur deux points très-éloignés l'un de l'autre. Il l'a trouvée tantôt forte, tantôt faible, quoique le pouls de la femme ne changeât pas; mais sa fréquence a toujours été en rapport parfait avec ce dernier.

Quant à la double pulsation, il l'a constatée, dans le plus grand nombre des cas, sur le côté gauche du ventre, s'étendant jusque sur la ligne blanche et l'ombilic, rarement vers le fond de l'utérus, ou sur deux points très-éloignés l'un de l'autre; il lui est arrivé quelquefois de ne pas la trouver malgré les recherches les plus attentives. Il a noté qu'il était excessivement rare qu'elle ne se répétât pas 120 fois par minute, et les nombres 132, 140, 148 et 160 lui ont paru les plus fréquents. Les occasions d'observer des femmes peu avancées dans leur grossesse n'ont pas été nombreuses pour lui : aussi n'a-t-il jamais entendu la pulsation avec souffle avant le quatrième mois, et les doubles battements avant le cinquième. Il s'est assuré que ces derniers devenaient de plus en plus forts à mesure que la grossesse approchait de son terme, que les douleurs de l'enfantement en diminuaient l'intensité, en même temps qu'elles en augmentaient la fréquence; que de son côté le bruit de souffle était plus intense au terme de la gestation, qu'il était encore facile à entendre pendant le travail, et que, pendant les douleurs, il devenait beaucoup plus obscur, et se transformait, pour ainsi dire, en un simple murmure qui n'offrait plus rien d'une pulsation.

L'origine des doubles pulsations ne lui paraît pas pouvoir être contestée : c'est le cœur fœtal qui en est le siége; mais il n'en est pas de même du bruit de soufflet. Il rappelle et discute les différentes opinions qui ont été émises à ce sujet, et il adopte celle des auteurs qui le font dépendre de la circulation du sang dans les vaisseaux utérins. Il lui paraît tout naturel qu'on l'entende le plus souvent dans le point qui correspond au placenta, parce que là, la circulation possède une intensité toute particulière; mais il est également très-commun de le constater sur des régions qui sont tout à fait étrangères à cet organe.

Dans le troisième et dernier chapitre, il est fait mention des applications heureuses qu'on peut faire à l'art obstétrical, des résultats fournis par l'auscultation. Après avoir rappelé dans combien de cas on est embarrassé pour constater l'existence de la grossesse, il déclare que l'audition de l'un ou l'autre des deux bruits lève toute incertitude; il ajoute que l'auscultation ne sert pas seulement à éclairer le diagnostic des grossesses simples, elle peut encore faire reconnaître les grossesses doubles ou multiples. Deux observations destinées à prouver cette dernière assertion sont rapportées avec détail.

Dans l'une, il s'agit d'une femme dont la grossesse touchait à sa fin, et qui était remarquable par le développement du ventre et par sa tension qui était telle, qu'il était impossible de distinguer avec la main les différentes parties de l'enfant; elle disait sentir des mouvements dans les deux côtés de l'utérus. L'auscultation fit entendre les battements du cœur et la pulsation utérine sur la région gauche et inférieure du ventre; ces deux bruits existaient aussi très-distinctement sur la région droite et supérieure; ils manquaient entièrement sur la région médiane. Ces deux pulsations fœtales n'étaient pas isochrones : l'une se renouvelait 128 fois par minute, et l'autre 136 fois. Cette différence fut constatée un très-grand nombre de fois, et on soupçonna une grossesse double. L'événement justifia ce diagnostic : cette femme accoucha de deux enfants, dont l'un se présenta par la tête et l'autre par le pelvis ; il y avait deux placentas parfaitement distincts.

Dans la seconde, il est question d'une femme également arrivée très-près de son terme, et chez laquelle, à part un développement assez grand du ventre, on ne trouvait aucun des signes ordinaires qui font présumer une grossesse double ; mais l'auscultation fit reconnaitre deux pulsations fœtales : l'une en bas et à gauche du ventre, qui se renouvelait 128 fois par minute ; l'autre, en haut et à droite, qui battait 140 fois dans le même espace de temps. Le bruit de soufflet n'existait que dans un point très-saillant, voisin de celui où se faisait entendre l'une des doubles pulsations. Dès lors, on diagnostiqua la présence de deux fœtus, dont l'un s'engagerait par l'extrémité pelvienne, et c'est en effet ce qui arriva. Comme dans le cas précédent, il y avait deux placentas parfaitement séparés.

Relativement aux avantages qui peuvent résulter de l'auscultation pour l'appréciation de la situation du fœtus dans la cavité utérine, Newman-Sherwood dit avoir constaté que le point où s'entendaient le mieux les doubles pulsations correspondait à la région dorsale du fœtus ; à gauche, par conséquent, dans la première et dans la quatrième position de la tête, à droite, au contraire, dans la seconde et la troisième ; mais il admet que cette règle souffre de très-nombreuses exceptions.

L'élévation plus ou moins grande des doubles battements lui paraît pouvoir servir à distinguer les présentations de la tête de celles de l'extrémité pelvienne, et il ajoute qu'on sera conduit à soupçonner une situation anormale du fœtus lorsque les battements de son cœur se feront sentir dans une région inaccoutumée. C'est ainsi que dans un cas, il a pu reconnaitre une présentation de l'épaule que le toucher ne permettait pas encore d'apprécier.

Il ne suppose pas qu'on puisse contester la valeur de l'auscultation, quand il s'agit d'établir si l'enfant est mort ou vivant. L'absence des doubles battements, jointe à l'affaiblissement de la pulsation utérine, lui donne la certitude de la mort de l'enfant, surtout quand le bruit du cœur avait été entendu peu de temps avant.

Il rappelle aussi tout ce que les auteurs, et Hohl en particulier, ont attaché d'importance à ce nouveau mode d'investigation pour juger de l'opportunité de certaines opérations obstétricales; lui-même a puisé de précieuses indications dans des cas de version et d'application de forceps. Le lieu occupé par les doubles battements indique avec quelle main il convient de pratiquer la version, alors que le toucher est resté impuissant. Lorsqu'une application de forceps est décidée, on trouve encore, selon lui, dans la force ou l'affaiblissement des battements du cœur fœtal, une indication qui permet de temporiser ou qui impose une prompte intervention.

M. le professeur Velpeau a consacré, dans son traité d'accouchements(1), un assez long article à l'auscultation obstétricale. Il traite d'abord du bruit de souffle, qu'il dit être semblable à celui que font entendre les contractions musculaires, ou quelques points du système artériel dans certaines circonstances. Il ne l'a rencontré que dans la seconde moitié de la grossesse, et encore, alors, l'a-t-il vu manquer sur un bon nombre de sujets. Il pense qu'il peut exister sans grossesse, et il rapporte le fait suivant à l'appui de cette opinion : « Une femme âgée de trente et quelques années fut admise à l'hôpital Saint-Antoine, en 1829. Le bruit de souffle s'entendait chez elle avec la plus grande facilité. M. Rayer, qui s'en était

____

(1) *Traité complet de l'art des accouchements*, 2e édit.; Paris, 1835, t. i, p. 197.

assuré plusieurs fois, me pria de l'examiner ; je reconnus sans peine ce qui m'avait été annoncé : par l'hypogastre, on aurait dit une matrice en état de gestation ; par les organes génitaux, on trouvait une portion de sphère engagée dans un détroit, et que nous prîmes pour un polype. Cette malade étant morte plusieurs mois après, par suite du développement de ses tumeurs, une dissection attentive nous permit de constater que les deux masses fibreuses dont elle était affectée n'avaient aucune continuité, soit de tissu, soit de circulation, avec la matrice, et que, par conséquent, le bruit de soufflet peut exister sans grossesse et sans développement marqué du système vasculaire de l'utérus. Peut-être, cependant, ajoute l'auteur, différait-il ici du véritable bruit de soufflet. »

Après avoir passé en revue et repoussé différentes opinions émises relativement au siége et au mode de production de ce phénomène, il se trouve conduit à le rapporter aux vaisseaux du bassin subissant une certaine compression ; toutefois, il se demande si on ne pourrait pas faire intervenir concurremment les vaisseaux qui parcourent les parois utérines. Il pense que, de cette manière, on serait plus en mesure d'expliquer toutes les variétés, toutes les modifications que peut présenter le bruit de souffle.

M. Velpeau n'admet pas qu'on puisse confondre les doubles battements avec aucun autre bruit. Il en fixe le nombre de 120 à 150 par minute ; il l'a trouvé d'autant plus fort que le fœtus était plus développé, et ne le croit guère appréciable qu'après le quatrième mois. Il constate que de nombreuses circonstances peuvent faire varier son intensité, et qu'on ne le perçoit jamais mieux que dans les cas où un des points de la région thoracique correspond à l'une des régions de la moitié antérieure de l'utérus. Il l'a bien rarement vu manquer, quand il a pu le chercher avec tout le soin convenable.

Il indique, du reste, que le lieu où il se fait entendre doit varier selon la situation du fœtus. Il pense que l'auscultation peut être pratiquée, là femme étant couchée, et même debout : si la grossesse est avancée, et malgré l'opinion de quelques auteurs, il donne la préférence au stéthoscope, qui permet de recueillir un son plus net et plus intense, et parce que, d'ailleurs, on peut le porter sur presque tous les points de la surface utérine. Il ne regarde pas les battements du cœur comme un moyen propre à faire déterminer la position du fœtus, ou à faire apprécier, dans les cas graves, s'il convient d'agir ou de temporiser. « Qui n'a vu, dit-il, le cœur battre une ou deux heures chez des nouveau-nés qu'on s'efforçait de rappeler à la vie par l'insufflation pulmonaire, et qui n'en sont pas moins morts sans pouvoir respirer? Tant de causes, d'ailleurs, peuvent faire varier ce bruit, qu'on s'exposerait à tomber dans de fâcheuses erreurs, en le prenant pour guide dans les cas sérieux. »

L'existence simultanée des doubles battements sur deux points opposés de l'abdomen est pour lui la preuve certaine de la présence de deux enfants dans la cavité utérine. Ce bruit caractérise une grossesse extra-utérine, quand on le rencontre chez une femme dont l'utérus est peu développé. Mais son absence ne prouve pas qu'il n'y ait pas gestation, ou que la vie du fœtus ait cessé d'exister. Il termine en rappelant les conclusions pratiques auxquelles Hohl est arrivé dans son ouvrage, et en faisant remarquer combien elles diffèrent de celles qu'il vient de poser lui-même.

Dans le cours de la même année, parut la deuxième édition de l'ouvrage de Hatin (1). Le bruit de soufflet y est désigné sous le nom de battements placentaires. Ce signe lui semble avoir beaucoup moins d'importance, depuis qu'on a reconnu

____

(1) *Cours complet d'accouchements,* etc., 2e édit.; Paris, 1835.

qu'on pouvait percevoir un souffle tout à fait semblable dans
des conditions étrangères à l'état de gestation. Il rappelle
que M. Bouillaud a retrouvé ce phénomène sur des femmes
qui n'avaient qu'un engorgement plus ou moins considérable
de l'un des ovaires, et il cite le fait que M. Bricheteau a consigné dans sa *Clinique médicale de l'hôpital Necker.* C'est
là tout ce qu'il dit du bruit de soufflet. Nous allons voir qu'il
ne s'étend pas beaucoup plus sur ce qui concerne les pulsations fœtales.

Il trouve qu'on a eu raison de les comparer au tictac d'une
montre placée sous le traversin d'un lit; il n'admet pas qu'on
puisse les entendre avant le milieu de la grossesse, et encore
faut-il que l'enfant se trouve dans certaines conditions favorables, que son dos soit dirigé vers l'un des points de la
moitié antérieure du bassin, par exemple.

Il reconnaît qu'on peut explorer, la femme étant debout ou
couchée; mais, pour lui, il préfère qu'elle soit debout, et il
veut qu'on se serve de l'oreille immédiatement appliquée sur
le ventre, à moins qu'on n'ait une grande habitude du stéthoscope. Il dit avoir employé quelquefois avec avantage le
métroscope de M. Nauche, sans indiquer les conditions dans
lesquelles se trouvaient les femmes qu'il explorait ainsi.
Enfin, il cite l'opinion de M. Bodson; mais comme il ne la
fait suivre d'aucun commentaire, on serait fort embarrassé
de savoir s'il l'adopte ou s'il lui est opposé.

Plus loin, en traitant des grossesses composées, il pense
que l'auscultation pourra, dans certains cas, fournir des
données plus positives, et qu'on aurait la certitude de la
présence de plusieurs enfants, si les pulsations fœtales se
faisaient entendre dans des points distincts et bien différents.

L'année suivante, malgré les travaux importants qui
avaient déjà paru sur l'auscultation obstétricale, madame Boi-

vin (1), dans la quatrième édition de son mémorial d'accouchements, dit à peine quelques mots de cette intéressante
question. En parlant des fonctions du placenta, elle observe
qu'on a cru entendre un souffle placentaire, mais que, pour
son compte, quoique très-attentive, elle n'a jamais perçu
distinctement ce bruit, ou, quand elle a entendu quelque
chose d'analogue, elle l'a attribué, tantôt à la respiration de
la mère ou à la sienne, tantôt aux battements des artères qui
entourent l'utérus. Elle rappelle néanmoins les expériences
de M. P. Dubois, qui auraient conduit cet habile observateur
à faire résider ce bruit de souffle dans la circulation tumultueuse des sinus veineux de l'utérus.

Plus loin, dans ce qui est relatif à la grossesse composée,
après avoir dit combien sont trompeurs les signes qui ont
été donnés comme caractérisant les grossesses gémellaires,
elle ajoute que l'auscultation, même pratiquée par des expérimentateurs aussi habiles que consciencieux, n'a pas encore
résolu la question.

En 1836, M. le professeur P. Dubois reproduisit, à l'article
Grossesse du *Dictionnaire de médecine* (2), les opinions
que déjà nous avons eu occasion de faire connaître, en rendant compte de son rapport sur le travail de M. Bodson. Il y
joignit quelques considérations sur la manière de pratiquer
l'auscultation, qui n'avaient pas dû se trouver dans son premier travail; ce sont elles que je me propose de faire connaître en ce moment.

Le choix entre l'oreille seule ou armée du stéthoscope
lui paraît à peu près indifférent dans les conditions ordinaires; il admet néanmoins que l'application immédiate de

---

(1) *Mémorial de l'art des accouchements*, 4e édit.; Paris, 1836.

(2) *Dictionnaire de médecine, ou Répertoire général des sciences
médicales*, 2e édit., t. xiv; 1836.

l'oreille permet d'entendre les bruits avec plus de force; mais il reconnaît aussi qu'avec le stéthoscope, on s'isole mieux des bruits environnants, et qu'on se met plus facilement à l'abri d'une confusion qui pourrait exister; et d'ailleurs, il regarde cet instrument comme indispensable dans les cas de grossesse douteuse ou commençante, et lorsque l'utérus renferme une très-grande quantité de liquide, l'oreille seule ne pouvant déprimer aussi bien les parois utérines pour parvenir jusqu'à la surface du fœtus.

Il veut que la femme qu'on examine soit horizontalement couchée, pour donner aux parois abdominales le degré de relâchement nécessaire, et qu'on ne laisse sur son ventre qu'un linge peu épais.

On ne doit pas s'attendre, dans les grossesses peu avancées, à réussir dans toutes les explorations; il est souvent indispensable de prolonger les investigations, de les cesser pour les reprendre à différentes époques de la journée, de placer la femme dans diverses situations, et de parcourir avec le stéthoscope tous les points du globe utérin qui sont accessibles.

En 1837, M. Michaëlides prit pour sujet de thèse l'auscultation appliquée à la grossesse (1). Son travail, comme il en convient du reste lui-même, est fort incomplet. Il n'a produit aucun fait nouveau, ni corroboré quelque opinion déjà émise, par des observations qui lui appartiennent. Il s'est borné à une analyse peu rigoureuse de quelques travaux déjà publiés sur la matière. L'utilité de ce nouveau mode d'exploration ne lui paraît pas pouvoir être mise en doute. Si la femme qu'on veut examiner est avancée dans sa grossesse, il ne croit pas nécessaire de la faire coucher; cette position,

---

(1) *Quelques considérations sur l'auscultation dans la grossesse;* Thèses de Paris, juillet 1837.

au contraire, lui paraît rigoureusement indiquée dans les quatre ou cinq premiers mois. Il pense que l'auscultation immédiate est préférable quand il s'agit de trouver les bruits que produit la grossesse ; elle permet de les saisir dans une étendue considérable, les os de la tête ayant la propriété de les transmettre au nerf auditif et toute sa région latérale étant appliquée sur le ventre de la femme ; mais une fois que les phénomènes acoustiques sont découverts, c'est avec le stéthoscope qu'on peut bien en préciser la force et le point de départ.

Il ne lui paraît pas possible qu'on se fasse une idée exacte du souffle utérin sans l'avoir entendu, et il admet que c'est à partir du quatrième mois qu'on commence à le percevoir en général, et cela dans une étendue qui est très-variable. Il lui a paru que son intensité était en rapport direct avec l'ancienneté de la grossesse et le développement des parois utérines, et qu'il pouvait offrir de nombreuses variations, soit pour la force, soit pour le timbre, ce qui s'expliquerait peut-être par l'interposition d'une anse intestinale entre l'utérus et les parois abdominales, ou par les changements de rapports du fœtus relativement au placenta. Du reste, il combat l'assertion de Hohl, qui a déclaré que l'intensité des bruits se liait à l'augmentation de la quantité de l'eau de l'amnios. Elle est en contradiction avec les faits que plusieurs observateurs ont fait connaître. Il rappelle en outre que les corps liquides transmettent bien moins le son que les corps solides.

C'est dans la région placentaire de l'utérus qu'il place le siége du bruit de soufflet ; toutefois, il convient de la possibilité d'un phénomène identique dû à la pression que l'utérus, développé par une cause quelconque, peut exercer sur les vaisseaux placés dans son voisinage. Voici l'explication qu'il propose pour comprendre le mécanisme suivant lequel se produit le bruit de souffle. Je cite textuellement : « Les molécules qui composent la colonne sanguine, étant presque sans cohésion entre elles, ne peuvent, chacune, se mouvoir, que dans la direction qui leur est imprimée par l'agent principal de la circulation. Pour que tous ces globules sanguins ne suivissent dans leur mouvement que l'axe des vaisseaux qui les renferment, il faudrait que l'impulsion communiquée à eux par la systole du cœur ne les affectât, chacun, que tout juste dans leur centre, et cela est impossible à concevoir. A quoi donc la colonne sanguine doit-elle de se mouvoir dans l'état de santé, en masse et d'une manière uniforme? Probablement à ce que les diamètres de la capacité des vaisseaux circulatoires n'excèdent pas le volume de la colonne sanguine qui les pénètre (et il est de fait qu'un liquide coulant à plein tuyau ne donne naissance à aucun bruit; la lumière du canal devient-elle plus grande que n'est gros le jet du fluide qui s'y meut, il en résulte un bruit de souffle). Les molécules qui auraient de la tendance à s'écarter de l'axe de ces vaisseaux, y sont ramenées par la résistance qu'elles rencontrent dans leurs parois; toutes les fois donc qu'il y aura une diminution subite dans la quantité du sang de notre économie, je dis subite, parce que les vaisseaux artériels ont la faculté, à l'état de vie, de s'adapter aux dimensions de la colonne sanguine en circulation dans leur cavité, ou toutes les fois qu'une portion du canal circulatoire viendra à subir une dilatation mordide ou autre, le cours du sang cessera de se faire en masse et uniformément, chaque molécule sanguine aura de l'espace pour suivre librement la direction imprimée par le centre de la circulation. Dès lors, il y aura nécessairement formation de courants irréguliers s'entre-croisant, s'entre-choquant, et qui, arrivés au contact des parois qui les retiennent, leur imprimeront un frémissement. Maintenant est-ce de la collision des molécules sanguines les unes sur les autres que dépend le bruit qui nous occupe, ou bien est-il dû au choc qu'elles produisent contre les parois qui les bornent? C'est une question qui me paraît difficile à résoudre. »

M. Michaëlides a vu à la clinique d'accouchements de la Faculté de Paris une femme qui n'était enceinte que de trois mois et demi, et chez laquelle on entendait les pulsations du cœur fœtal; mais ce fait lui paraît exceptionnel, et il fixe au quatrième mois l'époque ordinaire où on les perçoit pour la première fois. Il ne doute pas qu'un rapport n'existe entre la position qu'elles occupent et la situation de l'enfant dans la cavité utérine; il pense aussi que, règle générale, elles s'entendent dans un point diamétralement opposé à celui où existe le bruit de soufflet. Leur intensité est d'autant plus grande que la grossesse est plus près de son terme.

Il regarde la constatation des doubles pulsations comme un signe certain de grossesse; mais leur absence ne lui paraît pas pouvoir faire prononcer qu'elle n'existe pas, ou que l'enfant a cessé de vivre. Il ne trouve rien de certain dans les résultats de l'auscultation relativement au diagnostic des positions : mais pour ce qui concerne les présentations, elles pourront souvent être révélées. Lorsque la tête du produit de la conception répond au segment inférieur de la matrice, la poitrine est en rapport avec l'un des points de la région antérieure et inférieure de l'abdomen, et c'est là que s'entendent les doubles battements. Dans les présentations du pelvis, au contraire, c'est au niveau ou au-dessus de la région ombilicale qu'on les constate.

Il ne trouve pas facile l'application de l'auscultation au diagnostic des grossesses multiples. Quand il y a deux enfants, on est dans un grand embarras pour distinguer les pulsations provenant de deux cœurs différents, de celles que les contractions d'un seul cœur font retentir sur des points éloignés les uns des autres. Dans les cas de trijumeaux, il doit régner une telle confusion, qu'il sera impossible de s'y reconnaître. Il pense que si elles s'entendaient dans un point insolite, et que d'ailleurs le toucher ne dénotât aucun développement de la matrice, on aurait la certitude que le produit de la conception se trouve en dehors des voies de la génération.

A la fin de la même année, M. le docteur Jacquemier (1) traita, dans sa dissertation inaugurale, de l'auscultation appliquée au système vasculaire des femmes enceintes, des nouvelles accouchées, et du fœtus pendant la vie intra-utérine et immédiatement après la naissance. Un premier fait signalé par l'auteur, c'est l'existence du bruit de soufflet très-marqué, assez fréquent dans la région précordiale des femmes enceintes ou nouvellement accouchées. Sur 257 femmes enceintes bien portantes, âgées en général de dix-huit à trente ans, trois ont été éliminées qui offraient des bruits de soufflet très-manifestes, mais qui paraissaient atteintes d'altérations légères des valvules ou des orifices. Les bruits du cœur ont été trouvés normaux 195 fois, et plus ou moins altérés 62 fois; l'altération existait 59 fois au premier temps, 3 fois au second. Dans 34 cas, le bruit de soufflet était très-fort, remplaçant ou masquant tout à fait le premier temps. 23 fois celui-ci existait encore, mais tantôt il s'accompagnait d'un léger frottement, tantôt il se prolongeait en soufflant faiblement. Dans les trois cas où le souffle accompagnait le deuxième temps, ce bruit se prolongeait du côté de l'aorte dans une petite étendue; dans les autres cas, il était limité à la région précordiale.

Les femmes qui ont servi à ces observations étaient presque toutes à une époque très-avancée de la grossesse. Sur 22 qui étaient dans les cinquième et sixième mois, six ont offert une altération des bruits du cœur. Pour mieux apprécier la valeur de ces premiers résultats, M. Jacquemier entreprit de

---

(1) Thèses de la Faculté de médecine de Paris, 27 décembre 1837.

nouvelles recherches sur des femmes dans les mêmes conditions d'âge et de santé, mais chez lesquelles l'état de gestation avait cessé. Sur 130 examinées depuis le moment de
l'accouchement jusqu'au neuvième jour, il trouva les bruits
du cœur altérés à divers degrés 23 fois. Le premier temps le
fut 21 fois, le deuxième dans un cas. Il fut donc constaté que
le phénomène déjà observé chez les femmes enceintes existait aussi chez celles qui étaient récemment accouchées, seulement dans une proportion moindre ; une fois sur quatre
dans le premier cas, et une fois sur six dans le second.

Il fit ensuite une nouvelle série d'expériences sur des
femmes qui n'étaient ni enceintes ni récemment accouchées,
et les résultats furent loin d'être les mêmes : en effet, sur un
nombre de 75 dont l'âge variait en général entre dix-huit et
trente ans, les bruits du cœur furent constatés normaux 71
fois. Un bruit de soufflet existait dans 4 cas.

Sur 212 femmes enceintes dont le ventre fut ausculté avec
soin, un bruit de soufflet ou de frottement fut entendu 80
fois, il manqua dans 132 cas. Il existait 34 fois au-dessus de la
fosse iliaque gauche, 22 fois dans le même point à droite,
s'étendant de là dans une étendue variable, mais plus particulièrement en hauteur qu'en largeur. Dans 4 cas, il occupait la région ombilicale ; dans 9, il paraissait siéger dans le
globe utérin. Depuis le cinquième mois jusqu'à la fin de la
grossesse, ce bruit a été retrouvé à peu près dans une égale
proportion aux différentes époques. Dans un certain nombre de cas, il coïncidait avec un bruit de soufflet dans la région précordiale des femmes dont les carotides n'offrirent
rien de semblable. L'isochronisme de ce souffle abdominal
avec la circulation générale a été constaté par l'auteur, aussi
bien que les nuances nombreuses, sous le rapport de la force
et du timbre.

Onze bruits de soufflet très-marqués ont été soumis par

lui à l'expérience suivante : après les avoir constatés (les femmes étant couchées sur le dos), et en avoir noté la place et l'étendue, il faisait placer ces dernières les mains appuyées sur un banc très-bas, de manière que le globe utérin reposât sur la paroi antérieure du ventre. Dans cette nouvelle position, le bruit disparut dix fois; il persista dans un cas seulement, mais plus faible. Je dois dire toutefois que l'observateur ajoute que la position qu'il devait prendre pour ausculter était si pénible, qu'il se pourrait bien qu'il eût été induit en erreur.

Il a entendu, dans trois cas, un autre bruit de soufflet entièrement différent du précédent par sa vitesse, beaucoup plus grande que celle du pouls de la mère, et par son timbre clair et comme argentin; il le rapporte à la circulation fœtale, et en place le siége probable dans le cœur de l'enfant, tout en admettant qu'il peut se produire dans les artères du cordon ou du placenta. Sur deux femmes en travail, dont les membranes étaient rompues, il a également pu constater la propagation du bruit de l'inspiration jusqu'à la région hypogastrique.

Sur les 212 femmes dont il a déjà été question, les battements de cœur fœtal ont été perçus 201 fois; ils manquaient dans 11 cas; 13 fois ils existaient du même côté que le soufflet abdominal. L'auteur conclut de ses observations que le cinquième mois, et quelquefois le sixième, sont l'époque où l'on commence à percevoir le bruit du cœur du fœtus. Il ne pense pas qu'on puisse tirer un grand parti de l'auscultation pour le diagnostic des grossesses gémellaires. Il a eu occasion d'observer quatre femmes qui n'étaient pas enceintes, mais qui portaient une tumeur dans la cavité du ventre, et chez lesquelles existait le bruit de soufflet abdominal. Sur vingt-six enfants renfermés dans la cavité utérine, dont il a compté les battements du cœur, il a trouvé que, pour une minute, le minimum de fréquence était de 108, et le maximum de 160.

L'opinion de l'auteur est loin d'être favorable à ceux qui pensent qu'on peut, par l'auscultation, reconnaitre la situation du fœtus dans la cavité utérine. Cependant, lorsque le travail est commencé et après l'écoulement des eaux, il convient que ce moyen peut fournir des résultats précieux pourvu qu'on s'aide du palper abdominal. Deux doubles battements non isochrones sont regardés par lui comme un signe certain de grossesse gémellaire; il admet aussi que la constatation des pulsations fœtales, alors qu'on s'est assuré que l'utérus est resté étranger au développement de l'abdomen, donne la certitude d'une grossesse extra-utérine.

Quant aux avantages que ce nouveau mode d'exploration pourrait fournir dans les cas difficiles où il s'agit de déterminer si le travail peut se prolonger encore sans inconvénients pour la vie fœtale, ils lui paraissent subordonnés à une foule de circonstances qui les diminuent beaucoup, sans les faire disparaitre cependant complétement; mais lorsqu'il s'agit d'une opération à tenter sur la mère, l'auscultation reprend tous ses avantages, puisqu'elle indique positivement si le fœtus est mort ou vivant.

Il ne donne au bruit de soufflet abdominal qu'une importance très-secondaire dans le diagnostic de la grossesse. Il l'a rencontré sur des femmes qui portaient des enfants morts depuis longtemps. Il s'est assuré plusieurs fois que sa position ne correspondait pas nécessairement à l'insertion du placenta. Après avoir passé en revue, et combattu quelques-unes des explications qui ont été émises relativement à la cause du bruit de soufflet, il adopte celle qui en place le siége dans les artères du bassin, et qui en trouve la cause dans la compression produite par le segment inférieur de l'utérus.

M. Stoltz, dans un remarquable article sur l'auscultation

appliquée à la pratique obstétricale (1), regarde ce nouveau mode d'investigation comme un des progrès les plus importants qu'ait fait l'obstétricie. Il donne aux doubles pulsations, à cause de leur fréquence, le nom de pulsations redoublées. Il rappelle que tout le monde est à peu près d'accord sur leur point de départ, et que c'est à peine si l'on a élevé la question de savoir si elles ne pourraient pas provenir du cordon ombilical; il les compare au bruit qui résulte du mouvement d'un balancier de montre, et comme elles sont dicrotes, il n'est pas possible de les confondre avec des pulsations artérielles.

D'après lui, on ne les perçoit pas, en général, avant le cinquième mois, à cause de leur faiblesse dans les premiers temps, de la quantité de liquide proportionnellement plus grande, et de la mobilité du fœtus. On ne les entend pas seulement sur un point limité, mais bien dans une étendue qui égale la largeur de la main. Plus la grossesse est avancée, et plus ils sont constants dans la situation qu'ils occupent; c'est la région dorsale et le côté gauche du fœtus qui transmettent le mieux les battements de son cœur. Certaines positions, ou une quantité trop considérable de liquide, les obscurcissent ou ne les laissent pas entendre. Il ne pense pas, comme M. Dubois, qu'ils puissent être communiqués par d'autres parties solides de l'enfant, et c'est par des mouvements fréquents et rapides de celui-ci, qu'il explique pourquoi on peut les rencontrer tantôt d'un côté, tantôt de l'autre.

Il a trouvé les pulsations redoublées plus fortes et plus fixes pendant le travail, et c'est surtout après la rupture des membranes qu'elles lui ont paru être plus faciles à appré-

---

(1) *Dictionnaire des études médicales] pratiques*, t. ii; Paris, 1838.

cier ; alors aussi elles s'entendent dans une plus grande étendue, quelquefois sur tous les points de l'utérus. Les douleurs, et surtout les douleurs expulsives, peuvent les ralentir
et même les faire disparaître momentanément. Après la
contraction utérine, elles reparaissent plus fréquentes et
plus fortes. Leur fréquence, qui est supérieure à celle du
pouls de la mère, est variable le plus ordinairement ; cependant elles se renouvellent de 130 à 150 fois par minute. Il
lui a paru qu'elles s'accéleraient un peu du cinquième au
septième mois, et qu'elles offraient pendant la grossesse des
variations momentanées dont la cause n'était pas toujours
facile à apprécier. L'activité de la nutrition, l'état de force ou
de faiblesse, la santé ou la maladie du fœtus, les grands mouvements qu'il exécute, ont une influence incontestable, selon
lui, sur ces modifications. Comme la plupart des observateurs,
il n'admet pas que les variations du pouls de la mère aient
une action directe sur la circulation fœtale ; il ne semble pas
non plus attacher grande confiance à l'opinion de Hohl, qui
veut que le degré d'activité de la respiration de la mère,
augmente ou diminue la force et la fréquence des pulsations
redoublées.

La pulsation avec souffle lui parait mal dénommée ; elle
est constituée, dit-il, par un bruissement sans battement,
auquel il donne le nom de bruit de souffle ou de soufflet,
qu'il a vu se changer quelquefois en un sifflement tout particulier. Je n'ai pas besoin de dire qu'il a constaté son isochronisme parfait avec la circulation de la mère.

Après avoir rappelé les nombreuses opinions qui ont été
émises sur son siége et sur son mode de production, il déclare que, pour lui, il se produit dans les parois utérines,
mais seulement dans le point qui correspond au placenta,
et voici comment il en explique le mécanisme : « Le sang artériel, qui est poussé dans la matrice, trouve à l'endroit de

l'insertion du placenta les sinus utérins, cavités larges et anfractueuses, dans lesquelles il s'épanche. En passant d'une ouverture étroite dans un réservoir large, il y a irruption, et ce passage est accompagné d'un bruit semblable à celu[i] qu'on entend en rapprochant assez vivement les parois écartées d'un soufflet. »

Sans contester la possibilité d'entendre ce bruit au troisième mois et même à la dixième semaine, comme quelques auteurs l'ont prétendu, il établit que c'est, en général, au quatrième mois qu'il est perçu pour la première fois.

Selon M. Stoltz, les changements qui s'opèrent pendant la grossesse dans les rapports du placenta avec l'utérus expliquent les modifications que le bruit de soufflet peut présenter. C'est ainsi qu'il s'affaiblirait à mesure que la gestation approcherait de son terme et qu'il deviendrait sibilant; il a également remarqué qu'il pouvait changer de place, et ne plus être entendu dans un point où, primitivement, il avait été positivement constaté. Il pense que son siége le plus habituel est le fond de l'utérus, le plus souvent à droite, quelquefois à gauche, et très-rarement sur la ligne médiane et plus bas. Il l'a trouvé au-dessus du pubis ou dans l'une ou l'autre fosse iliaque, dans des cas d'insertion du placenta sur l'orifice, et toujours il lui a paru circonscrit à une étendue égale à la largeur du gâteau placentaire. Il admet que ce bruit devient plus fort et plus prolongé pendant le travail, et surtout après la rupture des membranes; mais il s'affaiblit et semble s'éloigner pendant la contraction pour reparaître après; il peut même disparaître complétement si les contractions sont fortes; on peut l'entendre encore quelque temps après la délivrance.

Étudiant ensuite la valeur pratique de l'auscultation obstétricale, le savant professeur de Strasbourg trouve dans les pulsations redoublées un signe infaillible de l'existence

d'une grossesse ; mais il n'accorde pas la même importance
au bruit de soufflet, qui peut se développer sous l'influence
de conditions étrangères à la gestation dans divers points
du système artériel, et surtout parce que, dans l'utérus
même, il peut être dû à la présence d'une tumeur fibreuse,
ainsi qu'il a eu occasion de l'observer sur une femme de
quarante ans. Cependant il lui reconnait une assez grande
valeur.

Il pense aussi qu'on pourra admettre l'existence de deux
enfants dans la cavité utérine, lorsqu'on entendra les pulsations redoublées avec une égale force, ou à peu près, dans
deux régions éloignées ou opposées, et lorsque le bruit de
souffle sera perçu sur une surface plus étendue que dans la
grossesse simple, ou qu'il existera distinctement sur deux
points différents. Il dit posséder un assez grand nombre
d'observations, qui démontrent la prépondérance de ces
deux nouveaux signes de la grossesse gémellaire sur tous
les autres.

Quant aux grossesses extra-utérines, il regarde les pulsations fœtales seules, comme ne pouvant pas tromper, pourvu
qu'on ait la certitude de la vacuité de l'utérus.

Relativement au diagnostic de la situation du fœtus dans
la cavité utérine, il fait remarquer que, dans les présentations
du crâne, on trouvait les battements redoublés au-dessous
de l'ombilic, soit à gauche, soit à droite ; qu'à gauche, ils
indiquaient que l'occiput était dirigé vers la moitié gauche
du bassin, et qu'à droite, ils annonçaient un rapport inverse.
Il croit qu'avec ces données, et en tenant compte de la plus
grande fréquence de certaines positions, on distinguera
quand l'occiput est en avant ou en arrière. On reconnaîtra
une présentation du siége, lorsque les doubles battements
existeront au niveau ou au-dessus de l'ombilic. Le côté où
on les perçoit indiquera celui où correspond le dos.

Dans les présentations du tronc, ils peuvent être entendus vers la ligne médiane du ventre, sous l'ombilic et près du pubis, surtout lorsque les eaux sont écoulées.

Il admet néanmoins des causes d'erreur, et il signale certaines obliquités du fœtus dans l'utérus. Il déclare cependant que, dans la pluralité des cas, l'auscultation peut faire reconnaître la position de l'enfant, sans qu'il soit nécessaire de recourir au toucher, et qu'elle confirme souvent ou infirme ce que ce dernier n'a que vaguement appris.

Quoiqu'on ait observé, dit-il, que le souffle s'entend ordinairement du côté opposé à celui où se trouve le dos de l'enfant, ce serait s'exposer à se tromper à chaque instant, que d'avoir en ce signe une trop grande confiance; il est bon, cependant, de ne pas le négliger.

Mais, d'un autre côté, il accorde une assez grande valeur à l'auscultation, comme moyen de reconnaître l'état de force ou de faiblesse, de santé ou de maladie, de vie ou de mort du fœtus. Après avoir rappelé combien sont insuffisants les signes ordinaires, il trouve que l'auscultation rend un grand service à la pathologie du fœtus, et qu'elle permet de remonter à la source de vie, par l'examen du bruit de souffle dont les modifications révèlent les dangers qui la menacent. Ainsi, des battements redoublés, forts, égaux, et avec la fréquence ordinaire, annoncent que la santé de l'enfant est parfaite. Lorsqu'au contraire, ils se ralentissent ou s'accélèrent outre mesure, et deviennent plus faibles ou intermittents, inégaux, irréguliers, lorsque le second temps du battement ne peut plus être entendu, on a des raisons de croire qu'il court des dangers. Pour lui encore, la cessation complète des pulsations pendant les contractions, la lenteur de leur retour, sont des signes de faiblesse et d'embarras de la circulation fœtale, et sont d'un mauvais pronostic, à moins que ce ne soit dans les derniers instants du travail qu'on les observe. La faiblesse du bruit de souffle, son interruption pendant la douleur, indiquent qu'il y a de la gêne dans les rapports de la mère à l'enfant, et un péril plus ou moins imminent pour ce dernier. Quand on supposera que l'enfant est en danger de perdre la vie par la prolongation du travail, l'auscultation nous fera connaître si le danger existe, s'il est nécessaire d'opérer, ou si l'on peut encore attendre ; mais il ne faut jamais négliger les autres circonstances, car elles ne perdent rien de leur valeur. Dans quelques cas, cependant, les signes stéthoscopiques sont décisifs, en nous faisant connaître qu'un enfant qui, d'après les autres données, était exposé à périr, jouissait, au contraire, de la plénitude de la vie.

La mort du fœtus est annoncée par la cessation des battements redoublés et du bruit de souffle. La persistance de ce dernier ne prouve pas la vie de l'enfant. Il est plus facile de constater sa mort pendant l'accouchement que pendant la grossesse. Il lui a paru que chez les femmes qui portaient des enfants morts, on percevait un bruissement sourd et irrégulier, comme un bruit de fermentation, qu'il croit pouvoir attribuer à la décomposition des eaux de l'amnios ; et comme cette décomposition n'est pas constante, le bruit manque souvent.

Relativement aux opérations, l'auscultation empêchera, à moins que ce ne soit un parti pris, de faire la perforation du crâne ou le démembrement d'un fœtus vivant. L'opération césarienne, la symphyséotomie, l'accouchement provoqué, n'auront plus lieu pour des enfants morts dans le sein de leur mère. On n'exposera même pas une femme à une opération qui peut compromettre sa santé, pour un fœtus chétif, destiné à mourir quelque temps après sa naissance : on pourra faire un choix plus judicieux entre le forceps et la version. La position du fœtus et du placenta pouvant être reconnue, le

mode opératoire pourra être avantageusement modifié dans
certains cas.

Voici les conseils qu'il donne en terminant, sur la manière
de pratiquer l'auscultation. Il préfère l'oreille, quoiqu'il accorde au stéthoscope un égal avantage, pourvu qu'on ait
l'habitude de s'en servir; cependant, il emploie cet instrument, lorsque l'auscultation immédiate ne donne pas de résultat, lorsqu'une anse intestinale est interposée entre le
ventre et l'utérus, dans les premiers mois de la grossesse. Il
préfère la position verticale de la femme, lorsque la grossesse est avancée; il la fait coucher dans les premiers mois.
On peut laisser le ventre couvert par la chemise. Il faut
prêter une grande attention, et le plus grand silence doit
régner.

Nous devons aussi à M. Naegele fils un travail (1) intéressant sur l'auscultation obstétricale. Il divise en deux catégories les divers bruits qu'on peut entendre sur le ventre d'une
femme enceinte ou en travail. Dans l'une, il étudie ceux qui
se rattachent à l'organisme maternel, et dont un, selon lui
(le souffle utérin), est essentiellement lié à la gestation;
dans la seconde, ceux qui ont leur source dans le fœtus et
ses dépendances.

Après avoir cherché à établir que le bruit de soufflet avait
son siége dans les parois utérines, il adopte la dénomination de
souffle utérin proposée déjà depuis longtemps par M. P. Dubois. Il a constaté l'isochronisme de ce souffle avec le pouls
radial de la mère, lequel se fait entendre un peu plus tard
que le premier bruit du cœur, et le maintien de cet isochronisme pendant tous les changements que peuvent subir
les battements du cœur maternel. Il a rencontré le bruit uté-

____

(1) *Die geburtshülfliche Auscultation*, par M. Herm. Franq. Naegele; Mayence, 1838, 140 pages.

rin le plus souvent dans l'une des deux régions inguinales
ou dans les deux à la fois, s'étendant de là ordinairement ,
mais fréquemment d'un côté seulement, en haut vers l'hypochondre, ou plus avant vers l'ombilic , dans une étendue
variable. Il l'a vu se propager sur toute la superficie utérine, et il n'est pas de région accessible au stéthoscope sur
laquelle il ne l'ait entendu. Il a fixé au commencement du
quatrième mois l'époque où l'on commence à le percevoir
distinctement. Sur trente-cinq femmes, il fut noté vingt fois
dans la quinzième semaine, trois fois dans la quatorzième.
D'abord borné aux régions inférieures occupées par l'utérus,
il s'étend dans la suite en montant avec l'organe gestateur.
Il nie que son intensité augmente avec le développement de la
grossesse; il a même quelquefois observé le contraire; mais
il a souvent vu cette intensité devenir plus grande pendant
la parturition, et le bruit disparaître au plus fort de la contraction, au fond et au corps de l'utérus, tandis qu'il persistait dans les régions inguinales. Après la délivrance , il l'a
toujours vu cesser avec les contractions.

Pour prouver que le souffle utérin a bien son siége dans
les parois utérines, l'auteur allègue son isochronisme avec la
circulation maternelle, son existence dans les régions ci-
dessus mentionnées, l'époque de son apparition et de sa cessation, sa ressemblance avec le souffle qu'on perçoit
dans certaine dilatation anévrysmatique des artères, et il
trouve une explication suffisante de ce phénomène dans
l'extension que subissent les artères pendant la grossesse ,
dans leur distribution en zigzag, et peut-être aussi dans l'a-
mincissement de leurs parois; il n'admet pas qu'il ait uniquement son siége dans le point qui correspond au placenta ;
mais il pense qu'il y existe le plus distinctement à cause du
développement plus grand des vaisseaux. Il trouve que les
modifications des artères utérines, dans les ligaments larges

et à leur insertion à la matrice, rendent compte de la perception si constante d'un souffle dans les régions inguinales, et il fait observer que sa théorie diffère de celle du professeur P. Dubois, qui admet que le souffle utérin est le résultat du passage du sang artériel dans les veines.

M. H.-F. Naegele fait observer combien il est important d'être éclairé sur l'existence des divers bruits qui peuvent se faire entendre encore, sur le ventre d'une femme enceinte, sans avoir leur source dans les changements qu'entraine la grossesse. Il indique les battements du cœur de la mère qui se propagent quelquefois très-loin, probablement à cause des gaz que renferme le canal intestinal; puis les battements de l'aorte ou de l'une ou l'autre des artères iliaques, qui sont isochrones avec le premier bruit du cœur; enfin, les bruits de la respiration dans les affections catarrhales et le gargouillement intestinal.

Relativement aux pulsations fœtales, il peut arriver, dit-il, qu'on ne perçoive qu'un des bruits, le premier, celui qui provient de la contraction du cœur, ou le second, celui qui résulte de sa dilatation. En se fondant sur 600 observations, il indique le nombre 135 comme celui qui représente la moyenne de ces doubles battements dans l'espace d'une minute. Il pense que le nombre généralement admis par les auteurs, et qui n'est pas d'accord avec ses propres observations, est trop élevé. Il a pu constater un grand nombre de fois combien l'influence de l'état physique et moral de la mère sur les pulsations fœtales, était faible. Dans un cas de toux convulsive, chez une femme enceinte, dont les accès étaient suivis de défaillances prolongées, les pulsations fœtales ne subissaient pas de changement notable pendant les accidents mêmes; elles restèrent à 136 par minute, tandis que le pouls de la mère était tombé de 84 à 52. Le bruit utérin seul était affaibli, mais toujours perceptible aux deux régions inguinales et dans le côté gauche du ventre. Des saignées, des hémorrhagies et des affections morales intenses, n'ont pas exercé plus d'influence sur les doubles battements. Une femme enceinte et parvenue au huitième mois fut assaillie par un gros chien; la frayeur qu'elle éprouva fit rompre instantanément les membranes: on constata que le cœur de l'enfant battait 150 fois par minute; quelques jours avant, on avait compté 156 pulsations.

L'époque la moins avancée à laquelle il les ait perçus distinctement est la dix-huitième semaine, et les femmes étaient primipares. Sur cinquante, les battements furent entendus trente fois avant la première moitié de la gestation. Ce ne fut que dans des cas très-rares, qu'il fallut attendre le sixième mois pour les distinguer. Il pense que leur disparition ou leur diminution pendant les contractions utérines, dépendent de ce que le bruit produit par l'action des muscles abdominaux et de l'utérus, obscurcit ou couvre les battements du fœtus.

Il décrit un autre bruit qui résulte des mouvements que le fœtus exécute dans la cavité utérine; il le compare à de légers chocs se succédant rapidement pendant un certain temps. La sensation du mouvement perçu par la mère pendant que l'oreille de l'observateur entend le bruit, fournit la preuve de son origine; son intensité diminue avec les progrès de la grossesse, à mesure que la quantité de l'eau de l'amnios devient moindre. Il prétend que ce bruit peut être constaté quelques semaines avant que la mère sente les mouvements de son enfant.

Il est encore un bruit que l'auteur rapporte aux pulsations du cordon ombilical: il est isochrone aux battements du cœur fœtal, mais il est simple et a été observé par lui dans les cas d'entortillement, de procidence, ou seulement de présence de cette tige vasculaire entre le dos du fœtus et les parois utérines. C'est dans la direction d'une ligne transversale de quelques pouces de longueur qu'il existe ordinairement; au-dessus et au-dessous, on entend en général les pulsations doubles et le souffle utérin. Dans les présentations de la tête, lorsqu'il y a entortillement du cordon, il a noté qu'on le percevait dans la région inférieure du ventre et moins souvent dans la région moyenne. C'est vers la partie supérieure de l'utérus qu'on le trouve au contraire dans les présentations des fesses. Il a été reconnu plus fort, dans les cas où les artères ombilicales étaient plus sinueuses et plus développées, et surtout lorsqu'elles présentaient de petites dilatations. Il n'existait pas si les artères n'entouraient pas circulairement la veine. De ce qu'on n'entend ni souffle ni choc lorsque le stéthoscope est placé à nu sur le cordon d'un enfant qui vient de naitre, l'auteur en conclut que le phénomène est dû exclusivement à la compression des artères, compression qu'il trouve surtout possible lorsqu'il y a entortillement du cordon.

Dans la seconde partie de son travail, M. H.-F. Naegele s'occupe des conséquences à déduire, pour la pratique, des résultats de l'auscultation. Il traite d'abord de son application au diagnostic de la grossesse, et après avoir rappelé les propositions les plus généralement admises à cet égard, il accorde une très-grande importance au bruit produit par les mouvements du fœtus.

Le souffle utérin lui semble d'autant plus précieux qu'il l'a observé fréquemment à une époque peu avancée, et qu'il n'a jamais entendu quelque chose qui lui fût comparable, dans les maladies de l'utérus et des autres organes placés dans le bassin.

Il croit que le diagnostic des grossesses multiples sera quelquefois facilité par l'existence de battements doubles dans deux régions du ventre opposées, de telle sorte que l'une est au-dessus, et l'autre au-dessous de la ligne médiane. Cette condition lui paraît de rigueur, tandis que ses observations lui ont prouvé, qu'il n'était pas rare qu'il y eût isochronisme parfait entre les deux circulations. Il rappelle qu'une cause d'erreur contre laquelle il faut se prémunir réside dans la possibilité d'entendre les pulsations maternelles devenues accidentellement très-fréquentes.

La détermination, à l'aide de l'auscultation, des rapports du corps fœtal avec l'entrée du bassin, se borne, d'après lui, à la constatation de la présentation de l'une des extrémités du fœtus ou des points intermédiaires, sans qu'on puisse préciser cependant, si c'est le pelvis ou la tête qui correspond au détroit supérieur; mais l'une de ces extrémités étant connue par le toucher, il devient encore possible de diagnostiquer avec l'oreille qu'elle est la position qu'elle affecte, à une époque où le doigt ne permet pas de le constater encore; ainsi, les battements sont à gauche dans la première position, à droite dans la seconde, et dans ce dernier cas, ils sont, au début, ordinairement perçus plus distinctement en arrière, et avec les progrès du travail, plus en avant. Il fait observer cependant que, dans la quatrième position, les pulsations fœtales pourront de prime abord être entendues à droite et en avant, le côté gauche de la poitrine devant alors les transmettre.

Malgré la grande étendue dans laquelle elles peuvent exister, il est ordinairement un point où la plus grande intensité peut servir de guide. Sans accorder une valeur trop absolue à cette application de l'auscultation, et tout en citant des observations qui témoignent de la possibilité de commettre des erreurs, il ne lui accorde pas moins une importance assez grande, dans les limites que je viens de rappeler. Les présentations de la face ne pourront jamais être reconnues. Une fois constatées par d'autres moyens, on peut seulement distinguer la première de la seconde, et cela en se fondant sur les mêmes données que celles déjà indiquées pour le sommet. Le bruit ombilical, quand il y a entortillement du cordon autour du cou, peut, par sa position élevée, servir à déterminer que la tête est en haut et le pelvis à l'orifice de l'utérus. Dans plusieurs cas de présentations vicieuses, il a entendu le bruit cardiaque dans la direction d'une ligne oblique, qui s'étendait de bas en haut et d'un côté à l'autre. Il pense que, dans le plus grand nombre des cas, le summum d'intensité du souffle utérin correspond à l'insertion du placenta. Il a pu vérifier dix fois par l'autopsie, dans des cas d'adhérence, l'exactitude de son diagnostic fondé sur ce fait.

Sur 600 femmes, le souffle utérin a été trouvé 238 fois à gauche, 141 fois à droite, il a manqué 20 fois; dans 160 cas, il était très-faible, ou borné aux régions inguinales, ou s'étendait sur tout l'abdomen; dans 7, il occupait le fond de l'utérus; dans 13, il siégeait sur la paroi antérieure; c'est près du pubis qu'il existe quand le placenta est inséré du côté de l'orifice, et c'est ce qui lui a permis 11 fois de diagnostiquer cette situation anormale, avant qu'une hémorrhagie se fût produite. Lorsqu'il adhère à la paroi postérieure de l'utérus, le souffle se fait entendre aux régions postérieures, latérales et inférieures.

L'auteur a quelquefois noté une modification remarquable du souffle, dans des cas d'insertion du placenta près de l'orifice, accompagnée d'hémorrhagie. Il était très-fort dans les régions inguinales et s'étendait de là sur toute la surface utérine; on entendait aussi, au même endroit, les bruits les plus divers, depuis le bruissement le plus grave jusqu'au plus fin sifflement.

Dans 10 cas de concrétions calcaires, très-nombreuses dans le tissu placentaire, il a constaté le sifflement déjà signalé par Hohl; mais il était alors simplement borné à l'endroit auquel correspondait le placenta. Il accorde la plus grande confiance à l'auscultation quand il s'agit de déterminer si le fœtus est mort ou vivant, et pour lui la diparition subite des doubles pulsations coïncide toujours avec sa mort. Pendant l'accouchement, il tire des variations qu'elles peuvent offrir des inductions qui lui servent à constater l'état de santé ou de souffrance de l'enfant. Toutes les fois que le trouble annoncé par le stéthoscope persiste longtemps, le pronostic pour la vie devient fâcheux; mais il l'est beaucoup moins lorsque ce trouble est passager. C'est dans les cas d'accouchement difficile par étroitesse du bassin, de positions anormales, de contractions tétaniques de l'utérus, de compressions du cordon, que cette influence sur la circulation fœtale se manifeste.

M. H.-F. Naegele consacre un dernier article à démontrer l'utilité de l'examen stéthoscopique dans les cas où une opération est indispensable. La nécessité de son intervention lui parait incontestable lorsqu'il s'agit de confirmer ou de compléter une exploration externe ou interne, dans un cas de présentation vicieuse, ou de déterminer la véritable position de la tête, si le toucher est insuffisant à cause d'une grande tuméfaction, et surtout lorsqu'il est nécessaire de savoir à quoi s'en tenir sur la vie ou la mort de l'enfant avant de prendre une détermination. Une question également importante y a été examinée avec soin; c'est celle de savoir si dans certains cas, où, pour avoir un enfant vivant, il faut agir à temps, l'auscultation peut nous donner quelque certitude sur l'opportunité de l'intervention ou de l'expectation. Il se prononce pour l'affirmative et relate des faits qui sont de nature à donner de la valeur à son opinion. Il s'élève à cette occasion contre la proposition contraire émise par M. P. Dubois dans un mémoire que j'ai fait connaître, et convient

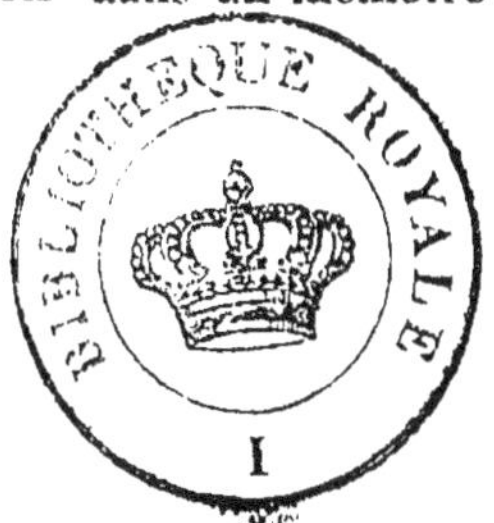

avec lui, néanmoins, qu'il ne faut pas négliger de consulter les autres circonstances du travail, quand il s'agit d'apprécier les indications d'une opération.

J'ai extrait ce qu'on vient de lire sur le travail de M. H.-F. Naegele, d'une analyse étendue qui en a été donnée dans les *Archives générales de médecine*, 3ᵉ série, tome v, année 1839, par M. le docteur Schuré.

On trouve dans la thèse de M. Carrière, d'Azerailles, l'indication d'un nouveau mémoire (1) sur l'auscultation obstétricale, dû à M. le docteur Hoefft, et inséré dans un recueil périodique allemand. J'emprunte à M. Carrière l'analyse suivante :

L'auteur commence par énumérer les qualités qui sont nécessaires au médecin qui veut se livrer à la pratique de l'auscultation obstétricale; et, à ce sujet, il dit que le plus ou moins d'habitude est la principale cause de la différence d'opinions des observateurs qui se sont occupés de cette branche du diagnostic. Il détaille les raisons qui lui font préférer le stéthoscope à l'oreille nue; puis il donne la description d'un instrument qu'il a modifié pour son usage. Il rapporte ensuite des expériences d'acoustique qu'il a entreprises dans le but d'éclairer la question relative à la perception des bruits. Il a pensé représenter aussi bien que possible le fœtus dans les conditions où il se trouve dans l'intérieur de l'utérus, en plaçant une montre préalablement entourée de coton dans un verre fermé hermétiquement, et en introduisant celui-ci dans un grand vase rempli d'eau et enveloppé d'une certaine épaisseur de linges; puis il a appliqué le stéthoscope sur ce dernier, en mettant le verre qui contenait la montre en contact avec les parois du grand vase, ou en l'éloignant de

---

(1) *Beobachtungen über Auscultation der Schwangern Neue Zeitschrift für Geburtskunde;* 1838.

manière qu'il y eût une certaine couche de liquide interposée entre ces deux vases. Dans le premier cas, il a perçu très-distinctement le bruit de la montre, soit que le verre qui la contenait touchât à la partie contre laquelle il appliquait son stéthoscope, soit qu'il touchât à la paroi opposée, tandis qu'il ne l'a entendu que faiblement dans le second cas. D'où il conclut que la différence dans la densité des milieux a une grande influence sur la transmission du son : résultat connu depuis longtemps. Il a remarqué, en outre, que quelquefois il cessait d'entendre le bruit, ce qu'il attribue à la fatigue ou à des congestions vers la tête.

Le docteur Hoefft décrit ensuite les pulsations fœtales ; il les a perçues au cinquième mois ; leur fréquence varie entre 120 et 150 par minute. Elles sont indépendantes des variations du pouls de la mère ; elles s'affaiblissent pendant les douleurs de l'enfantement. Il compare le bruit de soufflet à un harmonica, et dit que la pression du stéthoscope peut le faire disparaître complétement, qu'on l'entend ordinairement vers les aines, et qu'il est encore perceptible après l'accouchement et l'expulsion du placenta. Il parle de quelques bruits étrangers à l'état de gestation ; puis il dit que les pulsations fœtales constituent le seul signe certain de grossesse, et que l'enfant est ordinairement mort, quand elles n'accompagnent pas le bruit de soufflet. Il indique les modifications que le travail imprime à ces pulsations, et dit que le fœtus est menacé d'asphyxie, quand elles ne reprennent pas leur fréquence après la contraction.

Le bruit de râpe qui les accompagne quelquefois disparaît ordinairement après la rupture de la poche des eaux.

Le mécanisme du bruit de soufflet est comparé à celui du souffle des grosses artères affectées d'anévrysme, et, selon l'auteur, ce phénomène a sa cause dans la dilatation des vaisseaux utérins.

Il a cru, pour un instant, avoir trouvé les pulsations du cordon, parce qu'il ne percevait qu'un seul temps de bruit cardiaque; mais, après le départ des eaux, il a entendu distinctement les deux temps. Cependant, une autre fois, il dit avoir rencontré ces pulsations dans un cas de prolapsus du cordon. Il pense que le siége des pulsations fœtales n'est qu'un signe bien incertain pour déterminer la position du fœtus, et, à l'appui de cette opinion, il donne un relevé qui, s'il est composé de faits bien observés, est fort extraordinaire dans ses résultats. L'auscultation ne lui a été d'aucun secours pour reconnaître une grossesse double.

Enfin, après avoir établi que ce mode d'exploration est loin d'avoir rempli toutes les espérances que l'on avait fondées sur lui, il termine en indiquant les principaux avantages que, selon lui, il peut fournir au praticien.

Quelque temps après la publication des travaux de M. Naegele fils et du professeur Stoltz, parut une excellente thèse de M. Carrière, d'Azerailles, soutenue devant la Faculté de médecine de Strasbourg (1). Ce travail est divisé en trois parties. La première comprend un résumé très-succinct des principales recherches qui ont été publiées sur l'auscultation obstétricale. Je n'ai pas à m'en occuper ici, faisant moi-même un historique beaucoup plus complet et beaucoup plus étendu. Mais arrêtons-nous un instant sur les deux dernières. Nous y trouverons une bonne description des divers phénomènes stéthoscopiques perçus chez la femme enceinte, suivie des idées de l'auteur sur leur mode de production et sur les avantages qu'ils peuvent fournir à la pratique des accouchements.

Il commence par quelques préceptes sur la manière de pratiquer l'auscultation obstétricale. Les précautions les plus

---

(1) Thèses de la Faculté de médecine de Strasbourg, décembre 1838.

minutieuses lui paraissent indispensables. Comme Laennec, il pense que l'étude des bruits de la grossesse exige plus d'attention que ceux qui appartiennent aux maladies de la poitrine, et il recommande à ceux qui veulent se livrer à ce genre d'exploration un long apprentissage. Il pense aussi qu'il faut avoir une certaine délicatesse dans le sens de l'ouïe.

Il veut que le local dans lequel l'exploration doit être faite soit peu accessible au bruit de dehors, que la femme soit couchée sur un lit, et qu'on relève ses vêtements jusqu'à la ceinture, à l'exception de la chemise, qui doit rester sur le ventre. S'il la place quelquefois dans une autre position, debout, par exemple, c'est uniquement dans le but de mettre en évidence quelque phénomène qui lui aurait échappé. Il donne la préférence au stéthoscope. Il déclare même qu'il est impossible d'ausculter sans lui avant le quatrième ou le cinquième mois. On ne doit examiner à la fois qu'un seul phénomène, et passer à la recherche d'un autre que lorsqu'on a trouvé le premier, et parfaitement reconnu toutes les particularités qu'il peut présenter.

Il signale quelques règles spéciales à observer pendant le travail et dans les grossesses peu avancées. C'est ainsi que, dans le premier cas, il faudra ausculter pendant les contractions, et lorsqu'elles ont cessé, pour noter les différences; et que, dans le second, il faudra surtout diriger ses recherches au niveau du détroit abdominal, et veiller à ce que la vessie ne soit pas distendue par l'urine; enfin, on n'oubliera pas que les battements du cœur de la mère, que le bruit de sa respiration, peuvent se propager vers la cavité abdominale, et devenir une cause d'erreur pour un observateur qui n'apporterait dans ses recherches toute l'attention désirable.

Il adopte, avec M. Stoltz, pour l'un des bruits de la grossesse, la dénomination de bruit de soufflet. Il consiste pour lui, ordinairement, en un bruissement saccadé, plus ou moins prolongé et interrompu par des intervalles réguliers, parfaitement isochrone au pouls de la mère, dont il suit toutes les variations, devenant plus bref et plus sec quand la circulation maternelle s'accélère, plus sourd et plus prolongé quand elle se ralentit, et ne s'accompagnant d'aucun choc ni d'une impulsion quelconque.

Les variétés qu'il a constatées portent sur sa force et sur son étendue. Quant à la force, ce bruit peut offrir tous les degrés imaginables. Il l'a trouvé sonore, sibilant, roucoulant, coassant et avec beaucoup d'autres caractères impossibles à décrire. L'étendue peut varier depuis un point très-circonscrit jusqu'à un vaste cercle, s'étendant à plus de la moitié de la surface utérine. Il l'a vu paraître et disparaître dans le cours d'une seule exploration.

Il n'est pas de l'avis de ceux qui pensent qu'il s'entend toujours du côté opposé à celui où existent les pulsations fœtales. Sur 60 cas, il l'a trouvé 34 fois du même côté et 24 fois du côté opposé.

Il rapporte trois observations pour prouver que ce phénomène peut être perçu au quatrième et même au troisième mois, et sans pouvoir préciser l'époque où il commence à se produire, il suppose que sa naissance coïncide avec la formation du placenta.

Selon lui, les effets de la contraction utérine sont variables. Tantôt le bruit de soufflet disparaîtrait complétement, tantôt il serait simplement affaibli. Il croit aussi, avec M. Stoltz, qu'il devient plus intense après l'écoulement du liquide amniotique. Il l'a encore entendu après l'expulsion du fœtus, et même plus de vingt-quatre heures après celle du délivre.

Sur 59 femmes enceintes, il a trouvé ce bruit 56 fois. Dans un cas seulement il paraissait ne pas exister, puisqu'on le chercha inutilement avant et pendant le travail; mais dans les deux autres, le travail était trop avancé pour qu'on pût explorer convenablement.

Il lui parait évident que le bruit de soufflet a sa cause dans le passage du sang artériel dans les sinus utérins, que dans la grande majorité des cas il répond au lieu d'insertion du placenta, et que sa position indique approximativement la forme de cet organe. C'est ainsi qu'il dit avoir trouvé très-souvent l'implantation du cordon périphérique, alors qu'il avait constaté le bruit de souffle au-dessus des aines ou du pubis, et que lorsque ce phénomène se passait plus haut, l'implantation se rapprochait de plus en plus du centre.

Voici maintenant l'appréciation de l'auteur sur la valeur physiologique et obstétricale du bruit de soufflet. Il le regarde comme un signe certain de grossesse. Il n'émet pas d'opinion relativement au diagnostic des grossesses multiples, le hasard ne lui ayant pas offert l'occasion d'en observer. Quoiqu'il n'ait rencontré qu'un seul accouchement d'enfant mort dans le sein de sa mère et que les résultats de l'auscultation aient été tout à fait négatifs, il ne suppose pas que le bruit du souffle disparaisse avec la vie de l'enfant. Sa force ou sa faiblesse ne lui semblent pas non plus être en rapport avec la vigueur ou la débilité du fœtus ; mais il ne doute pas que la constatation de son siége ne soit un moyen sûr de déterminer le point de l'utérus où adhère le pla-centa.

M. Carrière désigne les doubles battements sous le nom de pulsations fœtales. La comparaison établie avec le tic tac d'une montre lui parait assez juste ; cependant les bruits du cœur sont plus doux et moins métalliques. Le deuxième lui a paru en général plus clair que le premier qui est plus sourd et plus prolongé, au point que dans certains cas, sans une grande attention, on pourrait croire qu'il existe seul. Chez toutes les femmes examinées au neuvième mois, il n'a jamais trouvé moins de 126 et plus de 165 pulsations par minute ; il faut en excepter toutefois quelques cas d'accélération momentanée paraissant se rattacher à un mouvement violent du fœtus.

La force des pulsations fœtales lui a semblé varier selon l'attitude et la position du fœtus, et aussi selon la quantité plus ou moins considérable du liquide amniotique. Il a remarqué, assez souvent, qu'elles s'accompagnaient d'un bruit de frottement presque toujours plus prononcé au premier temps qu'au deuxième, et il se demande si ce phénomène ne pourrait pas être expliqué par l'obstacle apporté à la circulation cardiaque dans les cas de compression du cordon. Après la rupture des membranes, chez les femmes à terme, il pense qu'on doit toujours entendre les battements du cœur, pourvu que l'enfant soit vivant. Sur 62 qui se trouvaient entre le sixième mois et la fin de la gestation, il les a perçus 60 fois. Des deux femmes sur lesquelles il ne put les trouver, l'une portait un enfant mort, l'autre n'était pas encore parvenue au septième mois et ne fut d'ailleurs explorée qu'une seule fois.

Il n'émet pas d'opinion personnelle sur l'époque de la grossesse à laquelle les pulsations fœtales sont perçues pour la première fois, les femmes qui étaient soumises à son observation n'étant pas dans des conditions favorables. Il croit que l'intensité des bruits du cœur augmente à mesure que la grossesse approche de son terme ; mais il ne pense pas, comme M. Bouillaud, que leur fréquence soit d'autant plus considérable que la gestation est moins avancée. D'un autre côté, ses recherches lui ont prouvé que les circulations fœtale et maternelle étaient tout à fait indépendantes l'une de l'autre, et que les accès fébriles aussi bien que les vives émotions de la mère restaient sans influence sur le cœur de l'enfant.

Les données pratiques que fournit ce phénomène sont reconnues comme beaucoup plus importantes que celles qui résultent de l'étude du bruit de soufflet. Avec la plupart des observateurs, il regarde les pulsations fœtales comme le signe le plus certain de la grossesse. Leur absence ne peut pas faire prononcer que cet état n'existe pas, et cependant il ne les a jamais inutilement cherchées du sixième au neuvième mois, pourvu que l'enfant fût vivant et que l'exploration pût être renouvelée plusieurs fois. Quoique le hasard ne lui ait pas permis d'explorer une seule grossesse gémellaire, il comprend que l'auscultation puisse en éclairer le diagnostic. Ainsi, la présence de deux pulsations fœtales en deux points éloignés l'un de l'autre, pulsations qui devront le plus souvent manquer d'isochronisme, lui semble en démontrer l'existence. Il admet également que ce genre d'exploration puisse servir à faire constater une grossesse extra-utérine.

Lorsque dans les circonstances ordinaires, après plusieurs explorations faites avec soin, on ne parvient pas à découvrir les pulsations fœtales, il regarde la mort de l'enfant comme certaine. Selon lui, des pulsations fortes, distinctes, régulières et ayant leurs deux temps bien marqués, indiquent un enfant vivant et bien développé. Au contraire, des pulsations faibles, très-fréquentes ou avec une grande faiblesse du deuxième temps, s'accordent ordinairement avec l'existence d'un fœtus chétif et doué de peu de vigueur. Il ne met pas en doute qu'on ne parvienne un jour à reconnaître la plupart des maladies de l'enfant encore contenu dans le sein maternel, à l'aide de l'auscultation, son état de souffrance devant nécessairement se traduire par des troubles survenus dans sa circulation. Mais il est un autre genre de souffrance qui dépend d'un obstacle mécanique apporté à la circulation par la compression du cordon, du placenta ou de l'enfant lui-même pendant le cours d'un travail long et difficile, et

que le stéthoscope peut faire apprécier dans tous ses détails
en faisant assister pour ainsi dire à l'agonie du fœtus ; on aurait tort de croire cependant que les modifications de la circulation (telles que faiblesse, ralentissement ou accélération excessive, irrégularités, cessation complète pendant la
douleur, etc.) donnent la certitude absolue que la mort sur-
viendra aussitôt après la naissance, ce qui n'empêche pas que
dans l'immense majorité des cas les probabilités fournies par
l'auscultation ne puissent être d'un grand poids dans la détermination du praticien.

Après être entré dans quelques détails relativement au
parti qu'on peut tirer de l'auscultation pour le diagnostic de
la présentation et de la position du fœtus, il déclare qu'on
ne peut arriver à aucune conclusion absolue, et il formule
son opinion à cet égard en disant que les pulsations fœtales
indiquent, avec une sorte de certitude, que le dos de l'enfant
est en rapport avec le côté droit ou avec le côté gauche de la
mère ; mais que l'on risquerait de se tromper si, d'après ce
seul signe, on voulait affirmer que l'occiput, par exemple,
correspond précisément à tel ou tel point du détroit supérieur.

L'auteur, en parlant du bruit qui serait produit dans certaines conditions par les battements du cordon ombilical, dit
avoir observé dix à douze cas dans lesquels cette tige formait
une ou plusieurs anses autour du cou de l'enfant, sans que
l'auscultation lui ait offert rien d'analogue à ce qu'a décrit
M. F. Naegele, excepté dans deux cas, où il a noté un souffle
qu'il rattache aux pulsations fœtales ; d'autant mieux, qu'ayant
plusieurs fois ausculté des anses de cordon qui faisaient saillie
dans le vagin, il n'a perçu qu'un simple choc, mais pas
de pulsation soufflée. Aussi, sans rejeter entièrement la
théorie de M. F. Naegele, il paraît bien loin d'être convaincu.

Il signale aussi le bruit qui est produit par les mouvements spontanés du fœtus, et par le choc de quelqu'une de ses parties contre les parois utérines; il lui trouve de l'analogie avec celui qui résulterait de percussions produites par un corps mousse sur une pièce d'étoffe fortement tendue; quelquefois cependant c'est une espèce de frôlement, et il fait observer qu'une foule de variations peuvent dépendre du volume du fœtus, de sa force, de sa mobilité, etc.

Enfin, il n'a jamais rencontré le bruissement signalé par M. Stoltz pour les cas où la matrice renferme un enfant mort.

On trouve dans le traité de M. J. Hope (1) sur les maladies du cœur et des gros vaisseaux, un excellent chapitre sur l'auscultation appliquée à l'étude de la grossesse. Je dois à l'obligeance de mon ancien collègue et ami M. le docteur Aran, qui a bien voulu mettre à ma disposition une traduction manuscrite qu'il a faite de cet important ouvrage, de pouvoir donner une analyse fidèle de ce qui se rapporte à mon sujet.

L'auteur commence par quelques conseils destinés à rendre plus faciles et plus sûrs les résultats de l'examen stéthoscopique: ainsi, il veut que la femme soit couchée sur un lit, les épaules élevées, les cuisses fléchies et soutenues, le ventre recouvert par un linge souple et fin. Il trouve à la toile roide l'inconvénient de craquer sous le stéthoscope. Il regarde comme très-nécessaire d'opérer une dépression suffisante pour se rapprocher le plus possible de l'enfant; et, sous ce rapport, le stéthoscope lui parait offrir de grands avantages que l'oreille ne saurait procurer. Un profond silence est indispensable, et il va même jusqu'à recommander de suspendre la respiration et de tenir la bouche ouverte

---

(1) *A Treatise on the diseases of the heart*, 3e édit.; 1839.

pour augmenter la délicatesse de l'ouïe. Il conseille aussi qu'on ne s'incline pas trop, de peur de nuire au résultat en congestionnant la tête, et c'est pour cela que le stéthoscope doit avoir une certaine longueur.

Il faut, dit-il, dans la recherche des battements du cœur fœtal, se tenir en garde contre certains bruits qui pourraient les simuler ou les masquer. Il cite les pulsations du cœur maternel qu'il a vues se propager vers l'abdomen, les borborygmes intestinaux, le bruit musculaire des parois abdominales, et enfin, certains murmures artériels qu'on rencontre surtout chez les sujets anémiques.

En s'en rapportant à ses propres observations, il fixe l'époque de quatre mois et demi comme celle où, généralement, les contractions du cœur de l'enfant commencent à se faire entendre; il admet cependant que, dans quelques cas, on puisse les percevoir un peu plus tôt. Il leur trouve une ressemblance complète avec les battements du cœur d'un jeune lapin ou d'un jeune chat, ou avec le tic tac d'une montre placée sous un oreiller.

Selon lui, ces doubles battements s'élèveraient à 160, et quelquefois même davantage pendant le cinquième mois. Ce nombre descendait à 150 pendant le sixième, et à 140 pendant le septième. A terme, il les a trouvés quelquefois, mais rarement, ne dépassant pas 120. Il a souvent observé des accélérations accidentelles soudaines, sans trouble de la circulation chez la mère, et, dans quelques cas, il les a vus devenir tout à coup très-lents et languissants. Des syncopes survenues chez la mère ont ordinairement expliqué ce trouble; mais, dans quelques circonstances, il n'y avait pas de cause appréciable.

Il suppose que la position du fœtus varie sans cesse, surtout pendant le septième et le huitième mois, et que le point où l'on entend le mieux les battements de son cœur est subordonné à cette position. La portion de l'utérus qui correspond au dos ou aux épaules est celle où le bruit est le plus fort.

Sur plus de cent femmes qu'il a examinées, il n'a vu manquer les doubles battements que dans les cas où le fœtus avait cessé de vivre. Il comprend cependant qu'ils ne puissent pas être perçus, quand la grossesse est compliquée, d'ascite par exemple. Il ajoute qu'il sera possible de reconnaitre une grossesse double, lorsqu'en deux points éloignés, on entendra deux doubles pulsations, différentes entre elles par le rhythme et n'ayant rien de commun avec le cœur maternel.

Comme tous les observateurs, M. J. Hope a constaté un parfait isochronisme entre le bruit de souffle et le pouls de la mère. Il trouve que, dans quelques cas, il ressemble exactement au souffle que l'on produit en comprimant une grosse artère, et que le plus souvent il offre un prolongement qui se continue jusqu'à la pulsation artérielle suivante, prenant ainsi le caractère d'un murmure continu avec ou sans renforcement. C'est dans l'une des fosses iliaques qu'il l'a rencontré le plus communément; mais il ne doute pas qu'on ne puisse l'entendre sur tous les points du globe utérin. L'étendue des parois abdominales dans laquelle on le perçoit est variable; cependant, en général, elle est moins considérable que celle où existent les battements du cœur.

Il ne pense pas qu'on soit dans le vrai quand ou place le siége de ce bruit dans l'utérus, dans le placenta, ou dans ces deux organes à la fois, comme l'ont fait MM. de Kergaradec, Kennedy et P. Dubois. Il repousse également l'explication de M. Bouillaud, qui le fait exclusivement résider dans les grosses artères du bassin. Voici, à cet égard, les propositions qu'il croit pouvoir établir.

1° Ce bruit est artériel, lorsqu'il a le caractère d'un bruit de souffle.

2° Il est veineux, lorsqu'il est continu, sans renforcements isochrones avec le pouls.

3° Il est artériel et veineux tout à la fois, lorsqu'il est continu avec des renforcements.

4° Il a quelquefois son siége dans les vaisseaux des parois abdominales, comme dans les veines épigastrique, circonflexe iliaque, mammaire interne, etc. Dans d'autres circonstances, il siége dans les grosses artères et les grosses veines de la cavité abdominale, comme les iliaques primitives et externes, les rénales, les trois branches du tronc cœliaque, la veine porte, etc., peut-être aussi dans les vaisseaux de diverses tumeurs.

5° Ce bruit se développe, en général, sous la pression du stéthoscope, du globe utérin ou de toute autre tumeur; il n'existe jamais sans pression, excepté peut-être dans les cas d'anémie.

6° La tension des artères et, en particulier, des veines de l'abdomen, favorise l'action de la pression dans le développement de ce bruit. Pour bien comprendre les propositions qui précèdent, il faut connaître les idées de l'auteur sur les murmures veineux, idées qui sont consignées dans une autre partie de son livre, et que je ne puis reproduire ici. Je me borne à transcrire les trois conclusions pratiques par lesquelles l'auteur termine ce qui se rapporte au bruit de souffle.

1° Un murmure veineux ou continu, d'un ton assez élevé, avec des renforcements artériels, se percevant au niveau de l'épine iliaque antérieure et supérieure de l'os des iles, ou un peu au-dessus, n'indique pas nécessairement l'existence d'une grossesse : ce murmure peut se produire avec d'autres tumeurs, ou même sans tumeur. On le rencontre presque ex-

clusivement chez les sujets qui ont le sang appauvri et dont
le pouls est accéléré.

2° Un murmure obscur, éloigné, d'un ton peu élevé, isochrone avec le pouls et non continu, bien que quelquefois
un peu prolongé, se percevant sur une tumeur de la région
hypogastrique, fait présumer que la tumeur comprime les
vaisseaux iliaques.

3° Lorsque l'un ou l'autre de ces murmures, ou tous les
deux, coïncident avec d'autres symptômes de grossesse, on
peut présumer l'existence de cet état, mais non l'affirmer
d'une manière positive.

M. Naegele père, qui déjà, en 1830, blâmait l'oubli dans
lequel on laissait l'auscultation obstétricale, en signale de
nouveau les avantages dans son *Manuel d'accouchements* (1).
Il dit que les pulsations du cœur de l'enfant sont au nombre
de 120 à 150 par minute, qu'elles ont une intensité variable,
d'autant plus grande, toutefois, que le thorax de l'enfant est
plus rapproché de la paroi antérieure de l'abdomen, et qu'elles ne sont appréciables qu'à partir de la fin du quatrième
mois. Nous savons déjà qu'il regarde l'auscultation comme
un moyen de distinguer les grossesses gémellaires : je n'ai
pas besoin de dire qu'il donne les doubles battements comme
un signe certain de la vie de l'enfant; mais leur absence ne
prouve pas, pour lui, qu'une femme ne soit pas enceinte.

Il signale, pour le bruit de soufflet, de nombreuses variations chez les diverses femmes, et des intermittences qu'il
regarde comme constamment en harmonie avec celles des
pulsations des artères de la mère. Il fixe le moment de son
apparition au commencement du quatrième mois. Il l'a vu
persister quelquefois, après la sortie de l'enfant, jusqu'au

---

(1) *Manuel d'accouchements,* traduit par **J.-B. Pigné** sur la
5e édit. ; Paris , 1839.

moment de la délivrance. Le vrai bruit de soufflet n'ayant été observé, selon lui, que chez les femmes enceintes, il lui accorde une grande valeur comme signe de grossesse. Il peut manquer, chez quelques-unes, pendant toute la durée de cet état physiologique.

Moi-même, en 1839, après plusieurs années d'études à la clinique d'accouchements de la Faculté et à l'hospice de la Maternité de Paris, je pris pour sujet de ma dissertation inaugurale (1) un point se rattachant à l'auscultation obstétricale, qui m'avait paru aussi utile qu'intéressant. Devant reproduire, dans la seconde partie de cet ouvrage, les faits qui avaient servi de base à ce travail et les conséquences que j'avais cru pouvoir en déduire, je me contenterai de rappeler que j'avais divisé mon sujet en trois parties; que dans la première j'avais fait connaître plusieurs des travaux qui avaient paru sur ce point de la science; que dans la seconde j'avais fait l'histoire du souffle utérin et proposé une nouvelle théorie pour l'explication de ce phénomène, et qu'enfin dans la dernière, où je m'étais occupé des battements du cœur fœtal, j'avais surtout insisté sur la possibilité de reconnaître par eux, dans la majorité des cas, les rapports du fœtus avec l'utérus et le bassin. J'ajouterai seulement, en ce qui touche cette dernière application, que j'avais formulé des règles et tracé des lignes qui devaient servir de guide pour parvenir à discerner les unes des autres les présentations et les positions; j'avoue que j'attachais et que j'attache encore une certaine importance à cette partie de mon mémoire. J'aurais donc lieu d'être flatté de la voir reproduite presque *textuellement* dans l'ouvrage d'accouchements de

---

(1) *De l'Auscultation obstétricale, étudiée surtout comme moyen de diagnostic des présentations et positions du fœtus;* Thèses de la Faculté de médecine de Paris, décembre 1839.

de M. le docteur Chailly (1), qui parut plus de deux ans après, si ce médecin, que j'avais exercé moi-même à ce mode d'exploration, n'était parvenu, en oubliant de me citer, à dissimuler l'origine de ces idées et à laisser croire au lecteur qu'elles lui étaient personnelles. Une telle façon de procéder, que je me contenterai de nommer antiscientifique, lui paraît familière, car tout récemment encore j'ai eu à réclamer devant la Société médicale d'émulation à propos d'une modification que j'ai apportée au céphalotribe de M. Baudelocque, et dont il m'avait injustement dépouillé. Je regrette d'avoir à me plaindre un peu amèrement, ces sortes de récriminations ne sont pas dans mes habitudes ; mais il est des hommes que le silence enhardit, et qui, prenant pour de la faiblesse une indifférence qui a sa source dans un tout autre sentiment, croient pouvoir fouler aux pieds toutes les habitudes scientifiques. Il est bon de leur rappeler qu'on ne sert ni la science ni sa propre réputation, en sacrifiant la vérité des faits à des sentiments personnels que je ne veux pas qualifier. Pour que le lecteur puisse apprécier la justice de ma réclamation, je le renvoie à mon travail publié en 1839 ou à la seconde partie de cet ouvrage, qui en reproduit les points importants. En comparant mes opinions à celles émises plus tard, et sans citation, par M. le docteur Chailly, il sera facile de s'édifier sur l'esprit qui a présidé à la composition de son livre.

Voici comment M. le docteur Cazeaux (1) a compris la question de l'auscultation obstétricale : c'est entre le quatrième mois et le cinquième, et le plus ordinairement dans le cours de ce dernier, qu'il place l'époque où l'on commence à entendre les battements du cœur de l'enfant, et il admet

---

(1) *Traité de l'art des accouchements*, 1842.
(2) *Traité d'accouchements ;* Paris, 1840.

que souvent, même à cette époque, c'est dans un point voisin de l'ombilic qu'ils existent.

Dans une circonstance seulement, et encore ne parait-il pas bien sûr de son fait, il croit les avoir distingués un peu avant le quatrième mois. Comme d'autres observateurs, il a remarqué que ces pulsations, qui sont plus fréquentes que le pouls de la mère, s'accéléraient à la suite de quelques mouvements violents du fœtus et qu'elles n'étaient nullement influencées par les variations survenues dans la circulation de la première. Il a constaté aussi qu'elles étaient d'autant plus fortes qu'on se rapprochait d'avantage du terme de la gestation, et que le point où elles se faisaient entendre était extrêmement variable. Il n'admet pas que leur nombre soit d'autant plus considérable que la grossesse est moins avancée. La vitesse lui a paru la même à toutes les époques de la gestation, sauf quelques modifications accidentelles.

Il a noté que l'écoulement du liquide amniotique avait pour résultat de les rendre plus sonores et de les faire s'entendre dans une étendue plus considérable; il semble croire que la difficulté de l'auscultation pendant la douleur soit la seule cause de l'affaiblissement et des irrégularités des bruits du cœur, du moins dans les premiers temps du travail; si celui-ci devient long et pénible, il fait intervenir pour expliquer ces phénomènes la pression qu'exercent sur le fœtus les parois utérines. Sur 7 à 800 femmes examinées depuis le sixième mois, il ne lui est jamais arrivé de rechercher en vain les doubles battements; il en excepte bien entendu les cas où le fœtus avait cessé de vivre. Deux fois il a trouvé au bruit du cœur une résonnance métallique particulière qui déjà avait été signalée par M. P. Dubois.

Comme causes pouvant rendre difficiles à entendre les doubles pulsations, il signale certaines positions du fœtus, une très-grande quantité d'eau, l'interposition de quelques anses intestinales, et les borborygmes.

En dernière analyse, l'absence des battements du cœur, bien après le sixième mois, constatée par plusieurs explorations faites à quelques heures d'intervalle, annonce pour lui d'une manière certaine la mort de l'enfant; en admettant que la grossesse ne soit pas douteuse dans la plupart des cas, l'existence de deux fœtus dans la cavité utérine sera reconnue à l'aide des signes suivants : 1" battements du cœur en deux points de l'abdomen très-éloignés; 2° défaut d'isochronisme entre ces deux battements; mais ce dernier caractère n'est pas regardé comme constant et indispensable pour établir le diagnostic.

Relativement au diagnostic des positions par l'auscultation, voici l'opinion de M. Cazeaux. Il admet qu'on puisse reconnaître la première et la seconde position du sommet par la perception des battements du cœur en avant et à gauche, ou en avant à droite et en bas. Il regarde comme très-difficile, pour ne pas dire impossible, de distinguer une position occipito-antérieure d'une position occipito-postérieure; enfin il termine en disant qu'on peut soupçonner une présentation du siége lorsque les pulsations sont entendues au niveau ou au-dessus de l'ombilic; mais quant à reconnaître une position du tronc comme je l'ai indiqué dans ma thèse, cela lui parait complétement impossible.

Il donne à la faiblesse et au ralentissement, aussi bien qu'à la fréquence excessive des pulsations fœtales, une assez grande valeur quand il s'agit de décider s'il convient de terminer artificiellement le travail, et sous ce rapport, il attache surtout une grande importance à l'irrégularité des pulsations.

Il signale l'opinion de M. Naegele fils au sujet du bruit de soufflet ombilical, mais il n'ajoute rien qui soit le résultat de son expérience personnelle; il en est de même du bruissement indiqué par M. Stoltz et rapporté par cet auteur à la décomposition du liquide amniotique.

Quant au bruit de souffle, l'auteur pense qu'il peut être entendu un peu avant le cœur du fœtus, dès que le fond de l'utérus a dépassé le détroit supérieur. Il a noté les différentes irrégularités signalées par les auteurs. Il l'a vu s'affaiblir pendant la contraction utérine et quelquefois même disparaître complétement.

Après avoir discuté plusieurs des opinions émises sur la cause et le siége du bruit de souffle, il adopte pour la pluralité des cas celle qui l'attribue à la compression des vaisseaux placés dans la cavité abdominale en dehors de l'utérus, et ce n'est qu'exceptionnellement qu'il en place le siége dans les parois utérines. La valeur de ce signe lui paraît à peu près nulle en tocologie.

La même année, le docteur Helm, qui avait été chef de clinique à la maison d'accouchements de Vienne, publia (1) une brochure sur les maladies puerpérales, dont les quinze dernières pages sont consacrées à des recherches sur l'auscultation des femmes enceintes. Les bruits du cœur y sont désignés sous le nom de pouls fœtal, qu'il dit battre, en général, de 120 à 140 fois par minute, qu'il a vu, dans certains cas, s'élever à 150 et même à 160 doubles pulsations, mais qu'il est fort rare de voir descendre au-dessous de 120. Il fait remarquer que le cœur de l'enfant bat bien avant qu'on puisse saisir ses pulsations, et qu'il faut, pour qu'on les entende, qu'elles soient déjà assez fortes, qu'il y ait peu d'air ou de liquide entre le fœtus et l'oreille de l'observateur, conditions qui n'existent, d'après lui, que dans le cinquième mois de la grossesse.

----

(1) *Traité sur les maladies puerpérales, suivi de recherches sur l'auscultation des femmes enceintes;* Paris, 1840.

Il pense qu'il n'est pas un point du bas-ventre où l'on ne puisse, selon la position du fœtus, percevoir le pouls fœtal ; mais, pour cela, il faut d'abord trouver une partie solide de l'enfant, et exercer une pression suffisante, soit avec l'oreille, soit avec le stéthoscope, pour former un tout continu. Il a réussi de la sorte dans presque tous les cas, et dans ceux où ses recherches ont été infructueuses, quoique l'enfant fût vivant, l'insuccès a dépendu soit de la trop grande quantité du liquide amniotique, soit de la mobilité de l'enfant ou de la résistance des parois abdominales et utérines.

Il admet que c'est par le dos que les doubles pulsations sont mieux transmises, et que parfois elles peuvent exister sur tous les points du globe utérin ; il préfère, du reste, le stéthoscope à l'auscultation immédiate. La constatation du pouls fœtal ne peut laisser aucun doute sur l'existence de la grossesse et de la vie de l'enfant; elle servira aussi, ajoute-t-il, à beaucoup diminuer le nombre des grossesses douteuses. Il en rapporte un cas observé à la clinique d'accouchements de Vienne, dans lequel les résultats négatifs de l'auscultation éclairèrent la question.

Il ne doute pas que ce nouveau mode d'exploration, en faisant constater deux pouls qui diffèrent par leur rhythme, leur vitesse et le plus souvent aussi par leur force, ne fasse reconnaître la plupart des grossesses gémellaires. Il veut qu'on le fasse intervenir avant de faire un choix entre les différentes opérations qui sont indiquées selon l'état de vie ou de mort de l'enfant ; il ajoute que, si au commencement du travail, les battements du cœur, après s'être montrés énergiques, viennent à s'affaiblir peu à peu, on a la certitude que la vie de l'enfant court un danger pressant, et qu'elle s'éteindra complétement si on ne peut lui porter un prompt secours. Il ne pense pas que l'auscultation puisse éclairer le diagnostic des maladies fœtales, et il ne croit pas devoir s'arrêter à réfuter l'opinion d'un auteur qui n'a pas craint d'avancer qu'on pouvait diagnostiquer une fièvre intermittente survenue pendant la vie intra-utérine.

Le nom de bruit placentaire, donné au bruit de soufflet, lui paraît mal choisi ; il préfère celui de bruit utérin artériel ou de bruit de grossesse. Il en place le siége dans les artères dilatées de l'utérus, et il l'a vu manquer bien plus fréquemment que le pouls fœtal, 25 à 30 fois sur 100 environ. Il a noté des nuances nombreuses relativement à son timbre ; il observe également que l'intervalle qui sépare chacun de ces bruits est très-variable. Dans quelques cas, un souffle semble se confondre avec celui qui précède et celui qui suit. Le point de l'utérus où il se manifeste n'a rien de fixe. Comme le pouls fœtal, il peut être entendu sur les différentes régions et exister dans le même lieu que ce dernier. Il pense qu'une oreille exercée doit le percevoir plus facilement que les pulsations fœtales, et il fixe la fin du quatrième mois comme le moment de la grossesse où il commence à devenir perceptible. Il paraît ignorer qu'on ait rencontré le bruit de soufflet dans des cas étrangers à la grossesse, mais il en comprend la possibilité ; il ne lui accorde pas la même valeur qu'au pouls fœtal. Il s'est assuré que la mort de l'enfant n'exerçait aucune influence sur le bruit utérin artériel, et qu'on l'entendait tout aussi bien après la mort que pendant la vie ; il n'admet pas d'ailleurs que, par son siége, il puisse servir à indiquer le lieu d'insertion du placenta.

Il recommande, en terminant, de donner à la femme qu'on veut explorer une position horizontale, qui est la plus commode pour elle et pour l'explorateur, et de ne laisser le ventre couvert que par la chemise ou le drap de lit seulement.

Dans un recueil allemand (1), publié la même année, on trouve un travail du docteur Adelmann, dont voici le résumé. L'auteur passe seulement en revue les bruits qui se produisent dans les organes de la région abdominale, et qui sont indépendants de la grossesse; il étudie ensuite ceux qui naissent dans les organes de la mère, développés, et ceux qui ont leur siége dans le produit de la conception. Il ne trouve au métroscope de M. Nauche que fort peu d'utilité, parce que la plupart des bruits qui ont leur origine dans une région peu élevée de l'utérus ne se rencontrent que dans des cas rares d'insertion vicieuse du placenta, de présentation du tronc, et que son application offre les plus grandes difficultés.

Le bruit qu'il appelle des douleurs (*Wehenknarren*) est semblable à celui que détermine une feuille mince de cuir neuf, ne se fait entendre qu'au moment où une contraction se prépare, et disparaît ordinairement pendant qu'elle dure encore; il le compare en outre à celui qu'on entend dans la péricardite ou dans l'inflammation de la gaîne des tendons; il manque souvent, mais il ne l'a jamais perçu avant la rupture des membranes. Il l'explique par le frottement du feuillet utérin du péritoine contre celui des parois abdominales, dans les cas où ces surfaces sont probablement atteintes d'une subinflammation; il le regarde comme un bruit morbide, car, chez la plupart des femmes chez lesquelles il l'a rencontré, il a observé des péritonites plus ou moins intenses; il ajoute cependant qu'il ne serait pas impossible qu'il fût le résultat de la contraction des fibres musculaires de l'utérus.

Du murmure placentaire. — Sa position est très-varia-

____

(1) *Encyklopädie der gesammten Medicin*, publiée par Schmidt : Leipsick . 1841; vol. 1 , p. 386, in-4°.

ble. On peut, dans une grossesse peu avancée, l'entendre dans toute l'étendue de l'utérus ; mais, vers la fin de la gestation, il n'existe pas partout avec la même intensité. Sa position la plus ordinaire est le côté gauche de la partie supérieure de la matrice ; elle paraît avoir quelque rapport avec la situation du fœtus, car il se produit avec force, surtout dans le lieu qui correspond aux parties les plus épaisses du produit de la conception, du siége, par exemple. Dans le plus grand nombre des cas, ses limites sont si nettement tranchées, que celui qui l'écoute croirait ne l'entendre que dans la moitié du champ du stéthoscope. Lorsqu'on le perçoit sur les deux régions latérales de l'utérus, c'est que le placenta s'étend d'un côté à l'autre de la paroi postérieure de cet organe, et, dans ces cas, on rencontre un placenta oblong ; il n'existe quelquefois nulle part, ce qui peut tenir au petit volume du délivre ou à ce que le corps de l'enfant se trouve entre lui et l'observateur.

Il augmente d'intensité au commencement des douleurs, et ensuite progressivement à mesure que le pouls de la femme en travail s'accélère ; puis il diminue dès que celle-ci s'épuise. Ces modifications lui paraissent de nature à faire connaître l'approche d'une douleur avant que rien l'indique encore pour la patiente.

D'après lui, on ne le perçoit bien réellement que dans le courant du quatrième mois ; au sixième, il est presque aussi sensible que pendant le huitième ou le neuvième. Il ne cesse pas complétement après l'expulsion du délivre ; mais il ne l'a jamais constaté trois jours après l'accouchement.

Pouls fœtal. — C'est un double choc qu'il compare aux bruits du cœur de l'adulte, à part l'intensité qui est moindre ; sa situation diffère en raison de la position du fœtus. Il fixe à 135 la moyenne de ces doubles pulsations dans le cours d'une minute ; 90 représenteraient le *minimum*, et 180 le *maximum*.

Cette fréquence serait modifiée, 1° par les mouvements de l'enfant, 2° par l'époque de la journée où se fait l'examen (il les dit plus fréquentes le matin que le soir), 3° par l'âge des fœtus (plus fréquentes dans les premiers mois, mais restant à peu près les mêmes dans les derniers) ; 4° par le travail de l'accouchement (elles diminuent lorsque la circulation fœtale est gênée). Les excès, et surtout l'abus des boissons alcooliques, les rendraient irrégulières.

Il apparaît du quatrième au cinquième mois. Si on ne le rencontre que plus tard dans quelques cas, cela peut tenir soit à l'épaisseur des parois utérines , soit à la trop grande quantité de l'eau de l'amnios , soit à un développement retardé du fœtus , soit enfin à ce que les intestins sont interposés entre l'utérus et les parois abdominales.

Au point de vue pratique, M. Adelmann reconnaît que le pouls indique, 1° l'existence de la grossesse, alors même que tous les autres signes manquent ; 2° une grossesse double , lorsqu'on entend deux battements inégaux par le rhythme ou par la force, à la condition cependant que deux observateurs les écouteront ensemble et les compteront à haute voix. Il pense que de nombreuses difficultés empêcheront le diagnostic d'une grossesse triple.

Il rappelle l'opinion de M. F. Naegele sur les pulsations du cordon.

Il compare le bruit qui résulte des mouvements du fœtus à celui d'un tambour entendu de fort loin , et il regarde comme condition indispensable de la perception l'existence d'une grande quantité de liquide et les grands mouvements des extrémités du fœtus ; son utilité pratique est nulle.

Il signale le bruit des eaux, qu'il compare au glouglou que fait entendre une bouteille à goulot étroit quand on verse le liquide qu'elle contient : on le trouve, dit-il, dans le segment inférieur de l'utérus au moment de la rupture de la poche.

Relativement à la position du fœtus, l'auscultation, d'après lui, ne peut donner qu'une présomption : ainsi, on peut supposer une première position de la tête lorsque le pouls fœtal se fait entendre du côté gauche de la mère; une deuxième position s'il existe à droite. Quant aux autres variétés des positions céphaliques, on n'a que des présomptions plus ou moins vagues.

Sa situation plus élevée indique les présentations du siége.

Dans les présentations transversales, il serait entendu dans le trajet d'une ligne qui irait d'une crête iliaque à l'autre.

Enfin, il termine en disant que, sous le rapport des opérations obstétricales, l'auscultation ne peut être que d'un bien faible secours.

Dans son traité d'accouchements, publié en 1841, M. le professeur Moreau (1) consacra quelques pages à l'étude des signes perçus par l'auscultation. Après avoir brièvement rappelé comment la découverte de Laennec fut appliquée à l'étude de la grossesse, il s'occupe des deux bruits signalés par M. Mayor et M. de Kergaradec.

1° *Bruit de souffle.* — Comme tous les observateurs, il l'a trouvé isochrone aux pulsations de la mère. Il le compare au bruit de souffle produit dans certaines affections du cœur. à celui des artères carotides chez les filles chlorotiques, ou mieux encore à celui que produisent les anévrysmes variqueux, certaines tumeurs érectiles. On ne commence à le percevoir distinctement que vers le milieu de la grossesse; il est d'autant plus fort que celle - ci est plus avancée,

---

(1) *Traité pratique des accouchements;* Paris, 1841.

et on le trouve surtout sur les parties latérales de l'utérus. Il a noté de nombreuses variétés quant à son siége, son étendue, sa force, sa persistance. Relativement à la cause de ce bruit, il rappelle que le jour même de la lecture du mémoire de M. de Kergaradec, il combattit l'explication de ce médecin, qui faisait intervenir le passage du sang de l'utérus au placenta, et qu'après avoir fait un grand nombre de recherches, et constaté qu'il existait surtout vers les régions latérales de la matrice, là où existent les gros troncs artériels ou veineux qui se rendent à cet organe, il fut porté à penser que ce phénomène dépendait du mode de circulation qui s'établit dans les parois mêmes de l'utérus, et qu'il était analogue à celui que produisent les anévrysmes variqueux. Il ajoute qu'il a toujours professé cette opinion, qui, d'après lui, aurait été confirmée par les nouveaux faits consignés dans le mémoire de son collègue M. P. Dubois. Il avoue néanmoins que cette explication ne satisfait pas à toutes les exigences, puisque le bruit de souffle a été trouvé chez quelques femmes, après la délivrance, et chez d'autres qui portaient des tumeurs dans le bassin, sans grossesse. Pour ces motifs, et quelques autres que je passe sous silence, il lui paraît plus naturel de l'attribuer à la compression de l'aorte ou de ses principales divisions. Selon lui, le bruit de souffle établit seulement une certaine probabilité en faveur de la grossesse; mais il ne peut pas servir à fixer le point d'insertion du placenta, ni à déterminer si le fœtus est mort ou vivant.

2° *Bruit du cœur du fœtus.* — Il lui trouve une grande analogie avec le bruit produit par le mouvement d'une montre. Ces battements, qui sont doubles, se renouvellent de 120 à 140 fois par minute; quelquefois ils prennent une accélération telle qu'il est impossible de les compter; puis, sans cause appréciable, ils reviennent à leur type normal.

Ce phénomène semblerait prouver que le fœtus éprouve des sensations capables de modifier sa circulation.

Il pense que c'est vers quatre mois et demi ou cinq mois seulement qu'on peut les distinguer, et encore, souvent après cette époque, un examen attentif ne conduira-t-il pas à ce résultat, dans les cas, par exemple, où il y a beaucoup de liquide interposé entre le fœtus et l'oreille de l'observateur, ou lorsque la région sternale se trouve tournée en avant.

Le bruit du cœur est un signe précieux qui donne la certitude de la grossesse et de la vie de l'enfant ; mais son absence, après le sixième mois, ne prouve pas qu'il soit mort. Il n'admet pas l'opinion de M. Bodson, relativement à la possibilité de distinguer avec certitude les divers degrés de souffrance du fœtus pendant les accouchements difficiles.

Le diagnostic des grossesses doubles ne lui paraît possible que dans les cas où, après avoir entendu les pulsations fœtales sur deux points distincts de l'abdomen, on constate un défaut d'isochronisme entre elles.

L'application de l'auscultation à la détermination de la position de l'enfant n'a pas été favorablement accueillie par M. le professeur Moreau ; il dit que l'expérience n'a rien appris de positif à cet égard.

Enfin, en terminant, il mentionne simplement le bruit de souffle, que M. Naegele fils rapporte au cordon, et un bruissement dont nous avons déjà parlé, et que M. Stoltz fait dépendre de la décomposition du liquide amniotique, quand le fœtus est mort.

Dans la seconde édition de son *Traité clinique des maladies du cœur*, M Bouillaud (1), malgré les recherches nom-

____

(1) *Traité clinique des maladies du cœur*, 2ᵉ édit., t. I ; 1841.

breuses postérieures à sa première publication sur la matière, persiste à soutenir quelques opinions presque généralement abandonnées aujourd'hui.

Il compare le tic tac du cœur fœtal au bruit du même organe chez un chat ou chez un jeune lapin. Il dit avoir trouvé le nombre des battements doubles, en raison inverse de l'âge du fœtus, et en avoir compté jusqu'à 170 par minute. Il pense qu'en général, on entend mieux les battements du cœur d'un côté que de l'autre; mais c'est aux environs de l'ombilic qu'il a trouvé leur maximum d'intensité. Il ajoute qu'assez souvent on les perçoit seulement, ou du moins beaucoup plus distinctement, du côté opposé à celui où existe ce qu'il appelle encore le souffle placentaire, qu'il n'a jamais vu manquer après le cinquième mois de la grossesse.

Quoiqu'il n'ait pas de faits à l'appui de son opinion, il lui parait extrèmement probable qu'une pratique assidue de l'auscultation du cœur fœtal pourra faire soupçonner certaines de ses maladies. Il a rencontré quelques cas où les doubles pulsations se rapprochaient un peu du bruit de souffle, et il se contente, à cette occasion, de rappeler l'explication de M. P. Dubois, indiquée plus haut. Pour prouver l'importance de la constatation des pulsations du cœur de l'enfant, M. Bouillaud rapporte le fait suivant : « Une femme, à peine parvenue vers le septième mois de la grossesse, est prise d'une violente pneumonie. Depuis plusieurs jours, elle avait cessé de sentir remuer le fœtus. L'auscultation permit de compter 170 doubles battements. Cependant des signes d'avortement ne tardent pas à se manifester, et bientôt nous retirons un fœtus qui ne donne aucun signe de vie. La malade ayant cessé de sentir remuer son enfant depuis plusieurs jours, on aurait pu croire qu'il était réellement mort avant sa naissance, et négliger toute espèce de moyens

propres à le rappeler à le vie ; mais comme, quelques minutes avant son expulsion, j'avais entendu les battements de
son cœur, je m'empressai de le frictionner, de le plonger
dans un bain légèrement excitant, d'insuffler de l'air dans
sa bouche, et, après avoir prolongé assez longtemps ces
manœuvres, je ramenai enfin l'enfant à la vie : il s'agita,
cria, et vécut jusqu'à la fin de la journée. »

Il trouve que le bruit de soufflet ressemble exactement au
souffle qu'on produit en comprimant une grosse artère, telle
que la crurale, la sous-clavière, la carotide ou l'aorte elle-
même. C'est particulièrement sur les parties latérales de l'abdomen, vers les flancs, qu'il se fait entendre à son maximum :
il l'a vu exister des deux côtés ; mais ordinairement, selon
lui, il ne se produit fortement que d'un seul. Il a rencontré
quelques cas de grossesse où il était très-faible, et même impossible à entendre ; il s'est assuré, dans quelques circonstances, qu'il peut exister hors l'état de gestation. Il lui
assigne pour siége, comme il l'avait déjà fait depuis longtemps, les gros troncs artériels sur lesquels doit peser l'utérus
et le produit de la conception, et il regarde cette pression
comme la cause du phénomène. Il réfute les objections de
Laennec et de M. P. Dubois, et se fonde surtout sur ce que,
selon lui, on déplace le bruit de soufflet en faisant alternativement coucher la femme à droite et à gauche ; il engage
vivement les observateurs à répéter ces expériences. Il s'appuie enfin sur les faits qui prouvent que la compression des
grosses artères du bassin par une tumeur développée sur
leur trajet, et tout à fait étrangère à la grossesse, peut
donner lieu à un bruit de souffle qui simule parfaitement le
souffle dit placentaire.

Dans un mémoire ayant pour titre *De la Valeur des signes fournis par l'auscultation dans le diagnostic des
présentations et positions du fœtus pendant la grossesse*

et l'accouchement, MM. Devilliers fils et Chailly (1) ont prétendu fixer avec plus de précision qu'on ne l'avait fait avant eux la valeur de l'auscultation obstétricale.

J'ai lu ce travail avec d'autant plus d'attention, qu'évidemment il a été inspiré par celui que j'avais publié plus de deux années auparavant, et qu'il a eu pour but d'en critiquer les principaux résultats. Je suis loin de me plaindre d'avoir attiré l'attention de mes deux confrères sur un point de la science dont je n'ai cessé de me préoccuper depuis plus de dix années ; il n'y a pas d'ailleurs entre leurs résultats et les miens une aussi grande différence qu'ils ont semblé le croire.

Ils se sont longuement étendus pour démontrer un fait qui n'a jamais été contesté par personne, à savoir, que l'auscultation seule ne valait pas l'auscultation secondée par d'autres modes d'investigation. J'ai été mieux traité dans ce mémoire que je ne l'avais été dans l'ouvrage de M. Chailly. Ces auteurs ont bien voulu citer mon travail, et je dois penser que c'est à M. Devilliers que je suis redevable de cet acte de justice.

Ils déclarent qu'une grande divergence existe, entre les auteurs les plus compétents, sur la question de savoir si l'auscultation peut servir à la détermination des présentations et positions du fœtus ; d'après eux, le plus grand nombre ne lui accorderait qu'une confiance très-restreinte ; ils taxent d'ailleurs d'exagération les médecins qu'ils disent établir sur elle un jugement infaillible ; on a pu voir par ce qui précède combien peu est fondée cette première partie de leur proposition. La seconde s'explique bien moins encore, car moi, par exemple, qu'ils regardent comme étant allé beaucoup plus loin que mes prédécesseurs, je n'ai for-

---

(1) *Revue médicale*, juin et juillet 1842.

mulé que des lois plus ou moins générales, inséparables, comme toujours en médecine, d'un certain nombre d'exceptions.

Ils accordent du reste, qu'on peut arriver à la presque certitude quand il s'agit de constater la vie ou la mort du fœtus. Mais pour la détermination des présentations et des positions, ils annoncent des résultats beaucoup moins favorables ; ils ne tiennent compte, il est vrai, que de leur propre expérience.

Ils reconnaissent qu'à partir du quatrième ou cinquième mois, les battements du cœur fœtal peuvent s'entendre sur une grande partie de l'abdomen ; mais vers les flancs et à la partie postérieure ou lombaire, l'épaisseur des tissus ne leur a pas permis de les bien distinguer.

Pour l'enfant encore renfermé dans la cavité utérine, ils supposent que les bruits du cœur peuvent être transmis par les différents points de son tronc, mais ils n'en sont pas parfaitement sûrs. Pour l'enfant examiné directement après la naissance, ils ne reconnaissent la transmission possible que par les points qui appartiennent au thorax, et alors c'est dans la région du cœur, soit en avant, soit en arrière, qu'existe le summum d'intensité. Ce summum peut être rencontré en d'autres points de la poitrine pour le fœtus encore contenu dans la matrice.

Viennent ensuite les divisions déjà indiquées dans ma thèse, à savoir, une ligne verticale et une ligne horizontale donnant quatre régions bien distinctes. Seulement j'ai toujours eu en vue le globe utérin, et ces messieurs ne parlent que de l'abdomen, ce qui est loin d'être la même chose, ainsi que je le démontrerai plus tard. Cette manière vicieuse de poser les principes fondamentaux me rend parfaitement compte de quelques-unes de leurs erreurs.

Pour prévenir les erreurs du diagnostic auxquelles ils

supposent que l'auscultation peut conduire, ils conseillent de consulter en même temps les formes extérieures et le palper, le siége et la nature des mouvements actifs du fœtus, enfin le toucher vaginal. Je passe ici quelques développements relatifs à ces trois modes d'investigation; ils ne contiennent rien de nouveau.

Ils reproduisent, relativement aux présentations du sommet et du siége, et aux deux principales positions de chacune de ces régions, ce que j'avais établi moi-même en 1839. Ils ajoutent seulement que la certitude du diagnostic augmentera encore s'il est corroboré par la forme du ventre, par le palper de cette région et par le siége des mouvements actifs; ils repoussent comme impossible le diagnostic des présentations et positions de l'épaule.

Voici, du reste, les résultats auxquels ils sont arrivés sur 291 femmes qui ont été soumises à leur examen. Je dis 291, quoique le chiffre 91 soit inscrit dans leur travail; mais comme ce dernier n'est nullement d'accord avec celui qu'ils ont donné dans leur tableau, j'ai supposé qu'il s'était glissé quelque erreur d'impression.

Le diagnostic qu'ils avaient porté en se fondant sur l'auscultation s'est trouvé juste 223 fois; il fut inexact, au contraire, dans 68 cas. Sur 137 présentations de la tête, on se trompa 4 fois seulement. Sur 89 positions occipito-iliaques gauches antérieures, il y eut 17 erreurs; une position iliaque gauche postérieure fut méconnue. Sur 8 positions occipito-iliaques droites antérieures, il n'y eut qu'un faux diagnostic. Sur 39 positions iliaques droites postérieures et une position de la face mento-iliaque droite, ils ont eu à constater 38 erreurs. Sur 6 présentations du siége, 4 ont été reconnues. 3 positions sacro-iliaques gauches antérieures ont été méconnues; il en a été de même une fois sur 3 positions sacro-iliaques droites postérieures. Sur 2 grossesses doubles, une a été reconnue ; deux fois il a été possible d'annoncer la mort du fœtus.

Revenant ensuite à chaque présentation et position, MM. Devilliers et Chailly y trouvent l'occasion de développer quelques observations qui, pour eux, donnent une valeur réelle de l'auscultation obstétricale.

C'est ainsi qu'ils font remarquer que, dans certaines présentations de l'extrémité céphalique, celle-ci pouvant être retenue, par diverses circonstances, à une distance plus ou moins grande du détroit abdominal, le summum d'intensité des battements du cœur pourra être entendu dans un point beaucoup plus élevé que d'habitude, et faire croire à une présentation de l'extrémité pelvienne.

Ils admettent qu'il est ordinairement possible, dans la présentation de la tête, de distinguer si le dos de l'enfant est dirigé vers le côté gauche ou le côté droit du bassin ; mais ils ne croient pas qu'il soit possible de reconnaître les variétés antérieures des postérieures. Ils ont commis de nombreuses erreurs à cet égard, et ils semblent insinuer que ceux qui ont été plus heureux qu'eux ont été guidés bien plus par les probabilités que par les données fournies par l'auscultation.

Dans leur manière de voir, le diagnostic des présentations et positions de l'extrémité pelvienne doit offrir les mêmes difficultés.

Dans les deux seules grossesses gémellaires qu'ils ont eu à examiner, l'auscultation leur fit reconnaître une fois deux doubles battements. L'un des cœurs battait 140 fois et l'autre 136 par minute.

En résumé, ils accordent que l'auscultation seule peut, dans un bon nombre de circonstances, faire reconnaître les présentations, et distinguer les positions droites des gauches, mais que presque jamais elle ne peut établir une différence entre les positions antérieures et les postérieures.

Que l'auscultation, aidée par le palper et l'appréciation du siége des mouvements actifs, conduit à plus de précision, mais qu'elle fait encore commettre d'assez nombreuses erreurs.

Le docteur Birhbaum a publié à Bonn, en 1843, un travail assez étendu sur l'auscultation obstétricale, dont-il est, m'a-t-on dit, grand partisan. N'ayant pu me le procurer, je regrette d'être obligé de me borner à cette simple indication, que je dois à M. Pigné.

Les auteurs de l'excellent *Traité pratique d'auscultation* (1), qui est aujourd'hui entre les mains de tous les médecins et de tous les élèves, ne pouvaient passer sous silence les avantages que ce nouveau mode d'investigation avait fournis à la science des accouchements. Aussi, déjà dans la première édition de leur ouvrage, et surtout dans la seconde, se sont-ils efforcés de faire connaitre aussi complétement que le permettait le cadre qu'ils s'étaient tracé les idées pratiques émises par les hommes qui avaient spécialement étudié la matière. Ils n'ont pas eu la prétention de reculer les limites de la science à cet égard ; ils se sont contentés de résumer les travaux les plus importants de leurs devanciers et de leurs contemporains. Ils l'ont souvent fait avec un rare bonheur ; mais toujours avec un esprit de justice et d'impartialité qui n'a dû surprendre personne.

Après un court historique, où sont énoncés quelques-uns des travaux les plus remarquables, MM. Barth et Roger rappellent certains préceptes relatifs à l'auscultation obtétricale ; puis ils passent à la description des bruits perçus.

----

(1) *Traité pratique d'auscultation*, etc., par MM. Barth et Henri Roger, 2e édit.; Paris, 1844.

Le bruit de souffle est pour eux un phénomène qui manque rarement dans la dernière moitié de la grossesse. Ils rappellent à cet égard le travail que j'ai publié en 1839, et dans lequel on voit que sur 307 femmes qui avaient dépassé cette époque, il fut constaté 295 fois. Ils énumèrent ensuite presque tous les caractères qui ont été indiqués par les auteurs comme lui appartenant, ainsi que diverses théories qui ont été proposées pour en donner l'explication, et sans se prononcer pour l'une d'elles d'une manière tranchée, ils semblent pencher cependant pour celle de M. Bouillaud, en tenant compte toutefois des déplacements du fœtus, qui leur paraissent propres à modifier la pression que l'utérus peut exercer sur telle ou telle artère du bassin. La valeur de ce bruit, soit qu'on le trouve à l'état normal, ou avec l'une de ses nombreuses variations, n'a pour eux qu'une très-minime importance dans la pratique des accouchements.

Sous le titre de bruit de déplacement du fœtus, ils étudient ensuite les bruits qui dépendent des mouvements de l'enfant dans l'utérus. C'est tantôt un choc brusque et sourd, auquel se joint toujours une impulsion communiquée à l'oreille de l'observateur, tantôt un bruit de frottement plus long et plus prolongé. Ce phénomène commencerait à être entendu vers le quatrième mois, et varierait dans son intensité selon l'âge de l'enfant et selon la quantité du liquide amniotique. Le premier serait dû au choc de l'une des parties du fœtus contre les parois utérines, le second serait lié à des changements de position.

La constatation de ces bruits est avec raison regardée comme un signe certain de la présence d'un enfant vivant, et quoique leur absence ne prouve pas d'une manière absolue qu'il n'y a pas gestation, les auteurs dont je parle pensent que, si après les avoir constatés, ils venaient à s'affaiblir, puis à disparaître dans des circonstances capables de compromettre la vie, ce fait aurait une certaine valeur pour diagnostiquer la mort du fœtus.

Ils décrivent avec soin les bruits du cœur fœtal, sous le rapport de la fréquence, du siége, de l'étendue, de l'époque de leur apparition, et de quelques variations qu'ils peuvent présenter. Ils examinent aussi leur valeur séméiotique. Aussi ils les considèrent eomme un signe certain de grossesse, comme pouvant conduire à la constatation positive d'une grossesse gémellaire, et, dans certains cas, à celle d'une grossesse extra-utérine. Enfin, relativement au diagnostic des présentations et des positions, ils reproduisent les principales conclusions développées dans ma thèse inaugurale,

Pour terminer cette analyse des travaux antérieurs sur l'auscultation obstétricale, il me reste à dire quelques mots d'une thèse (1) récemment publiée.

L'auteur débute par un examen très-incomplet, et quelfois infidèle, de ce qui a été écrit sur ce sujet. S'il s'était donné la peine de remonter aux sources, il aurait certainement évité les inexactitudes que j'aurai occasion de signaler plus tard. Comme cette partie historique ne contient d'ailleurs rien de neuf, et qu'elle est renfermée tout entière dans une page, je crois inutile d'en parler davantage.

Relativement aux idées de M. Bodson sur l'utilité de l'auscultation quand il s'agit de déterminer l'état de la santé fœtale, M. le docteur Farge reproduit les objections faites, à une autre époque, par M. Paul Dubois, à cette théorie, et cite un nouveau fait qui, pour lui, prouve l'insuffisance de

---

(1) *Valeur de l'auscultation pour le diagnostic de la grossesse,* par M. Farge ; Paris, 21 janvier 1846, 33 pages.

l'auscultation à cet égard. Je veux rapporter textuellement cette observation, pour que chacun puisse juger la valeur d'observations aussi incomplètes et les déductions que l'auteur en tire.

« Le 12 décembre 1845, une femme de vingt ans se trouvait à la salle d'accouchements de la Clinique. Les douleurs étaient vives depuis les neuf heures du matin. La dilatation était presque complète à midi; la rupture des membranes eut lieu à cette heure. J'auscultai immédiatement après, et j'entendis les battements du cœur forts et distincts au-dessous de l'ombilic à gauche. Les contractions, quoique énergiques, se prolongèrent jusqu'à trois heures du soir, et eurent à lutter contre la résistance du périnée, qui était très-grande. J'écoutai encore à ce moment, et les doubles pulsations étaient aussi fortes que la première fois.

« M. Dubois arriva à trois heures et demie, et jugea convenable d'appliquer le forceps; il voulut entendre les bruits du cœur auparavant. Le stéthoscope lui fit percevoir des battements réguliers et distincts; eût-il été rationnel de temporiser ici? Non assurément, car lors du dégagement de la tête, du méconium, indice de souffrance de l'enfant, s'écoula en assez grande quantité, et celui-ci ne fut ranimé que lentement.

« Dans cette observation, il est évident que si l'on avait attendu, pour l'application du forceps, que les bruits du cœur se fussent ralentis notablement et eussent été faiblement entendus, on serait intervenu peut-être trop tard; l'enfant aurait été placé dans des conditions tellement fâcheuses, que l'établissement de la respiration n'aurait pas eu lieu. Ici l'auscultation n'a pas donné tout ce qu'on était en droit d'attendre d'elle. »

En vérité, je ne sais sur quoi repose cette dernière assertion de M. Farge. Puisque l'auscultation avait fait entendre des battements forts et réguliers avant l'intervention de l'art, cela prouvait certainement que l'état de l'enfant n'offrait aucun danger. S'il fut difficile de le ranimer et s'il s'écoula du méconium après le dégagement de la tête, cela peut être attribué bien naturellement à l'application du forceps, qui produit quelquefois ce résultat, même entre les mains les plus habiles. Pourquoi d'ailleurs cette opération avait-elle été jugée nécessaire? L'auteur n'en parle pas.

Après quelques mots sur le bruit de souffle et les battements du cœur, M. le docteur Farge s'occupe de la question du diagnostic des positions et des présentations. Il cherche, en rappelant les faits que j'avais consignés dans mon premier travail, à établir que la situation du fœtus dans l'utérus doit modifier la transmission des battements de son cœur. Il prétend aussi que je divise l'*abdomen* d'une femme enceinte par deux lignes idéales perpendiculaires, l'une verticale, suivant le trajet de la ligne blanche, l'autre transversale et passant par l'ombilic. En cela, il se trompe grandement avec MM. Devilliers et Chailly, qu'il a cru devoir copier à cet égard. Je ne suis et ne veux nullement être responsable d'une erreur pareille. L'abdomen et l'utérus sont pour moi deux choses qu'il ne faut pas confondre. Avec de semblables notions, je comprends qu'on se trompe souvent dans les recherches stéthoscopiques. On verra plus tard que je n'ai pas procédé ainsi.

Il admet d'une manière générale les règles que j'ai posées pour les présentations de l'extrémité céphalique et celles de l'extrémité pelvienne, mais il ne leur accorde pas de valeur pour les présentations de l'épaule. Il suppose aussi qu'il sera possible, dans un bon nombre de cas, de déterminer si le dos du fœtus est à gauche ou à droite; mais quand il s'agit de distinguer si la position est antérieure ou postérieure, on ne doit pas se fier à l'auscultation, car elle trompe souvent, ce sont ses propres expressions.

Il accorde bien qu'on puisse dans certains cas reconnaitre la présence de deux enfants; mais quant à distinguer la présentation et la position de chaque fœtus, cela lui parait fort difficile. Il rappelle aussi ce qu'on a dit à propos de l'application de l'auscultation au diagnostic des grossesses extra-utérines.

Voici maintenant le résumé des observations qui ont servi à fixer les opinions de l'auteur; elles sont au nombre de trente seulement.

Sur 18 femmes dont les enfants se présentaient en première position du sommet, le stéthoscope seul fit reconnaitre, quatorze fois, que telle était en effet la situation du fœtus. Le résultat de l'examen fut douteux dans trois cas; mais en s'aidant du palper abdominal et du siége des mouvements du fœtus, on devina juste. Dans une autre circonstance, on commit une erreur complète.

Trois positions occipito-iliaques droites postérieures furent diagnostiquées à l'aide du stéthoscope, et dans les trois cas l'événement prouva qu'il en était ainsi. L'auteur se trompa dans un cas où il avait cru pouvoir annoncer une première position du sommet, et dans lequel M. Dubois reconnut par le toucher une position occipito-iliaque droite antérieure.

Je ne dis rien d'une première observation relative à une présentation du siége. M. Farge lui-même convient qu'elle n'est pas concluante. D'ailleurs, quelques fautes de rédaction ou peut-être d'impression la rendent tellement obscure, quoiqu'elle ait à peine quelques lignes, qu'il n'est vraiment pas possible d'en tirer parti. Dans une seconde, on voit qu'une présentation des fesses, en position sacro-iliaque antérieure, fut positivement reconnue par le siége des pulsations fœtales. L'auteur le dit très-clairement lui-même, ce qui ne l'empêche pas, quelques lignes plus bas, d'ajouter que ce fait ne prouve rien en faveur de l'auscultation. C'est là une manière de raisonner que je ne comprends pas, et je me contente de la signaler.

Enfin, sur une troisième femme, une erreur complète fut commise en se fondant sur les résultats stéthoscopiques, qui annonçaient, selon l'auteur, une position du sommet iliaque gauche, tandis qu'en réalité l'enfant naquit par le siége en position sacro-iliaque gauche antérieure.

Deux grossesses gémellaires furent reconnues, l'une par l'auscultation seule, l'autre par l'auscultation aidée par le palper.

L'absence des bruits du cœur fit penser, dans trois cas, que les enfants avaient cessé de vivre, et ce pronostic se vérifia. Dans tous, on entendait cependant un souffle utérin très-manifeste.

En admettant qu'on veuille tenir compte des faits peu nombreux et incomplets que je viens de rappeler, il sera facile de se convaincre qu'ils sont loin de confirmer les idées que l'auteur a eu pour but de faire prévaloir : à savoir, de diminuer l'importance de l'auscultation comme moyen de diagnostic des présentations et des positions. S'ils sont bons à prouver quelque chose, c'est surtout la valeur du nouveau mode d'investigation qui nous occupe.

Je termine ici cette revue, déjà longue, des travaux publiés jusqu'à ce jour sur l'auscultation obstétricale. J'ai fait tous mes efforts pour la rendre aussi complète que possible. Il m'eût été facile d'ajouter encore de nombreuses citations si j'avais voulu rapporter ce qui en a été dit dans quelques traités d'accouchements, soit français, soit étrangers, ou dans certains manuels qui s'occupent de diagnostic ou d'auscultation en général; mais il m'a paru inutile de faire connaître l'opinion des médecins, qui, n'ayant pas étudié la question par eux-mêmes, ont dû se contenter de quelques citations fort restreintes, mais suffisantes au point de vue où ils étaient placés.

PARTIE DIDACTIQUE.

DES RÈGLES A SUIVRE POUR PRATIQUER AVEC AVANTAGE L'AUSCULTATION OBSTÉTRICALE.

Peu de médecins aujourd'hui contestent l'utilité de ce nouveau mode d'investigation dans la pratique des accouchements, mais un très-grand nombre est loin de lui accorder le degré d'importance qu'il me paraît mériter. L'inexpérience de beaucoup d'entre eux, une opposition systématique de quelques-uns, expliquent, en partie du moins, la divergence d'opinions qui règne à cet égard ; il faut tenir compte aussi de l'oubli de règles essentielles, selon moi, quoique repoussées comme superflues par des hommes fort distingués d'ailleurs. On dirait, en effet, d'après les auteurs auxquels je fais allusion, que l'auscultation obstétricale ne réclame aucune des précautions dont on reconnaît la nécessité quand il s'agit de son application aux maladies de poitrine ; beaucoup d'élèves quittent encore les bancs de l'école sans avoir jamais placé l'oreille sur le ventre d'une femme enceinte. La plupart de ceux qui ont ausculté l'ont fait dans des circonstances si rares et dans des conditions si défavorables, qu'il s'en est suivi des résultats négatifs ou incomplets, peu propres, dans tous les cas, à inspirer de la confiance dans l'emploi de ce moyen. D'un autre côté, on aurait tort de s'imaginer qu'il suffit d'une grande habitude de l'auscultation thoracique pour que, dès le début, on soit apte à pratiquer fructueusement l'auscultation obstétricale. Laennec lui-même avait reconnu qu'il n'en est pas ainsi, lorsqu'il disait que *l'étude des bruits de la grossesse exige in-*

comparablement plus d'attention que celle de tous ceux que présentent les maladies de poitrine. M. P. Dubois a déclaré que, pour être réellement fructueux, ce nouveau mode d'investigation exigeait une habitude qui ne s'acquiert que par des essais multipliés. Un peu plus loin dans son mémoire, il indique qu'il y a eu dans ses recherches un temps qu'il appelle *d'apprentissage,* et c'est à cette période qu'il rapporte la plupart des cas dans lesquels ses investigations sont restées sans résultat. Tous les auteurs qui se sont sérieusement occupés de la question, Newman-Sherwood, Hohl, Naegele fils, etc., ont émis la même opinion. M. Carrière, qui avait déjà une grande habitude de l'auscultation thoracique au moment où il commença ses investigations chez les femmes enceintes, avoue franchement qu'il lui arriva plus d'une fois, dans ses premiers essais, d'abandonner ses recherches sans avoir entendu aucun des bruits qu'il cherchait à constater. Depuis qu'il a acquis une plus grande habitude, ses tentatives ne sont jamais restées infructueuses. A ces nombreux témoignages, qui s'accordent tous pour démontrer la nécessité d'un long exercice dans ce genre d'exploration, j'ajouterai les résultats de mon expérience personnelle et ceux qui m'ont été fournis par les élèves que je dirige depuis longtemps dans leurs études obstétricales. Pour mon compte, j'ai cru devoir me familiariser, par des explorations journalières continuées pendant longtemps (plus d'une année), avec l'auscultation des femmes enceintes, et il m'a été facile de saisir les progrès de ce que j'appellerai l'éducation de mon oreille. Les battements du cœur fœtal, que d'abord j'avais eu beaucoup de peine à distinguer, même dans des grossesses très-avancées, devinrent faciles à reconnaître à quatre mois et même à trois mois et demi. Mais il ne s'agit pas seulement, comme on le verra plus tard, de constater l'existence des bruits du cœur ou du souffle utérin ; il faut savoir saisir les nuances nombreuses que chacun d'eux peut offrir sous le rapport de la force, de la régularité, du timbre, etc.: c'est à cette seule condition qu'on peut espérer de trouver dans l'auscultation tous les avantages qu'elle peut fournir à l'art obstétrical. Les faits qui ont servi de base à mon premier mémoire sont postérieurs à ce long temps d'apprentissage, et, par conséquent, de nature à inspirer toute confiance dans les résultats que j'ai cru pouvoir en faire découler.

Les élèves qui ont suivi mes cours pratiques d'accouchements ont tous rencontré d'assez grandes difficultés dans leurs premières tentatives ; il en est même quelques-uns qui, tout en ayant le sens de l'ouïe fort délicat, ne parvenaient à constater simplement l'existence des pulsations fœtales ou du bruit de souffle qu'après plusieurs mois d'essais souvent réitérés. J'ai pu nombre de fois m'assurer qu'il ne suffisait pas de savoir ausculter dans les maladies de poitrine pour que les premières difficultés se trouvassent facilement aplanies dans l'étude de l'auscultation obstétricale. Des médecins exerçant déjà depuis quelques années, quelques-uns même ayant fait de l'auscultation en général une étude toute spéciale, étaient arrêtés par les mêmes difficultés qu'un simple élève tout à fait à son début; il est incontestable cependant, d'une manière générale, que l'habitude déjà acquise de se servir du stéthoscope abrége le noviciat. Enfin je dois ajouter que, chez quelques personnes, le sens de l'ouïe manque d'une certaine délicatesse, à laquelle l'exercice peut suppléer partiellement, mais qu'il est incapable de remplacer d'une manière complète.

De ce qui précède, il résulte qu'on ne saurait trop se familiariser avec cette nouvelle application de la découverte de Laennec. Les élèves et les médecins comprendront la nécessité de profiter de toutes les occasions, et les hommes qui se sont donné ou qui ont reçu la noble mission de les diriger s'efforceront d'imprimer à cette branche de l'enseignement un développement encore trop restreint aujourd'hui. Il y a à peine quelques années qu'on s'en occupe sérieusement en France, et malgré tous les avantages qu'offre sous ce rapport la clinique d'accouchements de la Faculté, il reste encore une lacune à remplir. Il serait facile, par exemple, d'y instituer un cours pratique d'auscultation, auquel les élèves et les médecins ne manqueraient pas de se rendre, comme ils le font pour s'exercer au toucher et au diagnostic de la grossesse en général. Pendant mon internat à la Clinique, secondé que j'étais par la bienveillance de M. le professeur Dubois, j'avais fait de l'auscultation obstétricale le sujet d'un cours pratique spécial ; je l'ai continué pendant que j'étais chef de clinique de la Faculté, et toujours j'ai pu constater qu'il avait de grands avantages pour les élèves, sans qu'il en résultât des inconvénients pour les femmes qui étaient soumises à notre examen.

Mais, pour que ce mode d'exploration soit utile et exempt d'inconvénients ou de dangers pour les femmes auxquelles on l'applique, il demande à être employé avec discernement et entouré de précautions que je vais faire connaître maintenant.

Les différents bruits qui appartiennent à la grossesse ne sauraient être perçus à toutes les époques, tantôt parce qu'ils sont trop faibles, tantôt parce qu'ils n'existent pas encore, quelques-uns parce qu'ils manquent chez certaines femmes pendant toute la durée de leur gestation. Le plus ordinairement, le premier bruit que l'oreille saisit est celui qui résulte des mouvements actifs du fœtus, et cela n'a lieu qu'à la fin du troisième mois ; en général aussi, le souffle utérin peut être constaté une ou deux semaines avant les pulsations du cœur fœtal ; quant à un autre bruit de souffle beaucoup plus rare que le précédent, et qui a son siège dans la circulation fœtale; il n'est entendu qu'à une époque beaucoup plus avancée, de telle sorte qu'on peut établir que l'auscultation n'a quelque chance de succès qu'à partir de la treizième ou de la quatorzième semaine; et encore, à cette époque, ses avantages se bornent-ils à permettre une simple constatation. Je me contente pour le moment de cette indication générale, devant plus tard, à l'occasion de chaque bruit en particulier, insister davantage sur le moment où chacun peut être entendu pour la première fois.

Une des conditions les plus importantes pour assurer le succès de l'examen consiste à disposer les femmes à une docilité complète; il suffit le plus ordinairement, pour atteindre ce but, de les mettre au courant, par une courte explication, de l'investigation à laquelle on va se livrer, de leur en expliquer le but, et surtout de les bien persuader qu'elle n'a rien qui puisse alarmer leur pudeur ou leur faire redouter quelque souffrance. Je n'ai jamais rencontré, dans la pratique particulière, de femme qui repoussât cet examen. Si, dans les hôpitaux, il y quelquefois des difficultés à vaincre sous ce rapport, cela tient sans doute à l'éloignement de la famille et à cette espèce d'isolement dans lequel se trouvent placées les femmes qui viennent cacher leur faute ou leur misère dans les maisons qui leur sont ouvertes par la charité publique. Au reste, leur répugnance est bien moins grande pour ce genre d'exploration que pour le toucher, par exemple, et elle devient nulle, en général, lorsqu'une première tentative leur a permis de constater sa simplicité.

Chaque fois qu'il s'agira d'apprécier des modifications, des nuances dans les bruits de la gestation, lorsque les recherches porteront sur des femmes dont la grossesse sera peu avancée, et qu'on aura à recueillir des phénomènes profonds et peu développés, il faudra éloigner avec soin tous les bruits étrangers et choisir une chambre où règne le silence le plus complet. Une salle d'accouchements, surtout lorsque plusieurs femmes s'y trouvent réunies pour l'accomplissement de la même fonction, est peu propre à favoriser les résultats que l'auscultation peut fournir. Les précautions, sous ce rapport, seront beaucoup moins impérieuses si la femme est près de son terme et si le but de l'exploration est la simple constatation du souffle ou des doubles pulsations. Ai-je besoin d'ajouter que plus on aura d'habitude, et plus on sera apte à triompher des conditions opposées à celles que je recommande, mais qu'il n'est pas toujours possible d'obtenir?

Il est aussi très-convenable, mais non pas d'une nécessité absolue, de s'assurer que la vessie et le rectum ne sont pas distendus par l'urine ou les matières fécales. Indépendamment des bruits que l'une de ces circonstances pourrait provoquer dans la cavité abdominale, il est facile de comprendre qu'elles auraient pour résultat d'en rendre les parois moins dépressibles, de maintenir, par conséquent, le stéthoscope plus éloigné des différentes régions du fœtus, et de faire que la pression qui doit être exercée avec cet instrument devînt pénible et quelquefois insupportable pour la femme. C'est sans doute pour des raisons de la même nature que certains auteurs ont donné le conseil de procéder à l'examen le matin et lorsque les femmes étaient à jeun. Tout en reconnaissant que ce précepte n'est pas dépourvu d'une certaine utilité, je n'hésite pas à dire qu'il est beaucoup moins important que ceux qui précèdent, et je me fonde en cela sur mon expérience personnelle.

A mon avis aussi, la seule position convenable à donner aux femmes est le décubitus dorsal. Presque tous les médecins qui ont écrit sur l'auscultation des femmes enceintes ont donné ce conseil, et je n'ai pas été peu surpris de voir M. Monod ne vouloir y recourir que dans les cas où l'utérus était encore renfermé dans la cavité pelvienne, le regardant comme à peu près inutile lorsque cet organe est venu s'appliquer contre les parois abdominales; car alors, à de rares exceptions près, il veut que l'exploration soit faite, la femme étant assise ou debout.

La position horizontale permet de prolonger les recherches sans fatigue pour la patiente. En lui faisant fléchir modérément les jambes et les cuisses, on place les parois abdominales dans un relâchement favorable; on évite ou l'on diminue le bruit qui peut résulter de la contraction musculaire, inséparable des autres situations; on peut de la sorte beaucoup mieux déterminer le développement du globe utérin, et cela n'est pas indifférent quand il faut fixer avec précision le siége des phénomènes stéthoscopiques. Il est facile, d'ailleurs, quand on fait l'examen des régions latérales, de porter le stéthoscope beaucoup plus en arrière; il suffit pour cela de faire coucher alternativement la femme sur l'un et l'autre côté, et, de cette façon, l'utérus peut être exploré dans presque toute sa circonférence.

Quand on peut choisir, il convient de donner la préférence à un lit ou tout autre meuble suffisamment élevé, pour que l'observateur ne soit pas dans la nécessité de prendre une position pénible et par trop fatigante, qui ne pourrait manquer de nuire à la netteté des perceptions, en produisant des congestions vers la tête et des bourdonnements dans les oreilles. Il pourrait devenir nécessaire, ne fût-ce que pour répéter certaines expériences qui ont été tentées par les auteurs, qui ont fixé en dehors de l'utérus le siége du bruit de souffle, de faire placer les femmes sur les genoux et les coudes; cette position assez pénible, comme il est facile de le comprendre, ne saurait être conservée longtemps. Elle a été conseillée dans le but de faire cesser, ou du moins de diminuer considérablement la pression que l'utérus gravide exerce sur les vaisseaux placés dans le voisinage du détroit supérieur. Je n'ai pas besoin de dire qu'elle est inapplicable comme méthode générale et qu'elle doit être réservée pour des circonstances exceptionnelles.

La position que doit prendre l'observateur pendant ses recherches n'est pas moins importante à connaître. En général, c'est debout et légèrement courbé qu'il doit les faire ; si le lit était très-bas, il devrait se placer à genoux. Dans l'un et l'autre cas, il doit être à droite pour explorer la région correspondante de l'utérus, et à gauche pour l'autre côté. On peut à la rigueur se servir de l'une ou de l'autre oreille dans cette double circonstance ; néanmoins l'oreille gauche convient plus spécialement pour le côté droit, et la droite pour la région opposée. Je regarde comme une très-mauvaise pratique celle qui consiste à faire l'examen sans se porter alternativement à droite et à gauche de la femme. C'est cependant une manière de procéder qui est très-familière aux élèves et à certains médecins, qui ne comprennent pas combien il importe de ne rien négliger de ce qui peut conduire aux résultats les plus complets.

Parmi les nombreux auteurs qui ont écrit sur l'auscultation obstétricale, il en est peu qui conseillent d'explorer à travers les vêtements ordinaires qui recouvrent le ventre. Ritgen et M. Monod sont à peu près seuls de cet avis. Les autres recommandent de ne laisser qu'un vêtement léger, comme la chemise, par exemple. C'est ainsi en effet qu'il faut se comporter, et je ne suppose pas qu'on puisse encore aujourd'hui soutenir une opinion contraire. Le raisonnement, et, ce qui vaut encore beaucoup mieux, l'expérience, ont définitivement jugé ce point qui n'aurait pas dû, ce me semble, être mis en question. Il est même incontestable que l'examen fait à nu serait encore préférable, et pour ma part c'est ainsi que je le pratique dans tous les cas douteux ou difficiles. En général,

je laisse la chemise après avoir pris le soin d'en effacer les plis
et pourvu qu'elle ne soit pas d'un tissu trop roide ou trop
épais ; car dans ces cas, qui se reproduisent souvent dans les
hôpitaux, je la remplace par une serviette fine. Est-il nécessaire d'ajouter que le corset ou tout autre vêtement comprimant le thorax doivent disparaître, comme pouvant produire pour la femme une gêne qui la rend moins patiente et
qui nuit au succès des recherches?

Mais de toutes les questions se rattachant au mode d'exploration, il n'en est pas qui ait été plus diversement résolue
que celle qui consiste à déterminer s'il est préférable de se
servir de l'oreille nue ou de l'oreille armée du stéthoscope.
Des hommes de mérite et ayant une grande expérience ont
défendu l'une et l'autre de ces deux manières de procéder ;
quelques-uns ont pensé qu'il ne devait y avoir rien d'exclusif
sous ce rapport, en admettant que tantôt il fallait préférer
l'auscultation médiate et tantôt l'auscultation immédiate.
M. de Kergaradec assure qu'on peut mettre en usage ces
deux procédés avec un avantage à peu près égal ; il croit
toutefois qu'en ne se servant pas du stéthoscope on peut em-
brasser une plus grande surface et rendre plus facile la découverte des points où se passent les phénomènes. L'instrument permettrait ensuite d'en saisir les nuances avec plus de
netteté. En se résumant cependant, il en recommande l'usage
d'une manière générale, mais par la seule raison que, dans
ces sortes de recherches, le médecin doit agir avec la plus
grande circonspection, et cela ainsi qu'il l'a fait pressentir
sans le dire formellement, pour ne pas alarmer la pudeur
des femmes. Haus, Ulsamer et quelques autres le repoussent
d'une manière à peu près absolue. MM. P. Dubois, Hohl,
Newman-Sherwood, Naegele fils, Carrière, d'Azerailles. etc.,
lui reconnaissent, au contraire, des avantages incontestables.
Quoique M. Stoltz ait écrit que l'oreille nue convient pour

les cas où les parois abdominales sont immédiatement appliquées sur l'utérus, et le stéthoscope pour ceux où il faut déprimer les parties, M. Carrière, son élève, nous apprend qu'il se sert le plus ordinairement de ce dernier instrument.

Quant à moi, la supériorité de l'auscultation médiate ne saurait être l'objet d'un doute, et il me suffira pour la démontrer de rappeler ici les avantages et les inconvénients de ces deux procédés.

Je dirai d'abord que l'auscultation immédiate ne pourrait être appliquée d'une manière fructueuse dans les premiers mois de la grossesse, lorsque l'utérus dépasse à peine le détroit supérieur. Il en serait de même dans les cas, moins rares qu'on ne le suppose en général, où cet organe, s'élevant à une hauteur plus considérable dans le ventre, est cependant séparé des parois de cette cavité par des circonvolutions intestinales, ou par une couche de liquide plus ou moins épaisse. L'oreille nue ne peut être employée sans que des rapports considérables en surface s'établissent entre les parois de l'abdomen et la région temporo-faciale de l'observateur. De cette circonstance résultent, premièrement, des bruits de frottement inséparables d'un contact aussi étendu, soit que les vêtements, les cheveux ou la barbe les produisent ; en second lieu, et cette observation n'avait pas échappé à Laennec, pour déprimer de la sorte les parties qui nous séparent de l'utérus, il faut employer une force beaucoup plus grande, et l'observateur augmente ainsi le bruit qui résulte de la contraction de ses propres muscles ; troisièmement, alors même que la grossesse est très-avancée et surtout lorsqu'il y a tendance à l'obliquité utérine antérieure, il est certains points qu'on ne peut explorer convenablement, ceux qui sont voisins des régions inguinales, par exemple. J'ajoute que, malgré toute la réserve et toute la décence qu'on peut apporter dans cet examen, le mode d'exploration a quelque chose qui

alarme la pudeur d'un certain nombre de femmes, et que
quelquefois, pour cette raison, on la fait malgré soi d'une
manière fort incomplète. Il n'est pas non plus sans inconvénients pour le médecin ; il fait prendre à sa tête une
situation beaucoup plus déclive qui, en facilitant l'abord du
sang, crée de nouveaux bruits, et rend la perception de
ceux qu'on a intérêt à connaitre beaucoup moins nette. Disons enfin que, tout en admettant en principe que le médecin doit toujours faire abnégation de lui-même, il lui est
bien permis de rendre l'exercice de sa profession moins pénible et moins désagréable, pourvu que l'intérêt de la science
et de l'humanité n'ait pas à en souffrir. Or, dans bien des
circonstances, l'auscultation immédiate a quelque chose de
repoussant. La misère de certaines femmes, la malpropreté
qui l'accompagne souvent, quelquefois des maladies dange-
reuses, justifient suffisamment les précautions qu'il croit devoir prendre dans son propre intérêt.

Les plus grands avantages du stéthoscope sont de rendre
l'audition des bruits de la grossesse plus facile et plus nette,
d'en mieux faire apprécier les limites, de permettre de les
distinguer les uns des autres, quand ils sont confondus, et
de faire constater, sous le rapport de l'intensité, des nuances
qui échappent le plus souvent, quand on procède avec l'o-
reille seule. De pareils résultats ont un plus haut intérêt
pratique qu'on ne pourrait le supposer de prime abord. Ce
n'est pas que j'admette que l'instrument, en réunissant les
ondes sonores, ajoute à l'intensité des sons, d'une manière
absolue ; mais je crois qu'il permet de les aller chercher plus
près de leur origine, et qu'il place ainsi l'observateur dans
des conditions plus favorables.

Et en effet, durant toutes les périodes de la grossesse,
pendant lesquelles existent des bruits qu'il est possible de
recueillir, le stéthoscope est applicable et permet d'explorer

une plus ou moins grande partie du globe utérin, qu'on peut aller chercher, pour ainsi dire, jusque dans la cavité pelvienne. A peu près constamment, dans les cas où j'ai pu entendre le bruit de souffle ou les battements du cœur fœtal, la grossesse n'étant encore parvenue qu'à trois mois ou trois mois et demi, c'est avec le secours de cet instrument, les résultats obtenus par l'auscultation immédiate ayant été ordinairement négatifs. On aurait tort d'arguer de ce qui se passe quand il s'agit de l'auscultation de la cavité thoracique. J'accorde que, dans cette circonstance, les avantages de l'auscultation médiate et de l'auscultation immédiate sont à peu près égaux, et que les différences résultent, en général, de la plus ou moins grande habitude. Mais je maintiens qu'il n'en est pas ainsi quand il s'agit de l'auscultation obstétricale, et mon opinion repose sur une longue expérience et sur des recherches consciencieusement faites.

Nous avons vu que la pression qu'on peut opérer avec l'oreille porte nécessairement sur une large surface, et que cela entraine de nombreux inconvénients. Avec le stéthoscope, au contraire, on agit sur un point limité; on ne détermine aucun bruit de frottement, pourvu qu'on s'y prenne comme je l'indiquerai plus tard. Enfin, dans la très-grande majorité des cas, on peut, sans effort et sans danger, faire disparaitre la couche de liquide amniotique qui sépare certaines parties du fœtus des régions de l'utérus qui leur correspondent. Cette proposition pourra faire naitre quelques doutes dans l'esprit de ceux qui sont habitués à voir, dans la grossesse, un véritable état de distension pour l'organe gestateur. Mais il y a dans cette opinion une erreur trop généralement répandue, et qui repose très-certainement sur des faits qui s'écartaient de la règle générale. Quand les différentes évolutions qui s'accomplissent pendant la grossesse se succèdent avec régularité, l'utérus reste souple et compressible à toutes les époques, et cela ordinairement à un degré considérable. Très-près du terme, on pourrait encore ajouter à l'eau de l'amnios qu'il renferme un ou deux litres de liquide, avant d'arriver à en distendre véritablement les parois. Plusieurs fois, chez des femmes qui avaient succombé au terme de leur grossesse sans être délivrées, et l'œuf étant encore dans toute son intégrité, j'ai pu constater la vérité de l'assertion que j'émets.

Il est donc incontestable que les parois utérines peuvent être déprimées et appliquées, pour ainsi dire, sur les diverses régions du fœtus. Les avantages de l'auscultation immédiate, sous ce rapport, sont faciles à pressentir; il suffira d'ailleurs de quelques tentatives dirigées dans ce but pour les rendre évidents.

La forme du stéthoscope n'est pas indifférente. Nous avons déjà vu que Hohl s'était occupé de le perfectionner, et j'ai fait connaître la forme particulière qu'il avait donnée à son métroscope. Il était à peu près le seul qui fût entré dans cette voie, lorsqu'en 1836, pendant que j'étais interne à la clinique d'accouchements, ayant reconnu tout ce qu'avait de défectueux l'instrument ordinaire, j'essayai de le rendre plus commode et plus directement applicable aux recherches toutes spéciales dans lesquelles il devait servir. Après d'assez nombreux essais que je mis chaque fois à l'épreuve de l'expérience, je m'arrêtai enfin à un modèle que je fis exécuter dans les ateliers de M. Charrière. Selon les habitudes du commerce, et pour le distinguer des nombreuses modifications introduites par les médecins dans celui qui sert à l'examen des maladies thoraciques, on lui donna mon nom, qu'il a conservé depuis. M. Charrière, qui en a beaucoup vendu, pourrait dire combien il se popularisa, et je suis heureux de voir qu'aujourd'hui il est à peu près le seul employé pour l'examen des femmes enceintes, d'autant mieux qu'il peut

servir avec un égal avantage pour l'auscultation de la poitrine. Voici, du reste, sa description : la figure 3 le reproduit
avec beaucoup de fidélité.

Fig. 3.

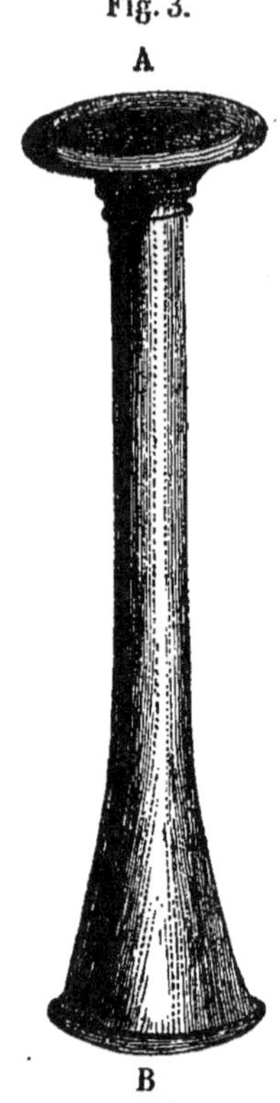

Sa longueur est de 6 pouces, moindre, par conséquent,
que celle du stéthoscope de Hohl. Au reste, l'exagération,
dans ce sens, paraît peu défavorable, et je le préfère de
beaucoup à un raccourcissement extrême, comme dans l'instrument que M. Chailly croit avoir imaginé, quoique, dans
celui qu'il donne pour tel, il ait exactement copié le mien, à
la différence de longueur près. Si ce que j'ai dit plus haut
des avantages du stéthoscope est vrai, on comprend qu'en

le raccourcissant outre mesure, de manière à lui donner la forme d'un coquetier, on puisse le rendre plus portatif; mais on le prive de l'une de ses conditions les plus importantes, et cela sans la plus petite compensation.

De ses deux extrémités, l'une est auriculaire et l'autre abdominale. La première (A) est représentée par une plaque exactement circulaire, qui a 5 millimètres d'épaisseur et dont le diamètre est de 5 centimètres. De ses deux faces, l'une se continue par sa partie centrale avec le reste de l'instrument, et elle est légèrement convexe; l'autre est libre et destinée à s'appliquer sur le conduit auditif externe; elle est concave et présente au centre l'orifice du canal qui règne dans toute la longueur de l'instrument. La concavité est telle qu'une ligne verticale menée de la tangente au centre, dans le point le plus excavé, offre une longueur de 6 millimètres. Elle ne présente, du reste, aucune saillie, et c'est en cela surtout que mon instrument diffère de celui préconisé par Hohl. Les bords en sont parfaitement arrondis.

L'extrémité abdominale (B) est renflée, de forme conique et à base libre, terminée par un bourrelet arrondi, considérable, dont l'épaisseur a près d'un centimètre. On comprend toute l'utilité d'une pareille disposition, puisque c'est par là que l'instrument doit porter et presser sur le ventre. Elle permet d'éviter les douleurs souvent insupportables que font éprouver les cercles d'ivoire assez minces qu'on a l'habitude de placer en ce point, dans le stéthoscope ordinaire.

Cette partie conique est longue de 5 centimètres, présente un diamètre de 4 centimètres et demi à sa base, et de 15 millimètres à ce que j'appellerai son sommet, qui se prolonge, en conservant les mêmes dimensions, jusqu'à la plaque supérieure précédemment décrite. Le canal central a 8 millimètres de diamètre jusqu'au moment où commence la

portion conique ; là , il s'élargit et prend une forme que reproduit celle que nous avons vu exister à l'extérieur.

C'est au bois de cèdre que je me suis arrêté pour la con-
fection de l'instrument, qui ne présente, comme on l'a vu,
aucune brisure, circonstance favorable sur laquelle je
n'ai pas à m'étendre ici. Sans accorder à ce bois une
grande supériorité, pour la transmission des sons , sur celui
d'ébène, qui est aussi assez souvent employé, il m'a paru cependant qu'il offrait quelques avantages sous ce rapport. Il
en a d'ailleurs un autre qu'il ne faut pas dédaigner, c'est la
modicité de son prix, ce qui permet d'établir l'instrument à
très-bon compte.

Je me contenterai de signaler le stéthoscope flexible
de Comins, qui n'a aucune utilité et dont personne ne se
sert.

Ces notions préliminaires étant données, plaçons l'élève
ou le praticien auprès de la femme à examiner ; indiquons
la marche qu'il faudra suivre, les difficultés à vaincre et
les causes d'erreur qui pourront se présenter. J'ai déjà dit
qu'avant de commencer, il convenait, par quelques courtes
explications, de disposer favorablement le moral des femmes : c'est chose facile en général, surtout quand on a fait
comprendre qu'il n'y avait dans l'examen rien de douloureux ou qui pût alarmer la pudeur. Il est utile quelquefois,
pour rassurer quelques esprits très-timorés, de montrer l'instrument ; on réussira surtout auprès de certaines femmes,
en faisant valoir tout ce que ce mode d'exploration peut
avoir d'utile pour l'enfant, etc.

Les difficultés pour parvenir à un résultat positif seront
d'autant plus grandes que la grossesse sera moins avancée,
ce qui tient aux deux circonstances suivantes : premièrement,
à la faiblesse des bruits, et, en second lieu , à la situation
de l'utérus, qui, dans les premiers mois , est renfermé en

grande partie dans la cavité pelvienne, et, par conséquent, soustrait aux moyens ordinaires d'investigation.

Mais à cela ne se bornent pas tous les obstacles; il en est qui se rencontrent à d'autres époques, et quelquefois à terme ou près du terme : je veux parler de ceux qui résultent de l'indocilité de certaines femmes que rien ne peut calmer. Ce sont là de mauvaises conditions peu propres à mettre en relief les avantages de l'auscultation ; mais on ne saurait invoquer ces faits, heureusement fort rares, contre la méthode en général. Ce n'est pas elle qui fait défaut dans ces circonstances; il est cependant bon de les connaître pour en tenir compte.

L'utérus est quelquefois le siége, pendant toute la durée de la grossesse, et plus souvent dans les deux ou trois derniers mois, de contractions séparées par des intervalles très-variables, contractions le plus communément indolores, dont les femmes n'ont pas, en général, la conscience, dont quelques-unes cependant, plus attentives aux phénomènes qui se passent en elles, s'aperçoivent à un sentiment de pesanteur ou de resserrement dans les régions occupées par la matrice, avec durcissement particulier du ventre. Pour que ces contractions indolores puissent être regardées comme un phénomène purement physiologique, il faut qu'elles ne dépassent pas certaines bornes, au delà desquelles elles constituent un accident qui peut compromettre la grossesse, et contre lequel l'art a d'utiles moyens à employer. Cet état, qui se développe souvent spontanément, et dont il serait difficile d'indiquer la cause première, s'exagère aussi sous l'influence de certaines conditions dont l'action est facile à saisir. Les mouvements actifs du fœtus, les manipulations opérées à travers les parois abdominales, etc., sont dans ce cas. On comprend dès lors qu'il faille s'attendre à le rencontrer et quelquefois à le voir augmenter pendant qu'on se livre aux recherches stéthoscopiques. Or, quand l'utérus a perdu sa souplesse, et qu'il ne peut être déprimé pour permettre à l'instrument de s'appliquer en quelque sorte contre le fœtus lui-même, on perd une grande partie des avantages que fournit l'auscultation médiate ; mais, dans ces cas, il suffit de savoir attendre, ces contractions, sollicitées ou exagérées par les premières applications de l'instrument, se calment bientôt dans l'immense majorité des cas, et laissent à l'organe toute sa souplesse. J'ai cependant rencontré deux femmes chez lesquelles l'examen ne put être complet à cause de cette espèce d'irritabilité de l'utérus, qui menaçait de provoquer un travail prématuré. L'action de l'opium en lavement est ordinairement toute-puissante dans les cas de ce genre, et on ferait bien d'y recourir préalablement s'il était d'un haut intérêt de mettre à profit les avantages de l'auscultation.

Si les contractions que je viens de rappeler, et qu'on ne connaît pas assez généralement, peuvent nuire au succès de l'examen, ce résultat s'observe d'une manière bien plus fâcheuse encore pendant le travail de l'accouchement, et au moment de la douleur surtout. Chez certaines femmes, les contractions se renouvelant avec force et rapidité, l'auscultation ne peut être pratiquée que d'une manière fort incomplète, à cause de leur impatience et de leur agitation. On sait qu'il y a sous ce rapport de très-grandes différences; je ne conseillerai donc pas aux personnes peu expérimentées dans ce nouveau genre d'exploration de débuter sur les femmes en travail, et cependant le plus ordinairement, en choisissant les intervalles qui séparent les douleurs, et en accordant à l'examen tout le temps et toute la patience nécessaires, on découvrira les phénomènes qu'on aurait perçus avant la mise en jeu de la contractilité de la matrice, et avec l'habitude nécessaire, on sera en mesure d'apprécier les modifications diverses qui peuvent survenir, et d'en tirer toutes les déductions pratiques qui ont quelque utilité.

Les parois abdominales sont chez quelques femmes d'une sensibilité tellement vive, qu'elle rend insupportable la plus légère pression. Cette sensibilité, à laquelle la matrice est tout à fait étrangère, peut être générale ou n'occuper qu'une région plus ou moins restreinte. J'ai rencontré dans mes recherches un cas qui rentrait dans la première catégorie, et deux qui se rapportaient à la seconde. Dans d'autres circonstances, une douleur limitée à un point assez circonscrit, et tout à fait indépendante d'un état de contraction, paraît exister dans le tissu utérin même : c'est le plus ordinairement vers la partie supérieure et latérale droite de l'organe qu'elle a son siége ; on a même pensé qu'elle correspondait à l'insertion du placenta. Quoi qu'il en soit, ces diverses conditions nuisent au succès de l'auscultation, en le rendant difficile, incomplet, et quelquefois même impossible.

J'ai déjà fait voir tout ce qu'avait de défavorable un état de tension un peu exagéré des parois à travers lesquelles on explore, soit que cela dépende de la contraction utérine, de l'exagération dans la quantité du liquide amniotique, d'un épanchement un peu considérable dans la cavité péritonéale, et j'ajoute maintenant de l'accumulation d'une notable quantité de graisse dans le tissu cellulaire sous-cutané, ou de plusieurs de ces circonstances réunies. Mais il n'a pas encore été question d'une condition tout à fait opposée à celles qui précèdent, et qui peut cependant créer de nouveaux obstacles, heureusement faciles à vaincre : je veux parler d'une souplesse et d'une flaccidité des parois abdominales, qu'on observe surtout chez les femmes qui ont eu de nombreux enfants, ou qui sont devenues très-maigres après avoir eu un certain embonpoint. Cet état, très-favorable à la dépression de l'utérus, nuit à l'exacte application du stéthoscope en rendant son glissement très-facile, de telle sorte qu'après l'avoir d'abord placé sur un point bien déterminé, il se trouve sous l'influence du plus léger mouvement, qui passe souvent inaperçu, transporté sur une région de l'utérus différente de celle qu'on croyait explorer, ou même complétement en dehors de cet organe.

On évite cet inconvénient en ayant soin de tenir le stéthoscope dans une direction perpendiculaire à la partie de l'organe sur laquelle on agit; ce n'est pas chose difficile avec un peu d'habitude, et pourvu qu'en exerçant avec l'oreille le degré de pression nécessaire, on ne dérange pas la situation première donnée à l'instrument. On obtient d'ailleurs par cette manière de faire un autre avantage non moins important; c'est celui qui consiste à faire éviter des frottements plus ou moins étendus sur les parois abdominales, frottements qui sont non-seulement douloureux pour les femmes, mais qui déterminent des bruits capables, dans certaines circonstances difficiles, de nuire à la perception de ceux qui tiennent à la grossesse. Ces frottements peuvent encore être produits par les cheveux ou les vêtements de l'observateur, et je n'ai pas besoin de dire qu'il faut prendre toutes les précautions nécessaires pour les éviter.

Les gaz et les matières fécales, en circulant dans le tube digestif, provoquent dans le ventre de certaines femmes des bruits si forts et si variés, qu'il peut devenir nécessaire de suspendre l'examen pour le reprendre quelques instants après, c'est-à-dire lorsque l'émotion, cause commune de leur production, a eu le temps de se calmer, ou lorsque, liés à une autre circonstance, on les a fait disparaître en vidant la vessie et le rectum. Ici, du reste, comme toujours, l'habitude de l'auscultation diminue la fâcheuse influence de leur intervention, et souvent ils cessent d'être un obstacle pour une oreille expérimentée.

Nous avons vu ailleurs qu'un des avantages du décubitus dorsal consiste dans le relâchement des muscles abdominaux ; mais il ne faut pas oublier qu'on ne l'obtient jamais d'une manière complète si on ne peut compter sur la volonté des femmes. Il faut donc leur faire comprendre la nécessité d'un abandon complet, et leur bien recommander de ne pas se livrer aux plus légers efforts. Plusieurs observateurs ont pensé qu'on pourrait de la sorte éviter le bruit qui est inséparable de toute contraction musculaire ; mais ils ont évidemment exagéré son importance. Il ne m'a jamais paru qu'il fût de nature à gêner d'une manière bien sérieuse l'audition des phénomènes stéthoscopiques qui dépendent de la grossesse.

Il est important de savoir, quand on se livre à ce genre de recherches, que le bruit de la respiration maternelle se propage quelquefois jusqu'à la portion de l'utérus qui avoisine le pubis. Cette circonstance, que j'ai rencontrée dans un certain nombre de cas, constitue une légère difficulté, mais ne saurait devenir une cause d'erreur sérieuse, et faire croire au souffle utérin, par exemple, à moins d'admettre que l'observateur fût novice ou grandement inattentif. Nous verrons plus loin combien il est facile de remonter à la source de cette espèce de souffle, qui est le résultat de la pénétration de l'air dans les dernières ramifications bronchiques.

Il n'en est pas de même des battements du cœur de la mère, qui sont transmis, dans certains cas difficiles à expliquer, jusqu'à la partie inférieure du ventre : ici, on le devine, l'erreur est plus facile, et elle a été souvent commise, au moins momentanément, même par des hommes expérimentés. Quand les bruits sont purs et sans mélange d'aucun souffle, affaiblis qu'ils sont par la distance qui les sépare de leur origine, il est possible un instant de s'en laisser imposer et de croire à la vie d'un enfant qui est cependant

mort, ou à la réalité d'une grossesse qui n'existe pas.
L'erreur se comprendra bien mieux encore si, naturellement
ou accidentellement, la circulation de la femme est accélérée
de manière à se rapprocher plus ou moins du rhythme de la
circulation fœtale ; elle pourrait aller même, dans ce cas, jusqu'à faire croire à l'existence d'une grossesse gémellaire.
Admettons d'ailleurs, ce que l'expérience m'a fait rencontrer
trois ou quatre fois, qu'avec ces battements du cœur maternel se propageant tout le long des parois abdominales,
existe un souffle intense ayant la même origine, on croira
facilement, si on se borne à un examen superficiel, avoir constaté la présence du souffle utérin, qui manque peut-être ou
qui existe dans un lieu tout différent. Je me borne pour le
moment à signaler la possibilité de toutes ces conditions:
c'est en faisant l'histoire du souffle utérin et des battements
du cœur fœtal que j'indiquerai le diagnostic différentiel qu'il
est en général facile d'établir; ce sera aussi en étudiant un
bruit de souffle que j'appellerai fœtal, et qu'on a pu confondre quelquefois avec le véritable souffle utérin, que
j'en exposerai les caractères distinctifs.

Pour faciliter les recherches et arriver le plus promptement possible aux résultats désirés, il importe de suivre un
ordre qui devra, du reste, varier selon les cas et le but qu'on se
propose. S'agit-il, par exemple, d'une grossesse peu avancée
et dont l'existence est encore douteuse, c'est à la partie inférieure du ventre seulement qu'on s'adressera, et c'est plus
particulièrement sur la région médiane, au-dessous du pubis,
qu'on placera l'instrument, qui devra prendre, en déprimant
les parois abdominales, une direction verticale relativement
au plan du détroit supérieur; il faudra, à plusieurs reprises
et à des jours différents, renouveler l'exploration avant de
porter son jugement sur la possibilité ou l'impossibilité de
percevoir les bruits de la grossesse. A cette époque, en effet,

ils sont si fugitifs, des circonstances si nombreuses peuvent les faire varier, tant sous le rapport de leur siége que sous celui de leur intensité, qu'il serait imprudent de se prononcer, dans les cas surtout où le résultat serait négatif, sans avoir examiné cinq ou six fois au moins.

S'agit-il au contraire d'une grossesse de six, sept ou huit mois, et à plus forte raison d'une grossesse encore plus rapprochée de son terme : si l'on fait intervenir l'auscultation pour constater la vie de l'enfant, l'examen devra être complet, étendu à toute la portion du globe utérin qui est accessible à travers les parois du ventre, et plusieurs fois répété lorsque d'abord on n'aura rien entendu. Il en sera de même si l'on veut déterminer la situation de l'enfant relativement à l'utérus, et l'on comprendra, dans ce cas, la nécessité d'écouter partout, puisque c'est par l'appréciation de certaines nuances et de certains caractères, qu'on parvient à établir quels sont les rapports du cœur avec les parois de la matrice. En général, cependant, c'est au-dessus des régions inguinales, et surtout au-dessus de la gauche, qu'on peut de prime abord aller chercher les battements du cœur. Mais de là, si on les trouve, il faut les suivre dans toutes les directions ; comment être sûr, sans cette précaution, du lieu où ils existent avec le plus de force ? comment constater qu'il y a deux doubles pulsations comme dans les grossesses de jumeaux ?

Pendant l'accouchement, une fois qu'on est parfaitement fixé sur la manière dont l'enfant s'engage ou va s'engager dans le bassin, ce qu'il importe surtout d'apprécier, c'est l'influence du travail sur la vie fœtale ; les signes dont la science dispose pour mettre sur cette voie sont insuffisants et trompeurs. L'auscultation seule, à mon avis, peut les remplacer tous, et devra du moins, constamment, les contrôler. J'espère démontrer plus tard que sous ce rapport l'auscultation est aussi utile que le toucher, et pour ma part, une fois que je suis sûr de la bonne conformation du bassin, si je devais renoncer à l'un de ces deux modes d'exploration, je n'hésiterais pas à sacrifier le dernier pour conserver le premier. Ce qui précède fait suffisamment comprendre que je regarde comme indispensable d'explorer, non pas une fois, mais très-souvent, la circulation fœtale surtout, et je l'indiquerai quand il en sera temps, lorsque d'autres circonstances légitimeront quelques craintes.

L'examen stéthoscopique de l'utérus, lorsque cet organe a cessé de contenir le produit de la conception, a plutôt un intérêt scientifique que vraiment pratique, et il a pour but surtout d'éclairer l'histoire du bruit de souffle. Il se fait dans cette circonstance comme s'il s'agissait d'une grossesse de cinq à six mois; car, après l'accouchement, le volume de l'organe est encore tel qu'il atteint et dépasse même souvent la cicatrice ombilicale.

J'ai quelques mots à dire encore sur le degré de pression qu'il convient d'exercer avec le stéthoscope; mais on comprend qu'il me serait bien difficile de formuler à cet égard des règles positives; tout ce que je puis indiquer de plus général, c'est qu'il faut déprimer d'autant plus qu'une couche plus épaisse (solide, liquide ou gazeuse) est interposée entre le stéthoscope et le phénomène qu'on veut recueillir. On devine sans peine qu'il faut cependant, sous ce rapport, agir avec une prudence qui sera d'autant plus grande à l'égard de certaines femmes, qu'on aura reconnu nécessaire d'éloigner tout ce qui peut mettre en jeu ou augmenter la contraction utérine. Je ne puis m'empêcher de faire remarquer qu'une longue expérience a laissé dans mon esprit la conviction profonde que l'auscultation obstétricale convenablement pratiquée ne pourrait être nuisible que dans des cas infiniment rares et pour certaines organisations toutes spéciales.

J'ai conservé le souvenir de deux cas seulement où des contractions utérines prématurées parurent se développer à la suite de recherches stéthoscopiques. Elles eurent pour résultat un accouchement prématuré dans une de ces circonstances; dans l'autre, l'art put intervenir utilement. Ces faits, du reste, ne sauraient jeter aucune défaveur sur cette application de la découverte de Laennec; car en médecine, quel moyen ordinairement utile ne peut devenir nuisible dans des circonstances données, et, pour ne pas sortir de la spécialité, qui serait tenté de repousser le toucher parce qu'il a pu quelquefois offrir les mêmes inconvénients?

Toutes les règles qui précédent se rapportent uniquement à l'examen stéthoscopique pratiqué à travers les parois abdominales; mais nous avons déjà vu, dans la partie historique de cet ouvrage, qu'on avait songé à l'appliquer à cette portion de l'utérus qui n'est accessible que par le vagin, et nous savons que l'idée première du stéthoscope spécial que fit plus tard exécuter M. Nauche, sous le nom de métroscope, appartient à Maygrier. La portion vaginale de cet instrument, que j'ai fait représenter plus haut, se termine par une extrémité arrondie et polie qui doit être portée *à l'orifice extérieur du col de l'utérus;* ce sont les propres expressions de l'auteur; mais nulle part il ne donne les préceptes relatifs à cette application, qui est cependant loin d'être facile et qui n'est pas sans dangers. Les difficultés peuvent résulter de circonstances diverses. L'orifice externe de l'utérus est tellement petit, même au terme de la gestation, chez la plupart des femmes primipares, qu'il serait physiquement impossible, à moins de recourir à des violences nuisibles, d'y introduire l'extrémité du métroscope et de l'y maintenir. On ne pourrait pas non plus effectuer cette introduction dans les cas nombreux où existe une obliquité du col utérin, qu'elle soit ou non liée à une obliquité de l'organe tout entier; mais en admettant qu'elle fût possible chez toutes les femmes et à toutes les époques de la grossesse, qui pourrait regarder comme indifférentes ces excitations portées sur la partie la plus irritable de la matrice, sur celle qui tient en quelque sorte sous sa dépendance la faculté contractile de tous les autres points? Ai-je d'ailleurs besoin de faire observer tout ce qu'un pareil examen doit avoir de pénible pour les femmes? En trouverait-on beaucoup qui voulussent l'accepter? Si je m'en rapporte à ce que j'ai vu dans quelques tentatives que j'ai faites dans le but d'apprécier la valeur de cette manière de faire, les cas où on pourrait y recourir seraient fort rares, et je m'adressais cependant à des femmes chez lesquelles le sentiment de la pudeur n'avait rien d'exagéré. Je vais plus loin, et j'admets que l'application soit facile et dépourvue d'inconvénients, quels avantages peut-on espérer obtenir par cette voie? Serait-ce, comme le pense M. Nauche, de constater des battements dans les artères de l'utérus et du vagin? Mais le doigt ne conduit-il pas d'une manière bien plus simple à ce résultat? Serait-ce, comme il le veut encore, en distinguant les battements des vaisseaux du placenta, de reconnaître une insertion de cet organe sur l'orifice et d'apprécier les diverses modifications que peut présenter le bruit de soufflet? Mais d'abord ces insertions sont assez rares, et puis de pareilles idées sur la circulation placentaire, sur le siége et la valeur du bruit de souffle, n'ont plus cours dans la science. Que deviennent dès lors les inductions pratiques qu'il en tire? L'auteur convient lui-même qu'on parviendra bien rarement à saisir les battements du cœur de l'enfant; mais il admet qu'on entend facilement ses mouvements actifs dès le troisième mois de la grossesse, bien avant que la mère les sente, ou que le toucher fasse reconnaître le ballotement. Peut-être cette proposition serait-elle vraie, et le métroscope ferait-il apprécier des bruits tenant aux mouvements du fœtus et qui auraient échappé à tous les autres moyens d'investigation, si l'emploi de cet instrument ne soulevait des répugnances invincibles. Mais il ne faudrait pas porter son extrémité dans l'orifice de l'utérus, il suffirait de la conduire dans le cul de sac circulaire que le vagin présente à son insertion à la matrice.

En résumé, il résulte pour moi, de plusieurs tentatives faites à l'hospice de la Maternité pendant que j'y étais interne, que l'instrument de M. Nauche est le plus souvent repoussé par les femmes chez lesquelles on veut s'en servir, qu'appliqué comme le veut son auteur, il pourrait devenir nuisible en compromettant la grossesse, que ses avantages sont à peu près nuls, et que c'est à peine s'il offre quelque supériorité pour faire constater les premiers mouvements actifs du fœtus.

Il est bien entendu du reste que pour s'en servir il faudrait se conformer aux règles générales qui régissent l'introduction de tout instrument dans la cavité vaginale, et celle qui consiste à se servir d'un doigt comme d'un conducteur est sans contredit la plus importante.

Voilà ce que j'ai cru devoir dire de plus général sur les règles à suivre quand on veut pratiquer l'auscultation obstétricale. Il est encore quelques détails relatifs à l'exploration de certains bruits, qui trouveront naturellement leur place dans les pages qui vont suivre; j'ai cru devoir les omettre ici pour éviter des répétitions.

DES BRUITS DIVERS QU'ON PEUT PERCEVOIR QUAND ON AUSCULTE LE VENTRE D'UNE FEMME ENCEINTE.

Ces bruits sont très-nombreux, mais ils sont loin d'offrir tous un égal intérêt. Les uns, en effet, sont nécessairement liés à la grossesse, et ne peuvent exister sans elle ; il en est un qui se montre aussi le plus ordinairement pendant l'accomplissement de cet acte physiologique, mais qui peut apparaître et qui apparaît en effet quelquefois dans des conditions qui sont tout à fait étrangères à la gestation ; enfin, plusieurs, se produisant dans l'abdomen ou le thorax, n'ont aucun rapport avec elle, et je n'ai intérêt à les faire connaître que pour apprendre à les distinguer de ceux qui rentrent dans les deux premières catégories. Ce n'est pas que l'erreur soit facile pour un observateur attentif et versé dans ces sortes de recherches : aussi ne parlerai-je de ces bruits qu'à l'occasion de ceux qui nous intéressent d'une manière toute spéciale, et dont je vais tracer l'histoire dans quatre paragraphes distincts, qui comprendront, 1° le souffle utérin ; 2° les battements du cœur de l'enfant ; 3° le souffle fœtal ; 4° le bruit qu'on pourrait appeler de choc ou de frottement, et qui résulte des divers mouvements actifs de l'enfant.

A la suite de chacune de ces descriptions, que je m'efforcerai de rendre aussi complètes que possible, j'indiquerai, en jugeant leur valeur, les différentes applications pratiques qui ont été faites jusqu'à ce jour, soit pendant la grossesse, soit pendant le travail de l'enfantement, de ces phénomènes stéthoscopiques ; et j'espère qu'il me sera possible, sans m'écarter des lois de la plus rigoureuse observation, d'étendre encore les avantages de cette brillante conquête de l'art obstétrical.

On me pardonnera, je l'espère , d'entrer, comme dans ce qui précède, dans les plus minutieux détails. Je n'écris pas seulement pour ceux qui savent, mais surtout pour ceux dont l'éducation est à faire ou à compléter sous ce rapport.

1° Du bruit de souffle utérin.

Si, pour légitimer l'ordre dans lequel je vais étudier les phénomènes stéthoscopiques recueillis pendant la grossesse, j'avais voulu me fonder sur la valeur pratique de chacun d'eux, je ne débuterais certainement pas par le souffle utérin, qui est le moins fécond en applications utiles ; mais dans une matière pareille à celle que je traite, l'ordre à suivre me parait sans importance , et si le bruit de souffle s'est le premier présenté à ma pensée, c'est peut-être parce que, les premiers observateurs ayant plus spécialement fixé leur attention sur lui, et lui ayant accordé une valeur qu'il n'a pas, il m'a paru convenable d'élucider tout d'abord les points obscurs pour marcher plus tard sur un terrain moins connu peut-être , mais plus sûr et plus fertile.

Synonymie.—Nous savons déjà que c'est à M. de Kergaradec qu'en est due la première indication, et qu'il fut conduit par le hasard à cette découverte. C'est sous le nom de battements simples avec souffle qu'il le fit connaître et non sous celui de souffle placentaire, comme on l'a cru et répété partout, et comme je l'ai imprimé moi-même dans ma thèse inaugurale. L'explication de cette erreur se trouve dans la circonstance suivante. Le mémoire de M. de Kergaradec comprend deux parties bien distinctes : la première et la plus importante est son œuvre personnelle, et ce fut celle-là qu'il lut à l'Académie royale de mdecine dans sa séance générale du 26 décembre 1821 ; l'autre est une addition postérieure à cette lecture, et due à M. de Lens (1er mars 1822).

C'est dans cette seconde partie seulement, à laquelle M. de Kergaradec est étranger, puisqu'il n'a fait que la reproduire à la suite de son travail, que se trouvent employées les expressions de *pulsations placentaires*. Ulsamer, Lau , Hohl, Newman-Shervood , etc. , adoptèrent la dénomination de *pulsation simple ;* Ritgen, celle de *grande pulsation (pulsatio magna*); M. Monod, celle de *souffle placentaire*. M. P. Dubois, après être entré dans de nouvelles considérations sur le siége et la cause de ce phénomène, a proposé de l'appeler *souffle utérin*. Le nom de *bruit utérin,* adopté par M. Naegele fils, est à peu près synonyme, et ne saurait constituer une différence. Pour M. Stoltz, c'est un *bruit de souffle* ou de *soufflet,* comparable à un bruissement sans choc, et par conséquent sans pulsation. Il en est de même pour M. Carrière, qui a complétement adopté les opinions de son maître.

Quant à moi, c'est à cette dernière dénomination que je me rattacherais si le bruit de souffle appartenant à la grossesse était le seul qui pût se produire dans le ventre d'une femme. Elle aurait , en effet , l'avantage de ne rien préjuger sur le siége et le mode de production, circonstances sur lesquelles les hommes les plus éclairés sont encore loin d'être d'accord , et qui ont fait naître les théories les plus contradictoires ; mais on peut trouver dans des conditions tout à fait étrangères à la gestation des bruits ayant la plus grande analogie avec celui-là, et que cependant il est souvent possible et toujours utile de distinguer dans la pratique. Pourquoi donc les confondre dans le langage et ne pas établir sous ce rapport une différence bien tranchée ? Si d'ailleurs , comme c'est ma conviction intime, l'opinion qui en place le siége dans les parois utérines est la plus probable, puisqu'elle est d'accord avec les faits les mieux observés, n'est-il pas préférable de toute manière de consacrer un nom qui , en indiquant la nature du bruit, rappelle la modification organique sous l'influence de laquelle il se produit? Je n'hésite pas à me prononcer pour l'affirmative, et ce sont là les motifs qui me font adopter l'expression de *souffle utérin*, que M. P. Dubois a introduite dans la science.

Caractères propres au souffle utérin. — Il me semble que c'est à tort qu'on a voulu trouver une analogie complète entre ce bruit et les divers souffles artériels. De tous les phénomènes stéthoscopiques connus, c'est, à mon avis, le plus inconstant et le plus variable sous tous les rapports. Il faut avoir ausculté un très-grand nombre de femmes pour se faire une idée de toutes les formes qu'il peut revêtir; mais il suffit d'examiner avec quelque soin pour se convaincre qu'il est constamment dépourvu d'une impulsion ou d'un choc quelconques. Ce caractère, sur lequel j'avais déjà insisté dans mon premier mémoire, me paraît fondamental, et toutes les recherches auxquelles j'ai pu me livrer depuis m'ont confirmé de plus en plus dans cette opinion. J'appelle sur ce point, et d'une manière toute spéciale, l'attention des observateurs. Tous ceux qui m'ont précédé, à l'exception de M. Stoltz toutefois, me paraissent ne pas lui avoir accordé le degré d'importance qu'il mérite; et je ferai remarquer en passant que ce qui précède est la condamnation formelle des noms de pulsations simples ou de pulsations avec souffle, adoptés depuis M. de Kergaradec par un certain nombre d'écrivains.

Le plus ordinairement, il se montre sous la forme d'un souffle légèrement ondulant et séparé par un intervalle court, mais bien distinct, du bruit suivant. Cet intervalle peut n'exister qu'à peine, et, dans un certain nombre de cas, il a complétement disparu sans que cela puisse être rattaché ni à une époque déterminée de la grossesse, ni à une altération particulière de l'œuf. J'ai plusieurs fois rencontré des faits de ce genre, et tout ce que j'ai pu constater, c'est un certain rapport entre cette circonstance et l'état de la circulation maternelle. La fréquence exagérée de cette dernière rend compte, alors, du peu de durée du silence; mais il est des cas qui échappent à cette explication, car je les ai notés chez des femmes dont les mouvements du cœur ne se renouvelaient pas plus de 70 fois par minute, et chez lesquelles il était évident que le phénomène était dû à la prolongation seule de chaque souffle.

D'autres modifications, portant surtout sur le timbre de ce bruit, peuvent exister, et cela non-seulement sur des femmes différentes, mais sur la même femme, et quelquefois dans le cours d'une seule exploration. C'est ainsi, par exemple, qu'il devient sibilant à des degrés divers, et qu'on a pu avec quelque justesse le comparer au bruit que fait le vent en passant à travers une porte mal fermée. Cette comparaison serait parfaitement exacte si, au lieu d'ètre saccadé, le souffle utérin était plus continu. Sur un certain nombre de femmes, il prend un caractère de gravité, et devient comme ronflant de manière à imiter les vibrations d'une corde de basse; dans d'autres cas, il est plaintif, et rappelle assez bien soit le roucoulement d'une tourterelle, soit les sons que produisent certains jouets d'enfants, etc. etc.

Voici, du reste, ce qui résulte des recherches que j'ai faites dans le but d'éclairer ce point : sur 336 femmes qui le présentaient, le bruit de souffle a été perçu *simple*, mais différent quant à l'intensité, 227 fois, et cela, quoique l'exploration ait été renouvelée souvent et à des époques différentes de la grossesse ; 49 fois j'ai noté qu'il était *sibilant* à des degrés divers ; je l'ai trouvé ronflant dans 28 cas ; dans 32 autres, j'ai constaté des sons variables qui justifient plus ou moins les nombreuses comparaisons établies par les auteurs.

Mais, au milieu de toutes ces variations, et de quelques

autres que j'indiquerai bientôt, il est un caractère immuable,
lié à l'origine même du bruit; je veux parler de son isochronisme parfait avec la circulation maternelle, sous la dépendance de laquelle il se trouve nécessairement placé. Cette
proposition n'est aujourd'hui contestée par personne, et il
serait superflu d'insister davantage pour en démontrer la
justesse, dont j'ai pu m'assurer, dans de nombreuses occasions,
sur des femmes bien portantes, sur des femmes malades, sur
des femmes agitées par la colère, le chagrin, une vive
frayeur. J'ai toujours vu dans ces circonstances le souffle
utérin suivre, quant à la fréquence, toutes les modifications
offertes par le cœur de la mère; j'ai même pu noter, dans
quelques cas de syncope, qu'il diminuait et s'affaiblissait
considérablement, et qu'il pouvait même disparaître complétement si cette dernière était très-prononcée. La nature du
souffle utérin est telle, qu'on peut le plus communément
y distinguer trois temps bien tranchés : un, que j'appellerai
d'invasion, court, et pendant lequel l'intensité du son est ordinairement moindre que dans la seconde, où il offre son
summum d'intensité, et dont la durée est plus courte encore
que pour le premier. Le troisième est remarquable, parce
qu'il dure, en général, beaucoup plus que les deux autres;
on pourrait l'appeler temps de déclin, car le bruit va s'affaiblissant graduellement jusqu'à sa disparition complète.
Dans quelques cas, le souffle est dépourvu du premier temps
et réduit aux deux derniers; il débute alors en offrant sa
plus grande énergie. Il est bien entendu que cette manière
de disséquer le phénomène est un moyen de compléter l'étude
des différentes nuances qu'il peut présenter, car ces divers
temps se fondent d'une manière insensible les uns dans les
autres, et exigent, pour être bien saisis, de l'expérience et
de l'attention.

Époque de la grossesse où il peut être perçu pour la

première fois. — Si le souffle utérin a quelque valeur dans le diagnostic de la grossesse, on comprendra de quelle utilité il peut être de déterminer à quelle époque il peut se propager jusqu'à l'oreille de l'observateur. C'est dans ce sens, je crois, qu'il convient de poser la question, car il est plus que probable qu'il existe déjà depuis quelque temps avant qu'on puisse le distinguer. Pour qu'on y parvienne, il faut qu'il ait déjà une certaine énergie; mais les difficultés seront variables selon sa position, selon l'épaisseur des parties qu'il devra traverser. Voyons, du reste, les opinions des auteurs qui ont écrit sur cette question. Pour M. de Kergaradec, ce n'est qu'après le cinquième mois qu'il peut être entendu. M. de Lens dit cependant l'avoir perçu distinctement au troisième mois chez une dame dont la laxité des parois abdominales était grande. Pour M. Monod, ce serait à la fin du quatrième. M. P. Dubois fixe la fin du quatrième mois ou le commencement du cinquième. Kennedy déclare l'avoir constaté souvent dans les dixième, onzième et douzième semaines. M. Carrière, se fondant sur les résultats obtenus dans trois cas de grossesse peu avancée, en conclut que ce bruit est perceptible dans beaucoup de cas, du troisième au quatrième mois, et c'est aussi la manière de voir de M. Stoltz. M. Naegele fils déclare l'avoir constaté à une époque moins avancée. Je ne pousserai pas plus loin ces citations; celles qui précèdent suffisent pour établir qu'une assez grande divergence existe dans la manière de voir des auteurs à cet égard. Il ne faut pas oublier qu'une des principales difficultés tient à l'embarras dans lequel on est, quand il s'agit de déterminer avec précision le point de départ de la grossesse. Souvent les femmes ont oublié l'époque de la dernière apparition menstruelle, et dans les cas où elles peuvent l'indiquer avec certitude, l'homme de l'art ne se trouve pas beaucoup plus avancé pour une appréciation rigoureuse. Pour qu'il puisse établir son calcul avec une parfaite sécurité, il faut le concours de certaines circonstances qu'on rencontre difficilement dans les hôpitaux, mais qui se présentent quelquefois entourées de toutes les garanties désirables dans la pratique de la ville.

Je ferai remarquer en passant que la plupart des faits publiés jusqu'à ce jour manquent de détails qui démontrent positivement qu'on était parfaitement sûr du jour où la fécondation avait eu lieu. Le plus souvent, en effet, les observateurs ont établi leurs calculs sur la dernière apparition des règles, ou bien ont adopté l'opinion que les femmes exprimaient elles-mêmes.

Moi-même, dans un autre travail, n'ayant pas d'indications positives, j'avais suivi la marche commune, et, me fondant sur la dernière époque menstruelle, j'étais arrivé, comme on le fait en général, à une évaluation approximative. Voici les résultats auxquels j'étais arrivé sur 380 femmes qui étaient parvenues à des périodes différentes de leur grossesse. Ces résultats permettront de juger l'influence que le terme variable de la gestation exerce sur la facilité et la constance avec lesquelles on peut percevoir le souffle utérin.

307 femmes avaient dépassé le cinquième mois, 73 étaient encore dans la première moitié de la grossesse.

Le souffle utérin fut entendu 295 fois sur les femmes de la première catégorie; on ne put le distinguer chez 12, et, parmi elles, j'avais noté dans 3 cas une épaisseur considérable des parois abdominales; dans 2, une telle indocilité qu'il fut impossible de se livrer à un examen sérieux et complet, permettant de juger définitivement; enfin, dans les 7 autres, rien ne fut constaté qui dût s'opposer à la perception du bruit, s'il eût existé. J'ai noté, du reste, que tous

ces cas, dans lesquels le souffle utérin manquait, apparte-
naient à des femmes qui accouchèrent plus tard d'enfants
vivants.

Sur les 73 femmes qui composent la deuxième catégorie,
11 étaient arrivées à la fin du troisième mois, et chez une
seule le souffle utérin fut entendu. Sur 5, la grossesse ne
paraissait pas avoir encore atteint ce terme, et chez elles,
rien qui rappelât ce phénomène ne pouvait être distingué.
22 étaient à trois mois et demi ou quatre mois : le souffle fut
perçu sur 13 d'entre elles ; chez les 9 autres, il n'existait
pas. Enfin, sur 36 qui étaient plus ou moins près de la fin
du quatrième mois, il manqua seulement 9 fois.

Il résulte de ce qui précède, qu'il est infiniment rare de
ne pas entendre ce bruit pendant le cours de la seconde moitié de la gestation, et que la proportion des cas défavorables
diminue à mesure qu'on s'éloigne de la fin du troisième mois
ou de la douzième semaine. On vient de voir, en effet, que
mes tentatives ne furent fructueuses qu'une fois dans ces
conditions.

Depuis ces premières recherches, des circonstances plus
favorables m'ont permis de résoudre d'une manière plus
positive la question relative à l'époque de la première apparition, et j'ai recueilli avec soin des faits qui me paraissent
avoir le plus grand intérêt sous ce rapport.

Une dame qui ne vivait pas habituellement avec son mari
avait eu ses dernières règles le 4 janvier. Le 10 et le 11, des
rapports sexuels eurent lieu ; mais, à partir de cette époque,
ils ne se renouvelèrent plus, une maladie grave ayant retenu,
pendant plusieurs mois, le mari dans son lit. A la fin de
janvier, quelques indices d'une grossesse commençante
se présentèrent déjà. Appelé à examiner cette dame le 22
mars suivant, je reconnus très-positivement que le col utérin avait déjà subi quelques modifications. Le fond de cet

organe s'élevait au niveau du détroit abdominal. L'auscultation, pratiquée longtemps et avec soin, me permit de constater un bruit de souffle faible, mais bien distinct, existant
sur le bord du pubis, à peu près sur la ligne médiane. Le
31 du même mois, un nouvel examen me le fit encore reconnaître, et toujours avec les caractères qui appartiennent
bien au souffle utérin, et qui ont été précédemment décrits.
Deux jours après, j'entendis aussi les battements du cœur de
l'enfant. Je dois dire que cette dame, qui était assez maigre,
avait déjà eu deux enfants ; les parois abdominales étaient
fort souples, et il était facile de les repousser vers la cavité
pelvienne. Elle accoucha heureusement le 8 octobre suivant.

Une jeune femme qui venait d'être soumise, pendant trois
mois, à un traitement dirigé contre une affection du col utérin qui n'avait pas dérangé la menstruation, eut ses dernières règles le 27 juillet ; le 30, elle cohabita avec son mari.
Des raisons particulières firent qu'à partir de cette époque,
il n'y eut plus de rapports nouveaux pendant plusieurs mois.
Cependant les symptômes d'une grossesse se manifestèrent,
et le 14 octobre suivant, on me consulta pour savoir si elle
existait réellement. Il me fut permis de reconnaitre que
l'utérus avait augmenté de volume, et d'entendre très-distinctement le souffle utérin, en me rapprochant autant que
possible, avec le stéthoscope, du détroit abdominal. J'annonçai que la grossesse était extrêmement probable.
Quinze jours après, il me fut encore facile de le retrouver,
et avec lui, les pulsations du cœur fœtal. Cette dame accoucha le 27 avril. Comme chez la précédente et malgré qu'elle
fût primipare, les parois abdominales jouissaient d'une souplesse remarquable.

Voici encore un fait dont j'ai tenu note, et qui prouve
que le bruit dont il est question peut se faire entendre à une

époque beaucoup moins avancée que ne l'ont pensé les premiers observateurs et que ne le pensent encore la plupart des auteurs modernes.

Une femme de vingt-six ans, très-régulièrement menstruée et qui avait déjà eu plusieurs enfants, voit ses règles paraître régulièrement le 17 décembre; l'écoulement sanguin dure jusqu'au 22 ; le 23, le 24 et le 25, elle cohabite avec son mari, qui part le 26 pour un voyage de six semaines. L'époque menstruelle, qui devait paraître le 17 ou le 18 janvier, manque, et déjà des troubles se manifestent dans les fonctions digestives.

J'examine cette dame une première fois, le 12 avril ; mais les résultats de l'examen stéthoscopique sont purement négatifs. Je renouvelle mes recherches, le 17 du même mois, et alors je constate avec facilité l'existence d'un bruit de souffle correspondant au fond de l'utérus, qui dépasse à peine le détroit supérieur. Comme dans les faits précédents, je me trouvais dans les conditions les plus favorables, soit sous le rapport de la docilité de la femme, soit sous celui de la laxité des parois abdominales. Dans ces trois cas, il ne me fut pas possible d'entendre avec l'oreille nue ce qu'avec le stéthoscope je percevais sans peine. Enfin, je terminerai en disant que les trois femmes qui font le sujet de ces observations offraient toutes les garanties de moralité désirables, et si quelque esprit prévenu était tenté d'en contester la sincérité, ce serait rendre toute observation impossible et refuser créance aux faits qui passent pour les mieux observés.

Il résulte très-positivement de ce qui précède, que le souffle utérin peut être distingué, dans certains cas, à la fin de la dixième semaine, et, à plus forte raison, à la fin du troisième mois. Je suis loin cependant de prétendre que ce soit là la règle générale ; le résultat de l'auscultation n'a pas toujours été aussi favorable. J'ai tenu note de deux autres faits dans lesquels, le point de départ de la gestation étant parfaitement connu , il a été impossible, malgré de nombreuses recherches renouvelées à des intervalles différents, de percevoir ce bruit avant la fin de la quatorzième ou de la quinzième semaine.

En dernière analyse, il ne me parait pas possible de formuler, sous le rapport de la première apparition du souffle utérin, une loi générale applicable à tous cas. Dans certaines circonstances favorables, l'auscultation le fera entendre à une époque très-peu avancée; dans d'autres cas , au contraire, les femmes se trouveront dans de telles conditions qu'il faudra attendre beaucoup plus tard. Il en est même quelques-unes chez lesquelles, à aucune période de la grossesse, l'examen stéthoscopique n'aura de succès sous ce rapport, soit parce que ce bruit manque entièrement, soit parce qu'il est trop faible pour être perçu.

Dans le but d'éclairer la même question, M. Carrière a fait connaître les trois faits suivants.

Une femme de vingt-quatre ans, grosse pour la première fois, petite et nerveuse, *ne comptait que trois mois de grossesse* lors de son entrée à la clinique, le 19 juillet 1838. Deux jours après sa réception, elle fut examinée par M. Stoltz et lui, afin de constater si déjà, à cette époque peu avancée, on pouvait réellement parvenir à quelques résultats par l'auscultation. Ils trouvèrent, en effet, le souffle utérin déjà très-manifeste et bien distinct , au-dessus de la branche horizontale du pubis gauche , et perceptible dans un espace fort circonscrit. Le 3 août, le phénomène fut de nouveau constaté, et la femme sortit de l'hôpital le 7, *en assurant qu'elle ne serait grosse de quatre mois que le 15.*

La nommée Weiss se présenta à la consultation, le 21 novembre, pour une hernie ombilicale. D'après les renseignements donnés par cette femme, sa grossesse ne pouvait dater de plus de deux mois et demi , puisque les règles s'étaient encore montrées dans les premiers jours de septembre , et que c'était le 6 seulement , qu'en sortant de son lit , elle avait éprouvé du malaise, des dégoûts et même des vo·missements. Depuis ce temps, les règles n'avaient plus reparu. M. Carrière s'empressa de profiter d'un cas aussi favorable ; il pratiqua l'auscultation avec toutes les précautions convenables , et ne tarda pas à percevoir bien distinctement le bruit de souffle, immédiatement au-dessus de la branche horizontale du pubis droit ; il ajoute qu'il était circonscrit, serré , petit , paraissant s'effectuer dans des canaux plus étroits qu'à une époque plus avancée de la grossesse. M. Stoltz et plusieurs autres personnes confirmèrent ce résultat.

La troisième observation se rapporte à une femme de trente-cinq ans, déjà mère de cinq enfants, qui avait été adressée à la consultation de la clinique d'accouchements, pour qu'on lui dise si elle était enceinte ou non. Elle avait été bien réglée pour la dernière fois le 5 août. Elle eut un léger suintement sanguinolent au commencement d'octobre ; il se renouvela du 15 au 18 du même mois : la femme rapportait ces accidents aux occupations pénibles auxquelles elle était obligée de se livrer. Le fond de l'utérus, qui dépassait à peine le détroit supérieur, était parfaitement senti à travers un écartement de la partie inférieure de la ligne blanche. Le ventre était très-mou, et se laissait facilement déprimer par le stéthoscope. L'auscultation ne donna d'abord aucun résultat ; mais en inclinant un peu l'instrument de manière à le faire pénétrer, pour ainsi dire, derrière le pubis, M. Carrière reconnut à l'instant le souffle utérin ; il était cependant moins prononcé que dans les deux cas précédents ; il avait son siége au-dessus de la branche horizontale du pubis droit. Le stéthoscope, appliqué sur l'artère crurale de la même femme, ne transmit aucun bruit analogue.

De ces trois observations, l'auteur croit pouvoir conclure que le souffle utérin est perceptible, dans beaucoup de cas, au troisième ou quatrième mois, et qu'il est peu différent, sous le rapport de son étendue et de son intensité, de celui qu'on entend à une époque plus avancée. J'avoue que, pour ma part, elles ne me paraissent pas aussi concluantes, et qu'elles laissent du doute sur plusieurs points importants. La seconde seule me semble avoir quelque valeur pour la constatation du point de départ de la gestation. Mais on pourrait, à propos de toutes les trois, se demander s'il y avait réellement grossesse. Il n'est pas dit qu'on ait eu connaissance de l'accouchement de ces femmes. Je suis, quant à moi, très-disposé à ne pas douter dans cette circonstance. Mais il n'en sera pas certainement de même de tous ceux qui ont une opinion différente à faire prévaloir.

Je ne crois pas nécessaire de rapporter plusieurs autres faits qui se trouvent disséminés dans différents travaux, ils sont de nature à faire naître les mêmes incertitudes que ceux dont je viens de parler, et incapables, par conséquent, d'offrir toutes les garanties exigées par un observateur rigoureux.

Région de l'utérus où siége le bruit de souffle. — On peut affirmer qu'il n'est pas un point de cet organe, accessible au stéthoscope, qui ne puisse le présenter. Il est cependant des régions où il se montre beaucoup plus souvent, de telle sorte qu'on a pu s'appuyer sur cette circonstance pour faire prévaloir certaines théories relatives à son point de départ. Mais laissons de côté toute idée préconçue sous ce rapport, interrogeons les faits et voyons ce qu'on observe.

Sur 295 femmes qui avaient dépassé le cinquième mois de la grossesse, j'ai obtenu, après un examen attentif, les résultats suivants : 182 fois il se faisait entendre bien distinctement de chaque côté de l'utérus, à peu de distance de l'arcade crurale, et si on le distinguait encore entre ces deux régions, il était facile de reconnaître à son affaiblissement, à mesure qu'on s'éloignait de chaque point de départ, qu'il s'agissait bien de deux bruits ayant une origine parfaitement distincte, et que chacun se propageait à une distance plus ou moins grande. Dans 27 cas, il ne se manifesta que d'un seul côté : dans 43, il existait vers le fond de l'organe ; dans 18, le stéthoscope ne pouvait être placé sur un point quelconque de l'utérus sans qu'il apparût avec énergie. Enfin, j'ai noté que chez 12 femmes il existait en trois lieux bien distincts, le fond de l'organe et les parties immédiatement situées au-dessus des arcades crurales ; il est bien entendu qu'il s'agissait de trois souffles parfaitement différents et qui n'avaient de commun que leur isochronisme avec la circulation maternelle.

L'examen de quelques femmes qui étaient à une période moins avancée m'a fourni les données suivantes : dans un cas où la grossesse datait de trois mois, le souffle utérin fut entendu au-dessus du pubis et sur la ligne médiane. Dans les trois faits bien précis que j'ai rapportés plus haut et qui m'ont servi à prouver que ce phénomène pouvait exister beaucoup plus tôt qu'on ne l'avait généralement pensé, il affectait le même siége, et on se rappelle que le terme de la grossesse était à peu près le même. Sur 13 femmes qui étaient à quatre mois, il occupait la même région, avec cette circonstance bien facile à comprendre, qu'il fallait enfoncer l'instrument vers le bassin pour le constater. Sur 3 qui n'étaient pas plus avancées, on distinguait deux souffles, un de chaque côté du détroit abdominal. Enfin, sur 27 qui approchaient plus ou moins de la fin du cinquième mois, on l'entendit seize fois sur toute la partie de la tumeur utérine qui était accessible, et il était cependant facile de distinguer qu'il partait des régions latérales.

Depuis que ces observations sont recueillies j'ai eu de nombreuses occasions de vérifier les principaux résultats qu'elles fournissent. Ainsi il me paraît incontestable que c'est sur les régions latérales de la matrice qu'on trouve le plus communément le souffle en question. Quand il est unique, je ne saurais dire d'une manière rigoureuse s'il est plus fréquent de le rencontrer d'un côté que de l'autre, car je n'ai pas tenu des notes exactes à cet égard. Mais en m'en rapportant à mes souvenirs, il me semble qu'il ne peut y avoir, à ce point de vue, une différence bien grande. Hohl, cependant, croyait que son siége de prédilection était la région latérale droite de l'utérus, et comme il en rapportait l'origine au point d'insertion du placenta et qu'il admettait d'ailleurs que celui-ci correspondait au plan antérieur du fœtus, il en concluait qu'il était non-seulement possible de savoir au juste le point d'insertion de cet organe, mais encore de déterminer les principaux rapports de l'enfant dans la cavité utérine; double erreur qu'il me sera facile de rendre évidente plus tard.

Il résulte des recherches de M. Naegele fils, au contraire, qu'il existerait plus souvent sur le côté gauche que partout ailleurs; il l'a rencontré aussi sur le côté droit, souvent sur les deux régions latérales en même temps; enfin, il a aussi vu des cas où il existait partout.

Les résultats des observations publiées par M. Jacquemier, dans sa dissertation inaugurale, sont à peu près les mêmes. Toutefois, il ne parait pas avoir constaté que deux et même trois souffles bien distincts peuvent exister chez la même femme.

Depuis longtemps déjà, M. Dubois avait fait observer que les diverses régions de l'utérus pouvaient en être le siége,

que celle qui constitue le fond n'était pas celle qui l'offrait
le plus souvent, mais qu'on le rencontrait ordinairement
beaucoup plus bas, qu'il pouvait être double, et qu'enfin,
dans quelques cas, il était général.

Quant à la région de l'utérus sur laquelle ce bruit a ordinairement son siége, dit M. Stoltz, c'est à droite, vers le
fond, puis à gauche, beaucoup moins souvent sur la ligne
médiane, et rarement sur la partie inférieure.

Il est difficile de se rendre compte de si nombreuses dis-
sidences sur une question en apparence simple et si facile à
résoudre, je crains qu'on ne se soit pas toujours laissé guider par l'observation pure, mais qu'on ait été entrainé par
des idées préconçues.

Pour mon compte je crois m'être mis en garde contre cet
écueil ; je regarde les relevés statistiques que j'ai fournis plus
haut comme l'expression d'une observation rigoureuse, et je
ne doute pas que tous ceux qui ne seront pas entraînés par
le désir de trouver un rapport constant entre ce bruit et le
point d'insertion du placenta ne soient conduits aux mêmes
données générales.

Intensité du souffle utérin. — On est dans le vrai, je
pense, en admettant, d'une manière générale, qu'elle s'accroît avec le développement de la grossesse, du moins jusqu'au septième mois ; car depuis cette époque jusqu'à la fin
du neuvième, la différence est ordinairement bien peu
sensible. Il faut s'attendre cependant à rencontrer de très-
nombreuses exceptions. J'ai vu, par exemple, des femmes
grosses de quatre mois à peine, et chez lesquelles le bruit qui
nous occupe était plus fort et plus facile à saisir que chez
d'autres qui étaient à la fin de la gestation. Il arrive fréquemment aussi, sur la même femme, qu'on le trouve tantôt
faible, tantôt fort, sans qu'il soit possible de trouver l'explication d'un pareil phénomène. J'ai voulu plusieurs fois m'as-

surer si l'état de la circulation maternelle exerçait quelque influence, et j'avoue que je n'ai rien saisi ; j'ai vu des femmes dont le pouls était faible et petit offrir un souffle intense et sonore ; d'autres, au contraire, chez lesquelles l'artère radiale battait avec force, en présenter un petit et difficile à distinguer. Il m'a paru, toutefois, résulter des recherches auxquelles je me suis livré, qu'il était beaucoup plus large (toutes choses égales d'ailleurs) chez les femmes qui avaient déjà eu des enfants ; ce fait n'a rien qui puisse surprendre quand on songe aux modifications que la grossesse entraine sous le rapport de la vascularité utérine. Le tissu de cet organe doit être bien plus facilement et plus promptement perméable au sang, quand il a déjà, plusieurs fois, subi les mêmes changements. C'est sans doute pour ce même motif, et aussi parce que, les parois abdominales étant plus souples, l'exploration est plus facile et plus complète, qu'on la perçoit un peu plus tôt chez les femmes qui ont déjà été mères.

La pression plus ou moins grande qu'on exerce avec le stéthoscope sur les parois utérines, influe très-souvent sur l'intensité du souffle ; on le voit diminuer d'abord et même disparaître complétement quand elle est forte. En la modérant, au contraire, on le fait reparaître et il reprend toute son énergie primitive. Je l'ai souvent vu augmenter ou diminuer à la suite de certains mouvements actifs de l'enfant, circonstance sur laquelle je reviendrai, du reste, en parlant de sa cause productrice, qui, pour le dire en passant, me paraît agir de la même manière que la pression extérieure opère avec l'instrument, avec cette seule différence qu'elle s'exerce de l'intérieur à l'extérieur.

Pour les personnes qui regardent comme démontré, et je suis de ce nombre, que le souffle en question a son siége dans les parois utérines, l'influence des contractions sur sa manière d'être ne saurait être un instant douteuse. S'il est

vrai qu'il se produise dans le système artériel utérin, pourrait-on concevoir qu'il ne fût pas modifié par les changements si manifestes que subit la circulation de cet organe
au moment de la mise en jeu de sa contractilité? Si cette
conséquence est facile à entrevoir, alors que l'œuf est encore
dans son intégrité et qu'il offre une résistance uniforme, ne
devient-elle pas d'une évidence extrême pour les cas où, la
rupture des membranes ayant eu lieu, les parois utérines
viennent s'appliquer sur les inégalités fœtales? Et d'ailleurs
à quoi bon raisonner quand les faits ont parlé? Qu'on main-
tienne le stéthoscope appliqué sur le point où se produit le
souffle utérin, et en admettant que la femme soit en travail,
qu'on attende une contraction, le bruit s'affaiblira seulement, si elle est modérée, il disparaîtra complétement, si
elle est énergique. Ce résultat sera presque constant lorsque
le liquide amniotique aura été évacué. Je dois prévenir,
du reste, que tous les cas ne sont pas également favorables
pour la constatation de ce que j'indique. Beaucoup de
femmes supportent impatiemment de semblables recherches
pendant la douleur. Pour se prononcer, il faut avoir pu diriger convenablement son examen, ce qui n'est possible qu'à
la condition de le pratiquer sur une femme docile et peu irritable. Quelquefois, si le stéthoscope a été maintenu sur le
ventre, on pourra annoncer la fin de la contraction parce
qu'on constatera le retour d'un souffle qui, d'abord faible,
reprendra bientôt son intensité première. Lorsque les douleurs sont énergiques et qu'elles se succèdent avec une
grande rapidité, le bruit peut disparaître pour toujours ou
ne revenir que si le travail se ralentit. J'ai vu plusieurs fois
son timbre être modifié pendant la douleur, lorsqu'il ne disparaissait pas entièrement, ou après la douleur, lorsque
momentanément il avait cessé d'exister, et alors j'ai toujours
constaté qu'il tendait à devenir plutôt sibilant que grave ou

sonore. La diminution dans le calibre des vaisseaux rend, ce me semble, facilement compte de cette particularité. Je crois avoir également remarqué, dans plusieurs cas, que la trop grande quantité d'eau de l'amnios, produisant une véritable distension de l'utérus, coïncidait avec un bruit faible, quelquefois sibilant, mais très-rarement grave. M. Stoltz a émis l'opinion qu'il devenait plus intense après l'écoulement du liquide amniotique; je crois qu'il a raison pour les cas où une petite quantité d'eau a été évacuée, mais non pour ceux où la presque totalité a été chassée de la cavité utérine.

Siége et mécanisme du souffle utérin. — Rien, dans l'histoire de ce phénomène, n'a plus excité la curiosité des observateurs que son origine et son mode de formation. C'est qu'en effet, pour l'apprécier à sa juste valeur, et pour en faire découler les conséquences pratiques qui lui appartiennent, il faudrait que ce point fût parfaitement établi. Il semble, en se reportant aux nombreuses théories émises par les auteurs sous ce rapport, qu'on soit encore loin de ce résultat. Pour ceux qui le placent au dehors de l'utérus, dans l'une des artères qui avoisinent cet organe, quelle valeur aura-t-il au point de vue du diagnostic de la grossesse? Songera-t-on, dans cette hypothèse, à déterminer, par lui, le lieu d'insertion du placenta? Ceux, au contraire, qui l'attribuent au placenta, au tissu inter-utéro-placentaire ou à la portion de l'utérus qui correspond au placenta, y trouveront d'abord une preuve certaine de grossesse, un moyen de constater avec précision l'insertion de ce dernier organe, et de reconnaître les maladies du fœtus et de ses annexes. Enfin les partisans, aujourd'hui très-nombreux, de l'opinion qui veut qu'il puisse se manifester dans les divers points du système artériel utérin, en dehors de toute influence exercée par le délivre, seront nécessairement conduits à des résultats bien différents. Examinons donc avec soin tout ce qui a été dit à cet égard, pesons avec impartialité les divers arguments que chacun a mis en avant pour faire prévaloir son opinion; nous exposerons ensuite la nôtre, en indiquant les motifs qui nous la font préférer. Disons cependant, dès l'abord, que pour nous cette partie de l'histoire du souffle utérin est plutôt curieuse à étudier, qu'elle n'est utile par les résultats pratiques qu'elle peut fournir.

C'est à tort qu'on a fait dire à M. de Kergaradec, qui a le premier signalé ce bruit, qu'il se produisait dans le placenta. Cet honorable médecin est resté, sous le rapport du siége, dans une complète incertitude. Il ne sait s'il doit le fixer dans le placenta ou dans la région de la matrice sur laquelle cet organe s'insère. S'il avait eu à se prononcer, il aurait penché peut-être pour cette dernière supposition. Mais, dans tous les cas, il ne met pas en doute qu'il n'y ait de tels rapports entre le bruit de souffle et le placenta, qu'on ne puisse arriver, par la constatation du premier, à reconnaître avec certitude le lieu d'insertion du second.

A cela se borne, du reste, tout ce que M. de Kergaradec a dit sur la question qui nous occupe. Il n'a pas cherché à expliquer par quel mécanisme s'effectuait ce phénomène; il s'est contenté de dire qu'il était produit par certaines artères dilatées pendant la grossesse, et qui rampent dans l'épaisseur des parois utérines.

L'année qui suivit la publication de M. de Kergaradec vit naître des opinions toutes différentes. Ainsi Lau professa que ce bruit était complétement étranger au placenta et au point où cet organe s'insérait, et sans s'expliquer plus catégoriquement sur son siége, il pensa qu'il était produit par le passage du sang de plusieurs vaisseaux étroits dans des espaces plus larges, et il le compara à celui qu'on retrouve dans certains anévrysmes.

Haus fut plus explicite. Il indique l'aorte ou les artères iliaques comme point de départ, et, pour défendre cette manière de voir, il se fonde sur les raisons suivantes : 1° Le souffle utérin disparaît souvent, quoique le cœur de la mère continue à battre ; 2° il est quelquefois entendu sur tous les points du globe utérin ; 3° enfin les contractions du cœur ne sont pas assez énergiques pour se produire jusque dans les parois utérines.

J'avoue que je ne comprends pas la portée du premier argument. Comment les intermittences de ce phénomène prouvent-elles qu'il se passe dans les grosses artères du bassin, plutôt que dans celles de la matrice ? Quant au second, il est sans valeur, d'abord parce que les cas dans lesquels le souffle existe ainsi sur tous les points de l'utérus sont rares et ne sauraient constituer que des exceptions. En second lieu, en admettant qu'ils fussent très-communs, il serait très-facile d'expliquer cette généralisation, sans le faire naître des artères placées contre la colonne vertébrale ou à l'entrée du bassin (ce que je me réserve, au reste, de démontrer plus tard).

Le troisième n'est pas plus sérieux et ne repose, en définitive, que sur une hypothèse. Rien ne prouve que le cœur soit placé trop loin de l'utérus pour agir avec assez d'énergie sur ses artères. Ne voit-on pas des souffles se produire sur des points beaucoup plus éloignés du centre de la circulation ? Et d'ailleurs doit-on oublier l'activité vitale toute particulière créée par la grossesse dans l'utérus et les parties voisines ? Les modifications vasculaires survenues dans cet organe sont telles, qu'en admettant même que sa circulation fût tout à fait indépendante de la circulation générale, on n'aurait pas de peine à comprendre la possibilité de la formation du bruit qui nous occupe. Mais les injections ne démontrent-elles pas jusqu'à quel point le cœur doit réagir sur la circulation de l'utérus? et sans sortir de l'obstétrique, ne trouve-t-on pas dans certaines hémorrhagies qui tuent les femmes en quelques instants la preuve de larges communications entre la circulation utérine et la circulation générale?

La théorie de Haus fut adoptée plus tard par M. Bouillaud. Il se fonda principalement sur la similitude de ce bruit avec celui qu'on produit en comprimant une grosse artère, sur ce qu'on le rencontre, surtout, dans les régions latérales de l'abdomen vers les flancs, sur ce qu'il peut exister dans des cas où l'utérus n'est pas développé par un produit de conception, enfin sur cette expérience déjà indiquée et faite par Laennec, qui avait obtenu des résultats diamétralement opposés, à savoir qu'en faisant alternativement placer les femmes sur le côté droit, sur le côté gauche ou sur les genoux, on déplace le bruit, ou qu'on le fait entièrement disparaître.

J'ai déjà eu occasion de m'expliquer sur cette similitude du souffle utérin avec le souffle qui résulte de la compression d'une grosse artère. Un souffle, il est vrai, existe dans les deux cas ; mais, dans le second, on observe un choc manifeste qu'on ne retrouve jamais dans le premier, malgré l'opinion contraire admise par la plupart des observateurs ; et d'ailleurs, quand même cette assertion de ma part serait inexacte, l'analogie ne constituerait autre chose qu'une simple probabilité.

Son existence sur les régions latérales de l'abdomen n'est pas difficile à expliquer dans l'opinion que je défends. Ces points, en effet, correspondent aux parties latérales de l'utérus, qui offrent, comme on le verra plus tard, des dispositions anatomiques, sous le point de vue de la vascularité, qui rendent parfaitement compte de cette circonstance.

Il est très-vrai qu'on peut le constater dans des cas de tumeurs utérines et en dehors de toute grossesse ; mais ce fait, sur lequel j'aurai à m'expliquer bientôt, n'est pas un argument bien puissant. D'abord, il ne se produit pas aussi fréquemment qu'on pourrait le supposer, eu égard à la fréquence des tumeurs abdominales ; en second lieu, c'est surtout dans les cas où l'utérus a été développé par elles qu'il existe, et personne n'ignore qu'alors la vascularité de cet organe a été singulièrement augmentée, de manière à se présenter avec les changements qui lui appartiennent pendant la gestation. Il faut se tenir en garde contre une cause d'erreur. Ces tumeurs peuvent, comme l'utérus gravide, du reste, comprimer l'aorte ou les artères iliaques, et provoquer ainsi une pulsation avec souffle ; mais on sait que, pour nous, ce bruit ne saurait en imposer pour le souffle utérin, et quand nous parlons de tumeurs abdominales qui en offraient un tout semblable, il est bien entendu qu'il était complétement dépourvu de toute impulsion produisant un choc.

Quant aux diverses positions à faire prendre aux femmes, et qui serviraient, d'après M. Bouillaud, à changer le siége de ce bruit, à modifier ses caractères ou à le faire disparaitre complétement, Laennec et M. Carrière se sont vainement efforcés de vérifier l'exactitude de cette assertion. Il y a déjà longtemps que moi-même j'ai fait des tentatives dans le même sens sans être plus heureux. J'ai bien souvent continué à entendre le souffle utérin, sans qu'il présentât quelque modification appréciable, sur des femmes qui étaient placées sur les coudes et les genoux ; mais cette position rend l'exploration si pénible pour la patiente, et surtout pour l'observateur, que je n'hésite pas à mettre sur le compte de cette circonstance les résultats auxquels M. Bouillaud et d'autres prétendent être arrivés.

Je ne crois pas devoir m'étendre longuement sur la théorie de Laennec, qui en a placé le siége dans ce qu'il appelle la principale artère du placenta. Les notions les plus vul-

gaires de l'anatomie et de la physiologie de l'œuf humain
ne permettent pas de l'accepter. Cette principale artère
n'existe pas, et, dans le cas où le phénomène se passerait
dans une des divisions artérielles du placenta, il se trouverait
placé non sous la dépendance de la circulation maternelle,
mais sous celle de la circulation fœtale, qui a des caractères
bien différents, comme chacun sait. C'est une de ces erreurs
difficiles à comprendre, comme en commettent quelquefois,
du reste, les hommes du plus grand génie.

Que dire encore de la manière de voir de M. Capuron, qui
a été jusqu'à l'attribuer au passage du sang du fœtus à travers le trou de Botal? De pareilles opinions n'ont pas besoin
d'être réfutées. Kennedy, qui le fait dépendre de la circulation utéro-placentaire, M. Monod, de la circulation placentaire, Hohl, du passage du sang artériel dans la portion maternelle du placenta, n'ont pas été plus heureux. Le seul
fait qu'ils ont invoqué à l'appui de leur interprétation, c'est-
à-dire la coïncidence constante du point occupé par ce bruit
avec l'insertion du délivre, n'est pas le résultat auquel conduit une rigoureuse observation, ainsi que j'aurai occasion
de le montrer plus loin. Ce n'est pas que je prétende nier
les communications vasculaires directes qui existent entre
l'œuf et l'utérus; loin de là, je les reconnais, car j'ai eu plusieurs fois occasion de les voir et de les injecter; mais elles
sont établies par des canaux d'un si petit calibre, qu'elles ont
été longtemps niées, qu'elles le sont encore aujourd'hui par
des hommes d'un grand mérite, et il est impossible, pour
quiconque les a vues, d'en faire le siége du phénomène en
question.

C'est à M. P. Dubois qu'on doit les recherches les plus
intéressantes à cet égard. Il a d'abord établi qu'on ne pouvait raisonnablement le faire exister ailleurs que dans les
parois utérines, et qu'il ne fallait pas le limiter au point

où s'insérait le placenta, ce qui ne serait nullement d'accord avec les faits, car celui-ci adhère vers le fond de l'utérus le plus communément, et le souffle existe, au contraire, en général, vers la partie inférieure de l'organe, et peut même se rencontrer sur toutes ses régions; il fait observer, d'un autre côté, que si ce rapport, admis par la plupart des observateurs qui l'avaient précédé, existait, le phénomène devrait diminuer à mesure que les relations vasculaires qui unissent le délivre à l'utérus se détruisent, qu'il devrait même disparaître complétement dès que ces relations ont cessé d'exister; il ajoute qu'il n'en est rien cependant, puisqu'on peut l'observer jusqu'à la fin du travail, et même, dans quelques cas, après la délivrance. Ces raisons, et quelques autres que je passe sous silence parce que j'ai eu occasion de les rappeler dans la partie historique, lui paraissent ne laisser aucun doute sur la réalité du siége qu'il lui assigne, et c'est dans les parois utérines qu'il fait résider le bruit qui nous occupe. La partie qui est en rapport avec le placenta peut en être le point de départ comme les autres ; il trouve même dans la vascularité toute spéciale de cette région des motifs qui lui font admettre que cela puisse arriver assez souvent.

Quant au mécanisme suivant lequel il se développe, nous savons comment M. Dubois a été conduit à la théorie qu'il soutient, et qui a été reçue avec tant de faveur. Cherchant un terme de comparaison qui lui permît d'éclairer la question, il trouva que le souffle utérin avait la plus grande ressemblance avec le bruit vasculaire qui résulte, dans la varice anévrysmale, du passage du sang d'une artère dans une veine. Cette analogie parfaite des deux bruits lui fit supposer qu'il y avait analogie de cause, et il en chercha la preuve dans la structure de l'appareil vasculaire de l'utérus. S'appuyant sur des injections faites avec des liquides ou de l'air, il déclara

que des communications faciles, directes et nombreuses,
existaient entre les artères et les veines de cet organe, dont
les parois semblaient être formées par un tissu d'*anévrysmes
variqueux naturels,* et que la colonne de sang apportée
par les artères et divisée dans leurs branches allait se mêler,
en passant directement dans les veines, avec les colonnes
moins rapides, moins pressées, que contiennent ces canaux.
C'est donc au mélange du sang rouge avec le sang noir, qui ne
circule pas avec la même rapidité, qu'il en rapporte l'origine.

Pour Kennedy, qui reproduit les idées de M. Dubois sur
la disposition vasculaire de l'utérus en état de gestation, la
cause du souffle doit être cherchée dans le passage du sang
d'un tube de petit calibre dans un tube de calibre plus considérable. Cette manière de voir n'est, au reste, que la re-
production de l'opinion de Corrigan.

M. H.-F. Naegele est convaincu que c'est dans les parois
utérines qu'a lieu le phénomène; mais il conteste qu'il soit le
résultat du mélange du sang artériel et du sang veineux. La
distension que subissent les artères, leur distribution en zigzag, et peut-être aussi l'amincissement de leurs parois, lui
semblent bien mieux en expliquer la formation.

M. Jacquemier avoue que le tissu de l'utérus a pendant la
grossesse, quant à son système vasculaire, beaucoup de ressemblance avec une varice anévrysmale; mais il nie l'existence de communications directes et faciles entre les branches
artérielles et veineuses; le passage des matières à injections,
même grossières, ne saurait l'ébranler. Selon lui, les communications qui existent sont capillaires, et l'œil peut à peine
les distinguer. La comparaison qu'on a voulu établir avec le
tissu érectile prête moins, il l'avoue, aux objections, et cependant elle ne lui donne pas encore satisfaction complète.
C'est dans la compression des artères du bassin qu'il trouve la
meilleure explication et il repousse toutes les autres. A cette

occasion , il étudie avec soin les différents rapports qui s'établissent entre l'utérus et ces canaux vasculaires , rapports variables , qui expliquent pour lui les diverses modifications que présente le bruit de souffle ; il reproduit aussi l'argument déjà mis en avant par M. Bouillaud, au devant duquel Laennec était allé, et qu'il avait réfuté. Il rappelle les expériences qu'il a faites, et qui toutes, à l'exception d'une , auraient été concluantes : il s'agit de femmes chez lesquelles le bruit de souffle disparaissait lorsqu'on les plaçait de manière que, le tronc étant fortement penché, les mains reposant sur un plan très-incliné, la base de l'utérus pouvait se détacher un peu du détroit supérieur.

Le mécanisme de la formation de ce bruit est simple, dit M. Stoltz. « Le sang artériel qui est poussé dans la matrice trouve, à l'endroit de l'insertion du placenta, les sinus utérins, cavités larges et anfractueuses dans lesquelles ce sang s'épanche. En passant d'une ouverture étroite dans un réservoir large , il y fait irruption , et ce passage est accompagné d'un bruit semblable à celui que l'on entend en approchant assez vivement les parois écartées d'un soufflet. » Cette théorie, qui se rapproche sous plusieurs rapports de celle émise par M. P. Dubois, en diffère cependant, parce que son auteur ne pense pas que le phénomène puisse se produire ailleurs que dans le point qui correspond à l'insertion du placenta. Je ne comprends pas comment l'habile professeur de Strasbourg, qui a dû ausculter un grand nombre de femmes, n'a pas *souvent* rencontré deux bruits de souffle parfaitement isolés ; il se trompe d'ailleurs quand il dit que M. P. Dubois est le seul qui l'ait trouvé correspondant à des points de l'utérus qui n'avaient aucun rapport avec l'insertion du délivre. Ce fait avait été noté par d'autres avant la publication du professeur de Paris, et depuis il a été signalé si souvent qu'il ne peut plus être contesté. Il a été observé à sa clinique par un de ses élèves distingués, M. Carrière, qui, vaincu par l'évidence, a admis, comme à regret, que le souffle utérin pouvait exister ailleurs qu'à l'insertion du placenta. Il est vrai que cet auteur se hâte de dire que cela est infiniment rare, et ne saurait infirmer la règle générale qu'il défend, à savoir, qu'un rapport presque constant existe entre l'implantation du placenta et le lieu qu'occupe le souffle. Il fonde son opinion sur ce que dans un bon nombre de cas, il a pu, en glissant la main le long du cordon ombilical jusque dans la cavité utérine, immédiatement après l'expulsion du fœtus, reconnaître que le placenta, encore adhérent, correspondait précisément à l'endroit où le souffle avait existé pendant le travail. A cette occasion, il rappelle encore l'observation d'une femme qui avait succombé pendant un accès d'éclampsie, peu de temps après son accouchement, et chez laquelle on put démontrer, par l'autopsie, que le point où avait adhéré le placenta était bien celui auquel correspondait le bruit de souffle qui avait été noté pendant la grossesse.

Il admet, du reste, que le mécanisme de ce bruit a de l'analogie avec celui du bruissement de la varice anévrysmale, et que sa cause déterminante se trouve dans l'afflux du sang artériel dans les sinus utérins.

Pour M. de Laharpe, de Lausanne, ce n'est ni dans un état particulier du sang, ni dans une explication de son cours, ni dans les changements survenus dans les vaisseaux, qu'il faut chercher la cause de ce bruit ; elle existe dans la multiplicité des vaisseaux réunis sur un même point, multiplicité qui, centuplant peut-être les courants, centuple aussi les bruits et rend perceptibles des sons qui, pris isolément, n'auraient pu l'être. Voici par quelle comparaison il espère mieux faire comprendre sa pensée : « Qu'on se place, par un vent léger, sous un arbre fort ébranché, privé de ses feuilles et réduit à quelques gros rameaux, on n'entendra aucun bruit dans l'air ; si, de cet arbre et sous le même vent, on se transporte au pied d'un second arbre mieux fourni de rameaux, quoique toujours privé de feuilles, on commencera à percevoir le bruit produit par les branches agitées par le vent. Enfin, ce bruit aura une intensité beaucoup plus grande si on se place sous un sapin; cependant cet arbre n'offre que des feuilles roides et immobiles, seulement elles sont innombrables. Tel est le bruit placentaire. En un mot, un liquide ne peut circuler dans un tube sans produire un autre bruit par le frottement de ses molécules contre les parois du tube. Seulement, ce bruit n'est pas sensible à l'oreille quand le tube vasculaire est isolé; il le devient, au contraire, lorsque des milliers de petits canaux se répètent sur un même point. »

J'avoue que je ne suis nullement satisfait d'une semblable manière d'expliquer le phénomène. Les artères utérines sont nombreuses, il est vrai, mais non pas en aussi grand nombre qu'on paraît le croire dans cette théorie. Quand on songe, surtout, au point peu étendu et parfaitement limité qu'occupe le souffle utérin dans le plus grand nombre des cas, cette explication tombe d'elle-même, car c'est à peine si on pourrait y compter quelques artères et non des centaines, comme l'auteur semble le croire. M. Cazeaux, qui paraît avoir été séduit par la comparaison tant soit peu poétique de M. de Laharpe, a compris cependant qu'elle ne pouvait rendre compte de toutes les variations du phénomène. Il l'a adoptée pour les cas où il n'offrait pas l'intermittence sur laquelle j'ai insisté plus loin en décrivant ses caractères; pour ceux, au contraire, où il est franchement intermittent, il se rattache à l'opinion de quelques auteurs que j'ai fait connaître, et le fait remonter à la compression exercée sur les vaisseaux extra-utérins. Je ne saurais admettre cette distinction et la faire servir à une division fondée sur l'intermittence ou la simple rémittence du bruit. Je ne veux pas

revenir sur ce que j'ai dit de ces caractères ; qu'il me suffi-
se de rappeler que le même bruit peut les offrir tous dans
le cours d'un seul examen , et que la continuité, d'ailleurs ,
appartient quelquefois aux souffles qui se produisent dans
le cœur ou dans d'autres points de la circulation générale.
Deux souffles bien distincts peuvent en effet exister, mais
l'un d'eux mérite seul le nom de souffle utérin, et ce qui les
différencie, ainsi que je l'ai déjà dit , c'est que ce dernier ne
donne jamais la sensation d'un battement, tandis que l'autre,
qui se produit dans les canaux artériels situés derrière l'utérus, la fournit constamment.

En réfutant les différentes opinions que je viens de passer
en revue , j'ai fait pressentir qu'aucune d'elles ne me satis-
faisait entièrement ; c'est à celle de M. Dubois cependant que
je donnerais la préférence s'il me fallait en adopter une.
Mais il en est une autre que j'ai déjà eu occasion de développer en 1839 , qui est fondée sur la disposition anatomique
du système artériel utérin pendant la grossesse, et qui me
paraît rendre un compte beaucoup plus satisfaisant des divers caractères qui appartiennent au bruit de soufflet. Depuis la publication de mon premier travail, je me suis livré à
de nouvelles recherches qui, loin d'ébranler cette manière de
voir, n'ont fait que la rendre de plus en plus probable.

Et d'abord, c'est bien dans l'utérus que se produit le phénomène. Je ne comprends pas qu'on puisse soutenir une
opinion contraire quand on s'est livré à quelques recherches
attentives. Le bruit se passe si près de l'oreille, il est quelquefois si bien limité, si bien circonscrit, si superficiel,
qu'aucun doute ne peut rester à l'esprit. Dans certains cas
où il existe sur la partie antérieure de l'utérus, on peut
s'assurer, en explorant les parois latérales et même une
partie de la région postérieure, que celles-ci y sont complétement étrangères. Si, pendant qu'on fait cette recherche, on

charge quelqu'un de constater que le souffle existe toujours
en avant, le résultat sera ordinairement concluant et démon-
trera, jusqu'à l'évidence, que c'est dans la paroi utérine antérieure qu'il se produit. Je ne reviendrai pas sur ce que j'ai déjà
dit de l'expérience déjà jugée par Laennec, et conseillée de
nouveau par M. Bouillaud et plusieurs autres; il résulte très-
positivement de mes recherches que le phénomène persiste,
ordinairement, quelle que soit la position qu'on fait prendre
aux femmes. Mais il faut se tenir en garde contre les difficultés qui résultent de la situation que la femme et l'observateur doivent prendre, et ne pas regarder un premier résultat
négatif comme un fait jugeant définitivement la question.
Mais, a-t-on dit, lorsque des conditions organiques invariables
donnent lieu à la production de certains bruits, on n'observe
pas les intermittences qui sont si communes dans le souffle
utérin. Je pourrais contester cette proposition présentée
d'une manière si absolue, mais je me contente de répondre
que rien n'est plus variable que la manière d'être de l'utérus,
surtout au point de vue de son appareil circulatoire. La
forme de l'organe gestateur est soumise à des changements
sans nombre, qui dépendent de pressions intérieures ou extérieures, et qui, dans tous les cas, doivent modifier le cours
des liquides, et très-certainement aussi altérer les bruits qui
en sont la conséquence. Qu'on se rappelle ce que j'ai dit des
résultats d'une pression trop forte exercée avec le stéthoscope; on peut, de la sorte, affaiblir le souffle utérin, en modifier le timbre ou même le faire disparaître complétement,
et qu'on ne veuille pas expliquer cela en disant que la pression se transmet d'avant en arrière jusqu'aux vaisseaux, le
long de la paroi postérieure de l'utérus, j'ai eu soin de faire
placer les femmes sur le côté pour que l'utérus pût se détacher de la colonne vertébrale, et c'est dans le sens transversal
de l'organe que s'exerçait la pression. Les observateurs qui,

d'accord avec moi sur ce point, l'ont trouvé le plus ordinairement sur les régions latérales de l'abdomen, ne sauraient arguer de ce fait, qui me paraît incontestable, pour établir que son point de départ est bien dans les vaisseaux situés à l'entrée du bassin. Cela résulte de la structure spéciale des régions correspondantes de l'utérus, et s'accorde parfaitement avec la théorie que déjà, à une autre époque, j'ai cherché à faire prévaloir.

Il est certain que les artères et les veines qui entrent dans la structure de la matrice participent, pendant la grossesse, au développement qu'acquiert le tissu propre. Cet accroissement qui s'exagère, pour ainsi dire, dans les veines, devient au moins très-apparent dans les artères.

Les troncs qui représentent les premières, et qui abandonnent les régions latérales de l'organe gestateur pour se rendre à la veine cave ou dans les régions hypogastriques, ont acquis une capacité considérable, mais qui est cependant loin d'équivaloir à celle des branches qui leur servent d'origine.

Ceux qui sont le résultat de la réunion des secondes ont à peine changé de volume depuis l'utérus jusqu'à leur origine respective. Il en résulte que si le sang veineux trouve une issue assez facile, celui qui est apporté par les troncs artériels doit être insuffisant pour remplir, sans raréfaction, les branches qui leur font suite.

On sait, d'un autre côté, que les liquides qui circulent dans des tubes ne produisent aucun bruit, pourvu que ceux-ci soient entièrement remplis et d'un calibre égal dans toute leur étendue, mais qu'il n'en est pas de même, lorsqu'à un rétrécissement succède une dilatation, ou que le liquide n'est pas en quantité suffisante.

Les dispositions anatomiques notées précédemment permettent, ce me semble, d'établir un rapprochement. A l'endroit où les artères pénètrent le tissu de l'utérus, nous les voyons se dilater et offrir, d'une manière permanente, une capacité qui paraît trop grande pour le sang qu'elles ont à recevoir. Cette disproportion, qui n'existe pas naturellement sur les autres points de l'organe, peut cependant s'y produire sous l'influence de causes diverses, dont l'action passagère peut varier à chaque instant. La plus ordinaire me paraît résider dans les compressions opérées de dedans en dehors par les différentes saillies de l'ovoïde fœtal. Il m'est très-souvent arrivé de voir coïncider l'apparition du souffle, sa disparition ou des modifications dans sa manière d'être, avec un mouvement plus ou moins étendu du fœtus. Presque toujours alors, j'ai pu constater une déformation momentanée du globe utérin. Cette manière de voir n'explique-t-elle pas d'ailleurs d'une manière satisfaisante les nombreuses modifications que peut présenter le phénomène?

Le docteur Corrigan, après avoir appliqué cette théorie aux divers bruits de soufflet qui se produisent dans les artères en général, avait également cru y trouver l'explication du souffle utérin; mais il y a encore cette grande différence entre sa manière de voir et la mienne, qu'il ne tient aucun compte des changements que les mouvements de l'enfant peuvent faire subir à l'appareil vasculaire de la matrice, tandis qu'ils me paraissent jouer un rôle important. Si on les néglige, en effet, l'explication est incomplète et ne s'applique qu'aux cas où le souffle a son siége vers les régions latérales.

Diagnostic différentiel. — Si je n'écrivais ce livre pour les personnes qui ne sont pas suffisamment expérimentées, et surtout pour celles qui ne se sont pas encore livrées à l'étude de l'auscultation obstétricale, il pourrait paraître superflu de s'étendre sur le diagnostic différentiel; car j'avoue qu'avec une habitude et une attention convenables, toute erreur est à peu près impossible ; mais j'ai si souvent vu des élèves et des médecins qui, débutant dans ce genre de recherches, s'en laissaient imposer par l'un des bruits que je vais passer en revue, qu'il m'a paru indispensable de m'arrêter quelques instants sur les caractères qui les distinguent.

Je n'aurais pas hésité à déclarer que l'erreur était complétement impossible, si je n'avais eu en vue un bruit de souffle qui offre tous les caractères du souffle utérin développé pendant la gestation, et qui, selon toutes les probabilités, se passe comme lui dans les parois utérines, sans qu'aucun produit de fécondation existe cependant dans l'économie. Devant revenir sur ce point, quand il s'agira d'apprécier la valeur du souffle utérin dans le diagnostic de la grossesse, je me contente de l'indiquer ici pour éviter des répétitions; mais je déclare d'avance que, dans certains cas, le phénomène est identique, et que se fonder exclusivement sur lui pour décider si la grossesse existe ou n'existe pas, c'est s'exposer à commettre de graves erreurs dont j'ai été témoin plusieurs fois.

Quoique j'aie combattu, et cela avec une entière conviction, l'opinion de ceux qui persistent à placer le souffle de la grossesse soit dans l'aorte, soit dans les artères placées à l'entrée du bassin, j'ai admis la possibilité de la formation d'un bruit de souffle dû à la compression de l'un de ces vaisseaux; j'en ai rencontré quelques exemples, et je suis même étonné qu'ils ne soient pas plus fréquents. Dans ces cas, le phénomène existe aussi sur l'un des côtés de l'utérus ; je ne l'ai jamais rencontré que d'un seul côté sur la même femme, et, en général, c'est sur celui qui correspond à l'inclinaison latérale de l'organe, quand elle existe. Il est, comme le véritable souffle utérin, parfaitement isochrone aux battements du cœur maternel, et comme lui, il en suit toutes les variations; mais il offre un caractère constant qui permet aisément de ne pas le confondre, quand on porte à l'examen toute l'attention désirable. Il ne s'agit plus d'un souffle sans pulsation; ce qui domine, au contraire, c'est la pulsation accompagnée d'un souffle plus ou moins intense; mais je n'ai jamais vu celui-ci assez étendu pour rendre difficile la perception de la première. Ajoutez à cela que, tandis que la situation de la femme, et par suite, celle de la matrice, n'ont aucune influence sur le véritable souffle utérin, celui-ci, au contraire, est modifié, et on comprend même qu'il puisse disparaître.

Les cas qui démontrent jusqu'à l'évidence les propositions que j'émets sont ceux où le souffle utérin existe en même temps que la pulsation avec souffle due à l'une des artères placées derrière l'utérus. La comparaison est alors facile à établir; car le premier apparaît avec des caractères sur lesquels je me suis précédemment étendu et qui sont différents de ceux qui appartiennent à la seconde.

N'ayant pas pris des notes sur ce point, je ne saurais dire d'une manière rigoureuse dans quelle proportion ces pulsations avec souffle se rencontrent chez les femmes enceintes; mais je puis affirmer qu'on ne sera appelé à les constater que rarement : j'ai ausculté plus de trois mille femmes, et c'est à peine si je les ai trouvées trente ou quarante fois. On les observe plus souvent hors l'état de gestation, alors que des tumeurs de nature et d'origine différentes peuvent, par leur situation, comprimer quelque gros tronc artériel. Dans ces cas, il est encore beaucoup plus commun de ne percevoir qu'un choc sans souffle, communiqué par l'artère soumise à la compression. Il est souvent assez intense pour soulever la tête de l'observateur qui appuie sur le stéthoscope.

Il est un autre bruit de souffle, parfaitement isochrone au pouls de la mère, comme le précédent, et qui peut se faire entendre jusque dans les régions les plus inférieures de l'utérus, quoique le lieu où il se produit en soit fort éloigné; je veux parler du souffle qui complique, dans quelques cas, l'un ou l'autre des deux bruits du cœur maternel, soit qu'il dépende d'une lésion organique, soit qu'il se produise en dehors de toute altération matérielle. Cette coïncidence est facile à comprendre dans le premier cas; son origine est beaucoup plus obscure dans le second, et cependant quelques observateurs ont noté qu'il était assez commun d'entendre un bruit de souffle dans la région précordiale des femmes enceintes ou nouvellement accouchées. Mon ancien collègue et ami M. le docteur Vigla, interne à l'hôpital de la Charité pend..nt que la grippe sévissait à Paris, constata, en examinant plusieurs femmes enceintes que la maladie régnante avait conduites dans les salles de M. Rayer, l'existence d'un bruit de soufflet dans la région précordiale d'un assez grand nombre d'entre elles. Il pensa que la grossesse n'était pas étrangère à la production de ce phénomène, qui ne pouvait être rattaché à aucune maladie. Ce résultat fut communiqué par lui à la Société anatomique, et consigné dans l'un des procès-verbaux des premiers mois de l'année 1837.

Plus tard, M. Jacquemier, qui observait à la Maternité, fut frappé de cette coïncidence qui, d'après lui, n'avait pas non plus échappé à M. le professeur Moreau. J'ai indiqué dans la partie historique à quels résultats il fut conduit par les expériences comparatives qu'il entreprit dans le but d'éclairer cette question. Quant à moi, depuis que mon attention a été éveillée sur ce sujet, j'ai bien souvent cherché à en vérifier l'exactitude; mais j'avoue que mes recherches n'ont pas été favorables à cette manière de voir. Il est bien entendu que, comme M. Jacquemier du reste, je n'entends parler que de femmes chez lesquelles la grossesse n'avait développé que des modifications purement physiologiques; car je n'ignore pas que, dans certains cas, celles-ci peuvent, en s'exagérant, constituer de véritables états pathologiques sous l'influence desquels un bruit de souffle peut se produire dans divers points du système circulatoire. C'est sans doute en altérant le sang que la grossesse intervient comme cause déterminante. Sans vouloir m'étendre sur la question, d'ailleurs si intéressante, de la pathologie obstétricale, je dirai qu'on ne saurait comprendre autrement certaines infiltrations qui deviennent promptement générales à une époque peu avancée de la grossesse, et qui diffèrent sous tant de rapports de celles qui reconnaissent pour cause une action purement mécanique. Lorsque l'utérus est grandement développé, lorsque, par l'intermédiaire du foie, il répond au diaphragme, il est facile de comprendre la transmission des battements du cœur à tout le globe utérin; mais il n'en est pas de même lorsque, étant peu développé, on ne peut invoquer ce contact, comme cela se voit dans certaines grossesses peu avancées, et même, ainsi que j'ai pu le constater plusieurs fois, chez des femmes en état de vacuité, et dont la cavité abdominale, parfaitement libre, ne contenait ni liquide ni tumeurs. Alors, il faut bien en convenir, l'explication est difficile à donner, à moins d'admettre que les bruits du cœur sont transmis par les parois du ventre.

Quoi qu'il en soit, l'existence de battements avec souffle en divers points de la cavité abdominale, ayant leur origine dans les contractions du cœur de la mère, est un fait incontestable. Mais peut-on les prendre pour le bruit auquel j'ai donné le nom de souffle utérin? Je ne le pense pas, pourvu qu'on ne perde pas de vue les considérations suivantes : c'est un battement ordinairement double et rarement compliqué d'un souffle ; tout battement est étranger au souffle utérin ; c'est dans la matrice qu'il faut chercher la plus grande intensité de ce dernier ; car, se produisant dans cet organe, il ne peut aller qu'en s'affaiblissant à mesure qu'on s'éloigne, pour l'écouter, de son point d'origine. Au contraire, le battement simple ou double, mêlé de souffle, qui vient de la région précordiale de la mère, ne saurait avoir conservé toute sa puissance, quand on l'examine loin de son point de départ ; mais à mesure qu'on remonte vers le thorax, on sent sa force augmenter jusqu'à ce qu'enfin, étant parvenu au niveau du cœur, on reconnaît aisément que là existe le summum d'intensité.

Les doubles battements du cœur maternel, non compliqués de souffle, se transmettent aussi quelquefois jusqu'à l'utérus ; nous verrons plus tard que certaines circonstances ont pu faire croire aux pulsations du cœur de l'enfant.

Est-il possible qu'on prenne le bruit qui résulte de la pénétration de l'air dans les vésicules pulmonaires pour le souffle utérin ? De prime abord, et surtout en y réfléchissant un peu, cela ne paraît pas admissible ; plusieurs fois cependant j'ai été témoin d'une semblable méprise. Il est vrai qu'il s'agissait d'élèves ou de médecins encore peu expérimentés. En admettant, ce qui est vrai dans quelques cas, que le bruit de la respiration se prolonge jusque dans la cavité abdominale, et qu'il ressemble beaucoup au souffle utérin, il suffira de constater qu'il n'est pas isochrone au pouls de la femme, mais qu'il correspond très-exactement à chaque dilatation du thorax ; de plus, comme dans le cas précédent, il devient d'autant plus fort qu'on rapproche le stéthoscope de la poitrine, tandis qu'en partant de cette cavité pour descendre à la surface de l'utérus, il perd de plus en plus de son intensité ; en faisant cesser pour quelques instants tout effort d'inspiration, on peut le faire disparaître entièrement.

Les différents bruits que je viens de passer en revue ont leur point de départ en dehors de l'utérus, à une distance variable de cet organe. Il me reste à en indiquer deux au-

tres qui peuvent, à leur tour, jeter quelque confusion dans
l'examen, et qui se produisent dans la cavité même de la matrice, très-près par conséquent de celui qui fait l'objet de
notre étude; je veux parler du souffle ombilical et de celui
qui a son siége dans le cœur de l'enfant : devant m'occuper
ailleurs de ces deux bruits, je me contenterai de dire ici
que tous les deux ont une vitesse beaucoup plus grande, et
qu'en prenant le pouls de la mère pendant qu'on ausculte, il
n'est pas possible de confondre; et quand même on suppose-
rait un de ces cas rares où, pour cause de maladie, le cœur
maternel bat à peu près aussi vite que celui du fœtus, il est
bien difficile d'admettre un isochronisme complet, et, en le
supposant d'ailleurs, il serait très-facile de le faire cesser
en donnant momentanément à la circulation de la mère une
activité plus grande.

Les autres bruits qui peuvent se passer dans la cavité abdominale, tels que ceux produits par les déplacements de
gaz, par les frottements de l'enfant à la surface interne de
la matrice, peuvent rendre l'exploration difficile, mais sont
incapables de faire naître le doute dans l'esprit d'un observateur qui a acquis quelque habitude dans ce genre de recherches.

Valeur du souffle utérin dans la pratique des accou-chements.

On s'est fait une idée bien différente de la valeur du
souffle utérin, selon qu'on a adopté telle ou telle théorie sur
son siége et son mode de production. Il suffit, en effet, de
lire tout ce qui a été écrit à cet égard pour se convaincre
que la plupart des auteurs ont été entraînés par des idées
préconçues, et qu'au lieu de chercher à légitimer leurs théories par des observations exactes et suffisamment nombreuses,
ils ont d'abord admis des lois et n'ont plus paru préoccupés

que d'une idée, celle d'en tirer des déductions pratiques, sans s'inquiéter si elles étaient d'accord avec les faits.

Nous allons voir qu'on a singulièrement exagéré les avantages de ce phénomène stéthoscopique. Jusqu'ici je me suis exclusivement occupé d'en tracer les caractères, pour qu'il devînt facile à chacun de le distinguer, et pour qu'il ne fût pas possible de le confondre avec d'autres bruits plus ou moins analogues. Je vais maintenant passer en revue chacune des applications pratiques qu'on a cru pouvoir en faire.

A. *Comme signe de grossesse.* — Ce bruit peut-il être considéré pour un signe *certain* de gestation? Si le nombre et l'autorité des noms suffisaient pour décider une pareille question, il n'est pas douteux qu'il ne fallût la résoudre par l'affirmative; car la plupart de ceux qui ont étudié la matière professent cette manière de voir, et comme elle a quelque chose de séduisant, elle a entraîné la majorité des praticiens; mais si, tenant compte de faits nombreux et qui sont de nature à ne laisser aucun doute, on veut en déduire des conséquences rigoureuses, il devient incontestable que c'est par la négative qu'il faut répondre. Pour ma part, je n'hésite pas à le déclarer, non le souffle utérin n'est pas une preuve certaine de l'existence de la grossesse. Déjà M. de Kergaradec, qui n'était cependant pas disposé à diminuer l'importance de ce phénomène qu'il venait de découvrir, s'était tenu, ainsi que le prouve une note placée au bas de la page 29 de son mémoire, dans une prudente réserve. Je la transcris ici textuellement : « Lorsque la matrice devient le siége d'une môle ou qu'il s'y développe une production accidentelle quelconque, les vaisseaux utérins acquièrent un grand développement. Ceux qui se rendent au corps de nouvelle création sont quelquefois d'un calibre très-considérable. Il ne serait donc pas impossible que, dans ces différents cas, des battements simples avec souffle vinssent à se faire entendre ; mais il est facile de voir que jamais, dans ces états pathologiques, des battements doubles ne seraient entendus. Ceci pourrait devenir encore un moyen de distinguer les fausses grossesses des véritables. » Plus tard, à l'exemple de M. de Kergaradec, Desormeaux, se fondant aussi sur le simple raisonnement, exprima le même doute ; toutefois ni l'un ni l'autre de ces deux auteurs ne paraissait avoir rencontré des faits capables de transformer leur présomption en certitude.

M. Orfila s'est également refusé à regarder le souffle utérin comme un signe certain de grossesse (*Traité de médecine légale*, p. 268, t. I, 3ᵉ édit.), et à cette occasion il combat l'opinion contraire qu'il attribue à M. P. Dubois, mais il y a évidemment là une fausse interprétation. Je tiens positivement de ce dernier lui-même que telle n'a jamais été sa manière de voir, et l'on trouve dans le texte de son travail la preuve qu'au moment où il formulait ses conclusions, il comprenait la nécessité d'une restriction. Voici, en effet, la phrase qui les précède : « S'il nous était permis de regarder comme constants les résultats obtenus par nos expériences, voici les conclusions que nous pourrions rigoureusement déduire. » Dans un autre passage de son mémoire il avait déjà dit: « Il est évident *que si* la présence d'un produit de conception dans la cavité utérine peut seule déterminer le développement du tissu vasculaire de l'organe, les battements avec souffle sont un indice incontestable de grossesse. » M. Carrière, qui est partisan de cette dernière opinion, la prête aussi à M. P. Dubois ; il va même jusqu'à lui faire nier que l'utérus puisse éprouver, de la part de causes étrangères à la grossesse, des modifications capables de produire le bruit de souffle. Je tenais à rectifier cette erreur, car M. Paul Dubois a toujours professé une opinion contraire, et il eût été singulier que ses leçons et ses écrits eussent été en désaccord sur ce point.

M. Jacquemier admet que le bruit de soufflet n'est pas très-rare dans le cas de tumeur dans la cavité abdominale. Il dit l'avoir rencontré quatre fois. Il ne donne aucun détail pour les trois premiers. Le quatrième est relatif à une dame qui était venue consulter madame Legrand, sage-femme en chef de la Maternité, et qui le présentait sur un des côtés du ventre, à un degré assez faible à la vérité, mais bien perceptible. « Cette femme, âgée de quarante ans, mariée, bien constituée, d'une conformation régulière, d'un embonpoint ordinaire, avait eu un enfant quatorze ou quinze ans auparavant. Depuis sept mois ses règles étaient supprimées, et depuis lors elle commença à s'apercevoir que son ventre se développait. Il continua à grossir d'une manière graduelle et si rapide, qu'il présentait, au moment où je l'ai vu, le volume et la forme du ventre d'une femme enceinte de sept mois. Elle se plaignait de pesanteur dans le bassin. Le toucher faisait d'abord éloigner l'idée d'une grossesse ordinaire ; le col était petit, fermé ; le corps de l'utérus se trouvait refoulé derrière le pubis, où il était comprimé et comme atrophié. La dureté uniforme de la tumeur excluait la présence d'un liquide : on pouvait à peine l'ébranler avec le doigt, soit par le vagin, soit par le rectum. On voit, ajoute l'auteur, un bruit de soufflet coïncidant avec une grosse tumeur comprimant l'utérus, qui ne pouvait pas avoir pris de développement lui-même. »

Cette observation, je l'avoue, ne me paraît pas très-concluante, car il est permis de douter que ce bruit de soufflet présentât bien les caractères du souffle utérin. Il ne faut pas perdre de vue l'opinion de M. Jacquemier sur ce dernier phénomène ; nous avons vu qu'il le plaçait dans les artères situées derrière la matrice et qu'il le faisait dépendre de la compression exercée par ce dernier organe ; or, je crois avoir démontré qu'il n'en est pas ainsi et que le bruit qui se produit alors est tout autre que celui que j'ai désigné sous le nom de souffle utérin.

Voici comment M. Stoltz formule son opinion : « Quoiqu'on ait assuré que le souffle doit toujours être reconnu lorsqu'il y a grossesse, il est bien certain qu'on peut l'entendre aussi dans des cas où la grossesse n'existe pas. On sait que dans certaines conditions, les gros vaisseaux, tout comme le cœur, peuvent être le siége d'un bruit de souffle ; c'est même un argument qu'emploient ceux qui prétendent que, pendant la grossesse, ce bruit existe autre part que dans la matrice. Mais pour ne pas sortir de ce dernier organe, il est démontré pour moi qu'il peut s'y développer un bruit analogue, autant de fois que la substance utérine se ramifie par suite de la distension opérée par un corps qui en reçoit sa nourriture. Je l'ai observé et fait observer plusieurs fois très-distinctement sur une femme de quarante ans, qui porte dans la matrice une tumeur fibreuse, du volume de la tête d'un adulte. Le souffle est circonscrit chez cette malade, comme chez une femme enceinte, à la partie inférieure gauche du ventre, endroit unique où elle souffre habituellement. »

Les faits sur lesquels je m'appuie pour refuser au souffle utérin la valeur d'un signe certain sont nombreux et de nature, je pense, à ne laisser aucun doute ; en 1829 j'en possédais déjà plus de dix. Depuis, j'en ai observé à peu près un nombre égal. Comme ils ont entre eux la plus grande analogie, il serait superflu de les mentionner tous. Je me contenterai d'en rapporter quelques-uns ; on comprend, du reste, que le nombre soit insignifiant au point de vue qui nous occupe. Un seul fait, bien observé, aurait tout le poids nécessaire pour démontrer la valeur de l'opinion que je défends.

Première observation. — Vers la fin de l'année 1836, une demoiselle de quarante-deux ans, qui n'avait jamais eu d'enfants, vint, du département de la Somme à Paris, pour consulter M. P. Dubois, sur une tumeur du bas-ventre, qu'elle disait porter depuis quelques mois seulement, qui avait troublé la régularité de l'écoulement menstruel et donné lieu à quelques pertes abondantes. Un examen attentif fit connaître une tumeur dure, lisse, piriforme, exactement placée sur la ligne médiane, occupant la moitié supérieure de l'excavation et dépassant de deux doigts le bord supérieur du pubis. La portion vaginale du col utérin n'avait subi aucune modification ; mais tout fit penser qu'il s'agissait d'un corps fibreux, probablement développé dans la cavité de l'organe, ou largement adhérent à l'un des points de sa surface externe. L'exploration stéthoscopique fit découvrir un bruit de souffle qui ne différait en rien de celui qui appartient à la grossesse. Cependant, toute idée de conception devait être éloignée, soit à cause des récits de la malade, soit à cause des résultats fournis par un examen minutieux.

Ce fait me semble concluant, à moins de supposer qu'on ait commis une erreur de diagnostic et qu'on ait méconnu une grossesse qui ne put être constatée plus tard, parce que la malade retourna dans son pays et qu'on la perdit de vue. Mais cette objection, qui pourrait se présenter à l'esprit de ceux qui auraient une autre théorie à défendre, perdra, j'espère, toute sa valeur à côté des deux observations suivantes.

Deuxième observation. — Madame C., âgée de trente-huit ans, fabricante de bourses, demeurant rue du Temple, n° 26, avait vu depuis plusieurs mois ses règles se changer en de véritables pertes, quelquefois très-abondantes. L'apparition d'une tumeur dans le bas-ventre, le développement des seins et quelques autres symptômes, lui firent croire à

l'existence d'une grossesse. Cependant, trouvant dans son
état quelque chose qui ne ressemblait pas à ce qu'elle avait
éprouvé dans une première gestation, elle réclama les soins
d'un praticien distingué de son quartier (M. le docteur
Scellier); malgré qu'il eut reconnu un bruit de souffle très-
manifeste, ce médecin ne se crut pas suffisamment éclairé
pour porter un diagnostic: et il voulut avoir l'avis de
M. P. Dubois. Un premier examen de la tumeur et des autres
circonstances qui se rattachent à son développement fit exclure l'idée d'une grossesse, quoiqu'un souffle tout à fait
analogue à celui qui appartient à cet état fût facilement perçu.
Quelques jours après (15 juillet 1837); un second examen devait avoir lieu ; M. Dubois, qui savait que je m'occupais d'auscultation obstétricale, eut l'obligeance de me conduire chez
cette dame et de me la faire examiner. Elle fut auscultée
debout, assise, couchée sur le dos, appuyée sur les coudes
et les genoux. Le souffle, dont l'origine était bien évidemment dans la tumeur, persista dans toutes ces positions. Les
autres signes, tels qu'une certaine dilatation du col et un
développement manifeste du segment inférieur de l'utérus;
donnaient le plus grand poids à l'opinion des deux médecins
consultants, qui ne doutèrent pas qu'ils avaient affaire à
une tumeur fibreuse faisant corps avec l'utérus, et, selon
toutes les probabilités, développée dans sa cavité. De mon
côté, après un examen attentif, je me rangeai complétement
à cette manière de voir.

Deux ans et demi après, je dus à l'obligeance de
M. Scellier de revoir et d'examiner encore madame C. Des
règles très-abondantes revenaient chaque mois avec beaucoup de régularité; la santé générale était bonne; la tumeur
avait augmenté de volume et s'élevait jusqu'au niveau de
l'ombilic. On entendait toujours, sur chacune de ses régions
latérales, un bruit de souffle que rien n'aurait pu faire distin-

guer de celui qui appartient à la grossesse. Le col de l'utérus était très-élevé, il était dur et légèrement entr'ouvert. Le corps de cet organe paraissait toujours fondu dans la tumeur qui se tenait au-dessus du détroit supérieur.

Troisième observation. — Dans le mois d'août de l'année 1838, pendant que j'étais interne de M. Serres, à l'hôpital de la Pitié, une femme de vingt-huit ans, mariée depuis trois ans, et n'ayant jamais eu d'enfants, fut admise dans la salle du Rosaire; les règles étaient supprimées depuis six mois, mais pendant ce temps, la malade avait éprouvé plusieurs fois des pertes sanguines dont quelques-unes avaient été assez abondantes. Elle avait offert la plupart des signes rationnels de la grossesse, et depuis quelque temps elle croyait sentir des mouvements dans son ventre. Cependant, l'exploration abdominale et le toucher vaginal firent voir qu'il s'agissait d'une production morbide, intimement unie à l'utérus, dont le col était un peu ramolli quoique long, et l'orifice externe assez entr'ouvert pour admettre l'extrémité du doigt. Un souffle, qu'on aurait pu prendre pour type des souffles utérins, se faisait entendre sur la tumeur; il fut constaté plusieurs fois et dans toutes les positions que je fis prendre à la malade. Elle était à l'hôpital depuis quelques jours seulement, lorsqu'elle fut prise d'une péritonite des plus intenses à laquelle elle succomba très-rapidement.

L'autopsie démontra que la tumeur observée pendant la vie était due à l'utérus, assez uniformément distendu par un corps fibreux développé dans sa cavité, et ayant acquis le volume qui lui appartient au quatrième mois de la grossesse. Quoique les parois de la matrice fussent amincies, je trouvai aux vaisseaux qui s'y distribuaient, au moins le double du volume qu'ils offrent dans l'état ordinaire; plusieurs pénétraient dans la tumeur et avaient un calibre considérable.

Ces deux observations (et la dernière surtout qui a été

suivie d'autopsie) ne démontrent-elles pas sans réplique qu'une tumeur capable de développer le système vasculaire utérin, à peu près à la manière de la grossesse, peut faire naître un bruit de souffle tout à fait semblable à celui qui appartient aussi à ce dernier état physiologique? A quelles erreurs, à quelles conséquences fâcheuses ne serait-on pas conduit si, oubliant les faits de la nature de ceux que je viens de publier, on persistait à voir dans le bruit de soufflet, tel que je l'ai décrit, un témoignage incontestable de grossesse. De pareilles craintes, d'ailleurs, ne sont pas des chimères : les annales de la science ont déjà fait connaître à quelles funestes tentatives on pouvait être conduit en donnant à ce phénomène une valeur qu'il n'a certainement pas.

L'observation suivante, publiée dans la *Lancette française* (numéro du 8 mai 1834), ne me paraît pas avoir suffisamment fixé l'attention, quoiqu'elle ait été reproduite par quelques écrivains et que moi-même j'en aie parlé dans ma thèse. Elle est cependant de nature à faire naître de sérieuses réflexions, et à elle seule elle me paraît propre à dissiper l'incertitude qui pourrait rester encore dans l'esprit de quelques personnes. Cette raison m'engage à la rapporter dans tous ses détails.

Quatrième observation. — «Une femme de quarante-sept ans, mariée depuis longtemps, n'ayant pas eu d'enfants, fut admise à l'hôpital Necker (service de M. Bricheteau) dans le courant du mois de juin 1833. Elle n'avait pas eu ses règles depuis neuf mois, et croyait toucher au terme de sa grossesse. Elle racontait qu'au moment de la conception présumée, il s'était élevé entre elle et son mari une rixe violente. Elle avait, du reste, l'abdomen proéminent, comme une femme à la fin de sa grossesse, et éprouvait des douleurs qui semblaient annoncer un prochain accouchement. On sentait distinctement dans le flanc droit une tumeur inégale, qui avait la forme d'une tête d'enfant d'un côté, et de l'autre offrait une saillie qu'on pouvait croire formée par le pied d'un fœtus. Cette tumeur se déplaçait au moyen de la pression, par un mouvement de totalité. La malade disait sentir distinctement les mouvements d'un enfant. Il y avait dans la tumeur un bruit de souffle bien manifeste, qu'on crut être le souffle placentaire.

« Dans une première tentative de toucher, on ne put trouver le col de l'utérus. Dans une seconde ; faite le lendemain par M. Baudelocque, l'orifice utérin fut rencontré sous le pubis, et n'offrait point de dilatation. Dans un troisième toucher, pratiqué simultanément par le rectum et le vagin, le même accoucheur constata l'existence d'une tumeur fluctuante qu'il put déplacer avec le doigt, et qui faisait manifestement corps avec la tumeur abdominale extérieure.

« Nonobstant l'emploi des bains, des cataplasmes, de la saignée, les souffrances de la malade devinrent si atroces, qu'elle demandait à grands cris une opération pour extraire l'enfant dont elle se disait enceinte. Les médecins de l'hôpital, et M. Baudelocque, ayant de nouveau examiné la malade le 6 juillet, pensèrent qu'il y avait une grossesse extra-utérine de l'ovaire droit, et qu'on ne pouvait apporter de soulagement à la patiente qu'en pratiquant une incision sur les parois du kyste, qu'on croyait contenir un fœtus.

« On demeura d'accord qu'une incision exploratrice par le vagin était le seul moyen qu'il convînt d'employer. Elle fut pratiquée par M. Laugier, en présence de MM. Dubois (d'Amiens), Piedagnel, deux médecins étrangers, et d'un bon nombre d'élèves. Avant de s'y décider, on avait de nouveau bien constaté l'état de la malade et l'existence du bruit qui simulait, à s'y méprendre, le souffle placentaire. Les jours suivants, des symptômes de péritonite se manifestent; ils résistent à tous les moyens, et la malade succombe le sixième jour après l'opération.

« *Autopsie.* — La tumeur abdominale est très-affaissée et descendue dans le bassin ; elle est inégale, multilobulée ; sa partie gauche est piriforme et assez semblable à une matrice amplifiée : c'était effectivement cet organe, dans la cavité duquel s'était développée une tumeur de la grosseur d'une forte poire, de nature lardacée et un peu ramollie. Cette tumeur était recouverte par la matrice, qui semblait s'être laminée pour lui fournir une enveloppe ; elle était, d'ailleurs, en communication avec le vagin et le col utérin, qui était tellement aminci, qu'il formait une petite ouverture membraneuse de 2 lignes de diamètre seulement. La partie droite de la tumeur se composait de plusieurs lobes, dont la surface était inégale, raboteuse, ulcérée même, et recouverte çà et là de lambeaux membraniformes ; on y trouvait plusieurs dégénérations organiques, savoir : des tissus carcinomateux et encéphaloïdes, séparés par des cloisons celluleuses, purulentes, ou de petits kystes remplis de sérosité brune et ichoreuse ; on ne trouva point des traces d'ovaire, qui avait été probablement envahi par les altérations indiquées. A la partie inférieure du bassin, en arrière, existait une autre tumeur de 2 ou 3 pouces de diamètre, contenant des kystes, dans l'un desquels avait pénétré l'incision pratiquée à la paroi postérieure du vagin. »

Il est fâcheux que l'observation que je viens de relater manque de certains détails qui auraient permis, peut-être, de décider à laquelle des deux tumeurs devait être rapporté le bruit de souffle. Nous ne savons pas, en effet, dans quelle région du ventre avait été constaté ce dernier phénomène ; on a également négligé d'indiquer dans quel état se trouvait l'appareil vasculaire de la matrice. Après ce que j'ai déjà dit précédemment, on comprend combien la solution de ces questions eût été nécessaire pour décider s'il s'agissait d'un souffle en tout semblable à celui qui appartient à la grossesse, ou si on n'avait simplement affaire qu'à une pulsation avec souffle due à la compression d'une artère placée en dehors de l'utérus. Pour mon compte, en rapprochant ce fait de celui précédemment rapporté et observé à l'hôpital de la Pitié, je serais très-porté à supposer qu'il siégeait dans les parois utérines distendues par une tumeur, et dont les artères avaient dû subir de notables modifications; mais laissons là cette discussion, qui n'a, pour le moment, qu'un intérêt secondaire. Ce que j'ai surtout voulu mettre en relief, c'est que des hommes, d'ailleurs fort habiles, égarés par l'existence d'un phénomène auquel, avec presque tout le monde, ils étaient habitués à donner une valeur qui ne lui appartenait pas, se sont crus autorisés à recourir à une opération aussi grave que l'opération césarienne vaginale. Une pareille erreur trouve son explication dans l'état où se trouvait la science à l'époque où elle fut commise ; mais elle ne serait plus excusable aujourd'hui qu'on sait mieux à quoi s'en tenir sur la valeur du bruit de souffle; ce fait, d'ailleurs, n'est pas le seul qu'on puisse invoquer pour donner quelque poids à l'opinion que je cherche à faire prévaloir.

L'observation qui va suivre lui vient encore en aide. Quoiqu'il s'agisse d'une erreur de diagnostic beaucoup moins grave que dans la précédente, elle n'en est pas moins digne d'intérêt, puisque l'existence d'un souffle en tout pareil à celui qui appartient à la gestation a pu tromper un praticien d'un très-grand mérite.

Cinquième observation. — Une dame de trente-huit ans, petite et d'une constitution délicate, avait passé plusieurs années avec un premier mari sans devenir enceinte. Un second mariage, qui datait de trois ou quatre ans, ne paraissait pas devoir être plus heureux sous ce rapport, lorsque quelques troubles des fonctions digestives , et un certain développement du ventre , vinrent faire naître des espérances. Elle recevait depuis quelque temps déjà , pour une affection des bronches, les soins de l'un des médecins les plus distingués et les plus consciencieux des hôpitaux de Paris. Consulté par la malade, qui désirait savoir si elle était réellement enceinte , quoique pour elle ce fût une chose à peu près certaine, il crut devoir rester longtemps dans le doute, car les règles , loin de cesser, revenaient avec régularité chaque mois à l'époque habituelle , et de plus , tous les quinze jours , elles étaient encore suivies, pendant quelques heures , d'un écoulement sanguin, qui, jusqu'alors , avait été fort modéré. Cependant, un jour qu'il se livrait à de nouvelles recherches dans le but d'éclairer la question, il entendit très-distinctement un bruit de soufflet dans la tumeur qui occupait la cavité abdominale, et dès ce moment, parfaitement convaincu , il déclara que la grossesse était certaine.

Je fus désigné pour accoucher cette dame, et lorsque je fus appelé près d'elle pour la première fois , elle se croyait à peu près à la fin du huitième mois. J'étais tellement convaincu de la réalité de la grossesse, que ce fut en quelque sorte pour la forme que j'adressai quelques-unes des questions qu'on fait en pareille circonstance. Cependant, quand j'appris l'âge de la malade , et surtout la persistance des règles , une certaine incertitude s'empara de mon esprit, et je demandai à faire un examen plus complet.

Le ventre était assez uniformément développé par une tumeur qui paraissait s'étendre à peu près également à droite et à gauche, et dont le fond dépassait de deux travers de doigt la cicatrice ombilicale. Cette tumeur était lisse et arrondie ; mais je fus immédiatement frappé de sa dureté, qui contrastait singulièrement avec la souplesse et l'élasticité

qui appartient en général à l'utérus développé par un produit de conception. La peau du ventre ne présentait d'ailleurs ni vergetures, ni coloration plus ou moins marquée
du pigmentum. Il me fut impossible, en promenant la main
en différents sens, de reconnaître quelque saillie qui pût être
rapportée à un fœtus.

Par le toucher vaginal, je constatai que la partie inférieure du corps de l'utérus s'était développée. Cependant le
col était long, dur et ferme; il était assez élevé pour qu'il
fallût un doigt exercé pour l'atteindre. Il fut facile de reconnaître que la partie de l'organe qui était explorée par
cette voie se continuait avec la tumeur qui faisait saillie
dans la cavité abdominale, soit que celle-ci fût développée
dans la cavité de la matrice, soit qu'elle lui adhérât seulement par une large base. Du reste, aucune sensation de
fluctuation ou de ballottement n'était perçue.

Aux doutes qu'avaient fait naître les premiers renseignements qui m'avaient été fournis par la malade, et dont j'ai
parlé plus haut, succéda la certitude d'une erreur de diagnostic, et cette manière de voir ne pouvait être modifiée
pour moi, qui connaissais les faits que je viens de relater et
plusieurs autres analogues, par les résultats que j'obtins en
pratiquant l'auscultation. Deux bruits seulement étaient
transmis par les parois du ventre, l'un consistait en un
battement simple, avec impulsion communiquée à la tumeur, et jusqu'à mon oreille par l'intermédiaire du stéthoscope; il était facile de reconnaître qu'il était dû à l'aorte
comprimée; il correspondait à la systole du cœur. Pour le
percevoir dans toute sa force, c'est sur la région antérieure
de l'abdomen qu'il fallait placer le stéthoscope. L'autre était
un souffle sibilant, sans choc ni pulsation, parfaitement distinct et séparé du premier, existant sur la région latérale
droite de la tumeur, à peu près au niveau de l'ombilic et ne

s'irradiant que dans une étendue assez limitée; il offrait, en un mot, tous les caractères que présente assez souvent le souffle de la grossesse.

J'avoue que mon embarras fut grand quand il fallut faire connaitre mon opinion à cette dame, dont le plus vif désir était de devenir mère, et dont j'allais détruire toutes les illusions. Toutefois, ne voulant rien précipiter, et l'affirmation de l'honorable confrère qui m'avait précédé me faisant douter de moi-même, malgré l'évidence des faits, je demandai, avant de me prononcer définitivement, à renouveler mon investigation deux jours plus tard. Je n'ai pas besoin de dire que je la fis avec tout le soin que réclamait un pareil cas, et rien ne se présenta qui fût de nature à changer ma première manière de voir. Ma déclaration ne fut pas très-bien accueillie ; et je vis facilement qu'elle avait bien peu diminué des espérances qui s'accordaient si bien avec les désirs. Pour me convaincre, la malade me dit alors pour la première fois qu'elle ressentait, depuis plusieurs mois, des mouvements très-évidents dans le ventre, et elle m'engagea à m'en assurer moi-même. Mes recherches, à cet égard, eurent pour résultat la constatation de battements dus à l'aorte, et de quelques déplacements imprimés par des gaz à diverses anses intestinales. Il n'y avait pas autre chose.

L'événement prouva que je ne m'étais pas trompé. J'ai revu cette dame plusieurs fois, et un an après mon premier examen, j'ai pu m'assurer que les choses étaient à peu près dans le même état. La tumeur n'avait pas beaucoup augmenté; le bruit de souffle occupait la même place et présentait les mêmes caractères.

Mais les affections de la nature de celles dont je viens de parler ne sont pas les seules qui puissent donner naissance au phénomène stéthoscopique dont il s'agit. Les tumeurs qui se développent dans l'ovaire peuvent également le produire :

il est même probable qu'il en est d'autres, d'une origine encore différente, qui sont dans le même cas. La seule condition nécessaire, c'est un développement assez considérable de vaisseaux artériels en communication directe avec la circulation générale. Pour rester dans le vrai, disons cependant que ces derniers cas sont rares, et qu'il est bien plus commun de les voir coïncider avec de simples battements artériels, ou avec des battements avec souffle.

En voici cependant un exemple.

Sixième observation. —Vers le milieu de l'année 1839, une femme fut admise à la clinique d'accouchements. Avant de passer dans le service de M. P. Dubois, cette femme avait séjourné quelque temps à l'hospice de la Maternité, où j'avais reçu d'elle les renseignements suivants.

Elle avait cru éprouver onze mois auparavant les premiers symptômes d'une grossesse : une suppression de règles, des nausées, quelques vomissements, la confirmèrent dans cette opinion, quoiqu'elle vit bientôt l'écoulement menstruel reparaître aux époques ordinaires, mais en moindre quantité que d'habitude. Cependant, après neuf mois, elle crut éprouver les premières douleurs de l'enfantement; elle se livra pendant longtemps à des efforts expulsifs qui n'eurent aucun résultat. Plusieurs médecins, parmi lesquels M. le professeur Velpeau, furent appelés auprès de cette femme; ils la trouvèrent debout, appuyée sur les épaules de deux personnes, le corps à demi fléchi, comme pour expulser quelque chose. Le toucher fit bientôt reconnaître que l'utérus n'avait subi aucun développement, et tous les consultants pensèrent qu'il s'agissait d'une grossesse extra-utérine. Quelques-uns même proposèrent la gastrotomie; mais cette opinion ne prévalut pas.

Ce que je viens de raconter s'était passé depuis deux mois environ, lorsque la malade fut soumise à mon observation.

La forme et la tension du ventre, dont le volume augmentait tous les jours, faisaient exclure, de prime abord, l'idée d'une grossesse ordinaire. On sentait dans l'excavation du bassin, derrière l'utérus repoussé en avant, une tumeur dure, inégale, peu mobile. Un bruit de souffle pareil à celui de la grossesse existait de chaque côté du ventre.

Elle mourut quelque temps après à la Clinique, et l'on trouva dans le ventre un grand nombre de kystes d'un volume variable, renfermant, quelques-uns du pus, d'autres de la sérosité trouble. L'ovaire du côté gauche, dont il ne restait plus de traces, paraissait en avoir été le point de départ. Il en était de même d'une tumeur placée dans l'excavation et formée par un tissu dégénéré. Les dimensions de l'utérus n'avaient pas changé. Comme je n'assistais pas à l'autopsie, je ne puis dire si ces tumeurs contenaient des vaisseaux et dans quel état ils étaient.

Puisqu'il est bien démontré que le bruit de souffle ne peut être regardé comme un signe certain de grossesse, cherchons du moins à lui assigner sa valeur réelle. Pour y parvenir, il me semble indispensable de se placer à deux points de vue différents : ou bien il s'agit d'un de ces cas simples et réguliers dans lesquels tout s'accorde à faire supposer qu'un produit de conception est renfermé dans les organes de la génération, et alors le souffle, s'il existe, tout en donnant beaucoup de poids aux autres signes qui ont été observés, devient lui-même beaucoup plus concluant par sa coïncidence avec eux ; de telle sorte qu'en général, dans la pratique, il suffit du concours de ces circonstances pour annoncer l'existence d'une grossesse : ou bien on se trouve en face d'un de ces cas bizarres dans lesquels le doute vient ordinairement à l'esprit, parce que si quelques-uns des phénomènes observés peuvent être rapportés à la gestation, d'autres, au contraire, semblent devoir la faire exclure.

Alors, si le souffle existe, on n'en peut rien conclure ; il ne
doit avoir aucune influence sur le jugement qui doit intervenir. Qu'on se prononce sans crainte contre l'existence de
la grossesse, si on trouve dans les autres signes rationnels
et sensibles des éléments suffisants pour fonder sa conviction.

B. *Pour la constatation de la mort du fœtus.* —
Si les développements dans lesquels je suis entré sont de
nature à donner quelque valeur à l'opinion que j'ai cherché
à faire prévaloir relativement au siége et à la cause du
souffle utérin, j'aurai peu de chose à dire pour convaincre
mes lecteurs de l'insuffisance de ce signe, quand il s'agit de
déterminer si le fœtus a cessé de vivre ; et cependant, combien les auteurs sont loin d'être d'accord à cet égard ! D'où
vient donc cette divergence ? Il me parait facile de l'expliquer et de démontrer que l'erreur se trouve du côté de ceux
qui ont préféré le raisonnement aux faits. Personne plus que
M. Monod n'a insisté pour établir que le souffle qu'il appelle
placentaire devait cesser avec la vie de l'enfant. Ce n'est pas
certainement l'observation qui l'a conduit à cette croyance ;
mais probablement le désir de faire prévaloir sa théorie sur
le siége de ce phénomène. La vie du placenta, dit-il, est
aussi étroitement liée à celle du fœtus que l'est celle du
poumon, chez l'adulte, à la vie générale, et la mort de l'un
doit nécessairement entraîner celle de l'autre. Si la seconde
partie de cette proposition est incontestable, il n'en est pas
de même de la première : qui ne sait, en effet, que le placenta peut continuer à s'accroître et même s'hypertrophier
après la mort du fœtus ? N'est-il pas beaucoup plus rare de
le voir s'atrophier ? Je ne conteste pas que l'intégrité du
placenta ne soit nécessaire au développement régulier de
l'enfant, et que ses altérations ne deviennent très-souvent la
cause de sa mort ; mais il y a loin de ce fait, que personne ne
saurait nier, à l'opinion que je combats. M. de Kergaradec a

eu soin de se tenir dans une plus grande réserve, et cependant il avait vu au moins un cas qui atteste que le bruit de souffle peut exister malgré la mort du fœtus. Voici, en effet, ce que contient la troisième observation consignée dans son mémoire : « Dans le courant du mois de septembre 1821, j'examinai avec M. le docteur Breheret, une autre femme dont la grossesse était près de son terme, mais qui, affectée d'une maladie très-grave, semblait n'avoir plus que quelques heures à vivre. Nous distinguâmes parfaitement les battements simples avec souffle; mais il nous fut impossible d'entendre ceux du fœtus. Deux jours après, cette malheureuse femme accoucha d'un enfant presque putréfié. » Personne n'ignore ce qu'on entend par un enfant putréfié; et quoique, rigoureusement parlant, cette expression soit impropre, elle sert à caractériser un état qui ne peut exister que lorsque la cessation de la vie remonte à deux ou trois semaines. Au lieu de se rendre à l'évidence, M. Monod se contente de dire que le fait n'est pas assez circonstancié, qu'il lui semble impossible que les choses se soient passées comme les rapporte M. de Kergaradec, qui n'avait pas assisté à l'accouchement, et qu'en définitive, on n'en peut rien conclure. Si l'erreur dans laquelle est tombé M. Monod s'explique, jusqu'à un certain point, par la nouveauté du sujet, et par le petit nombre de recherches cliniques qui avaient été publiées à l'époque où il écrivait, elle ne serait plus excusable aujourd'hui que la science a marché et que des faits sans nombre se sont placés au-dessus de tout raisonnement.

Dans le travail que j'ai si souvent eu occasion de citer, M. P. Dubois rappelle que parmi les femmes enceintes soumises à son examen, trois accouchèrent d'enfants putréfiés. Deux d'entre elles n'avaient été examinées que pendant le travail; la troisième le fut pendant l'accomplissement de cette fonction, et l'avait été pendant la grossesse; le souffle

utérin fut entendu très-distinctement sur toutes, jusqu'à
l'expulsion du fœtus. Il était même très-remarquable chez
l'une d'elles.

De son côté, M. Jacquemier affirme l'avoir rencontré aussi
souvent sur des femmes qu'il vit accoucher d'enfants putréfiés, que sur les autres. Quant à moi, c'est une vérité que
déjà en 1839 j'ai cherché à mettre en évidence; à cette
époque, je possédais trente-deux observations qui la con-
firmaient, et le hasard ne m'avait pas fait rencontrer
un seul cas où, le fœtus étant mort, le souffle eût manqué.
Il est bien entendu qu'il s'agissait de grossesses suffisamment avancées pour que le phénomène pût exister. Je com-
prenais, au reste, la possibilité de cette coïncidence, c'est-
à-dire la mort du fœtus et de l'absence du souffle; mais
je ne l'avais pas observée; depuis, j'ai eu occasion de la
constater deux fois seulement, sur plus de cent femmes qui
portaient des enfants morts. Cette proportion est bien
minime et ne diffère guère, comme on le voit, de ce qu'on
observe quand les enfants sont vivants. Mais d'ailleurs, en y
réfléchissant un peu, il est facile de comprendre que la mort
du fœtus soit sans influence sur la production du souffle
utérin. Les conditions anatomiques de l'utérus sont à peine
modifiées par cette circonstance. En général, le volume de
cet organe cesse de s'accroître, quelquefois il reste sta-
tionnaire, le plus souvent il diminue, mais dans une petite
proportion. La circulation utéro-fœtale est seule enrayée;
celle qui a lieu dans ses parois conserve toute son énergie.
Les femmes qui accouchent d'enfants morts sont tout aussi
exposées que les autres à des hémorrhagies sérieuses.

Voici du reste deux faits que je prends au hasard au milieu d'un très-grand nombre que je pourrais citer, ils n'ont
pas besoin de commentaires.

Je fus chargé, il y a trois ans, d'accoucher la femme d'un

de nos confrères de Paris ; cette jeune dame, qui en était à sa première grossesse, se croyait à terme ; c'était aussi l'opinion de son mari, qui se fondait surtout sur la dernière apparition des règles. Cependant, lorsque je l'examinai pour la première fois, je fus frappé du volume peu considérable de l'utérus, dont le fond dépassait à peine l'ombilic, et je soupçonnai qu'il y avait eu erreur dans le calcul qu'on avait fait, ou bien qu'il s'agissait d'une grossesse dont la marche avait été enrayée depuis longtemps déjà par la mort du fœtus. Les nouveaux détails qui me furent donnés me firent admettre cette dernière supposition. Je recherchai vainement, à plusieurs reprises, les doubles battements ; mais j'entendis un bruit de souffle sur le côté droit de l'utérus qui était remarquable par sa force, et qui parfois devenait sibilant. Je fis part de mes craintes au mari, et l'événement ne tarda pas à les justifier. Au moment de la rupture des membranes, il s'écoula un liquide trouble et sanguinolent, et bientôt après fut expulsé un fœtus aplati, presque entièrement dépouillé de son épiderme, d'une mollesse extrème, avec disjonction complète de tous les os du crâne, dans de telles conditions enfin, qu'il est inutile de rapporter plus en détail ici, mais qui permirent de faire remonter sa mort à deux ou trois mois. Sa longueur était celle qu'il offre, en général, à six mois ou six mois et demi.

Le placenta était le siége d'altérations profondes et anciennes. Nous y trouvâmes les traces de nombreuses hémorrhagies qui en avaient largement altéré la structure. La matière colorante du sang avait disparu en plusieurs points, et on voyait des plaques fibrineuses et jaunâtres dont la couleur et la consistance attestaient l'ancienneté des accidents.

La nommée C..., âgée de vingt-sept ans, d'une petite stature et offrant des traces non douteuses de rachitisme surtout aux membres inférieurs, entra à la clinique d'accouchements de la Faculté le 18 mars 1841 ; elle était alors enceinte pour la quatrième fois, et se croyait à la fin du septième mois. La dernière apparition des règles avait eu lieu, en effet, du 1er au 15 août précédent. Les deux premières grossesses n'avaient rien offert de particulier, et s'étaient terminées par la naissance d'enfants vivants ; à la troisième, elle fit une fausse couche à six semaines, sans cause connue.

La femme C... nous assura qu'elle avait constamment souffert depuis le début de cette dernière grossesse, qu'elle éprouvait presque continuellement de la céphalalgie avec étourdissements et tintements d'oreille, et qu'elle avait eu à diverses reprises des palpitations ; que depuis qu'elle était entrée dans le quatrième mois, elle avait souvent éprouvé des douleurs dans la région hypogastrique et de la diarrhée. Les premiers mouvements de l'enfant avaient été perçus à quatre mois et demi ; mais ils avaient complétement cessé à six mois, à la suite de douleurs hypogastriques qui durèrent plusieurs jours. A cette époque aussi, le ventre aurait un peu diminué de volume. Les premières douleurs se déclarèrent le 18 mars, à six heures du matin ; à sept heures, elle fut soumise à mon examen. Les doubles pulsations fœtales ne furent pas distinguées ; mais il me fut facile d'entendre, et de faire entendre à diverses personnes, deux bruits de souffle très-forts, l'un à gauche et l'autre à droite de l'utérus. Deux heures après, fut expulsé un petit fœtus qui se présentait par le pelvis, et qui offrait des altérations qu'on ne retrouve que dans les cas où la mort remonte à un mois au moins. Voici, du reste, ce que je trouve dans mes notes sur ce placenta malade dont j'avais injecté la veine et les artères. Sa forme était à peu près ronde, et avait un grand diamètre de 4 pouces $\frac{3}{4}$, et un autre un peu plus petit de 4 pouces $\frac{1}{4}$. Il était lisse à la face fœtale, inégal et bosselé, au contraire, à la face utérine. Il avait de 6 à 9 lignes d'épaisseur dans les points bosselés, et de 2 à 4 lignes seulement dans les parties non altérées. A chaque bosselure correspondait un caillot complétement décoloré dans la plus grande partie de son épaisseur, avec un point central, variable en grosseur, demi-liquide et noirâtre. Une seule bosselure, la plus considérable de toutes, voisine du cordon, était due à une infiltration sanguine sans épanchement circonscrit. Le sang, du reste, était décoloré. Il est facile de comprendre quel rapport existait entre ces altérations anciennes et la mort du fœtus.

Quelques auteurs ont pensé que le bruit de souffle continuait à se faire entendre après la mort de l'enfant, mais pendant quelque temps seulement, et en présentant de notables modifications, surtout sous le rapport de la force. C'est là l'opinion de Kennedy, adoptée par M. Carrière, qui trouve que M. Stoltz a parfaitement rendu compte du fait, en disant que les conditions organiques de sa production existent tant que l'œuf est dans la matrice, mais qu'il n'en est pas de même des causes physiologiques. Les faits nombreux dont j'ai parlé ne m'ont rien offert qui vînt à l'appui de cette manière de voir. J'ai déjà dit que la mort du fœtus ne faisait pas disparaître le souffle utérin, j'ajoute qu'elle n'a eu aucune influence appréciable sur sa force ou sur son timbre. Il reste ce qu'il était avant cet accident.

C. *Pour la constatation des maladies fœtales.* — Puisque la mort du fœtus est incapable de modifier les caractères du souffle utérin, les maladies qui peuvent survenir pendant la vie intra-utérine ne sauraient avoir plus de puissance. De ce que l'intégrité du placenta est nécessaire au développement régulier de l'enfant, on n'est pas en droit de conclure que les lésions de celui-ci doivent réagir sur la manière d'être de cet organe. Mais d'ailleurs, en supposant qu'on voulût donner à cette hypothèse la valeur d'un fait dé-

montré, j'ai surabondamment prouvé, je crois, que le placenta
était tout à fait étranger à la production du souffle utérin,
et l'opinion affirmative de quelques auteurs, au point de
vue que j'examine, fait voir encore une fois à quelles erreurs peut entraîner une idée préconçue. Quant à moi, qui ai
cru mieux faire en me préoccupant surtout des faits, j'en ai
vu un certain nombre qui ont irrévocablement fixé mon opinion à cet égard.

En voici un que je me contente de citer : une femme qui
avait été soumise presque tous les jours à un examen stéthoscopique minutieux, pendant le cours de son huitième mois,
accoucha, au commencement du neuvième, d'un enfant mort
depuis quelques jours seulement. Pendant tout le temps que
durèrent mes recherches, le bruit de souffle fut constamment
entendu; il était fort et prenait parfois un caractère de sibilance que nous savons pouvoir lui appartenir. Quelques
jours avant l'accouchement de cette femme, je fus surpris de
trouver les doubles pulsations fœtales, qui jusque-là avaient
été fortes et régulières, plus lentes et plus faibles, et offrant
quelques irrégularités dans leur rhythme. Ces modifications
dans la circulation de l'enfant firent de tels progrès, que,
huit jours après leur première constatation, les contractions du cœur disparurent complétement sous mon oreille,
pendant que je faisais un dernier examen ; le hasard me
permit ainsi d'assister à l'agonie et à la mort de cet enfant,
qui fut expulsé six jours après. J'en fis l'examen avec grand
soin, et je constatai dans chacun des poumons une multitude
de petits abcès parfaitement circonscrits, que de prime abord
on aurait pu prendre pour des tubercules ramollis. Le bruit
de souffle n'avait pas varié un seul instant ; il demeura tel
que je l'ai décrit plus haut, jusqu'au moment où s'effectua
l'accouchement de cette femme.

D. *Pour apprécier le degré de force ou de faiblesse de*

l'enfant. — Un rapport direct existe ordinairement entre le volume du placenta et le développement du fœtus, et s'il était possible, par des caractères appartenant au souffle utérin, d'arriver à une évaluation approximative du premier, on pourrait, jusqu'à un certain point, juger du volume du second ; mais tout ce qui précède prouve qu'il n'en est pas ainsi. M. Kennedy a donné le caractère de sibilance comme le signe certain d'une circulation placentaire parfaite. Pour mon compte, je ne saurais admettre une pareille proposition ; je ne crois même pas, avec M. Carrière, qu'il soit la preuve d'une circulation utérine régulière. Que se passe-t-il, en effet, dans les cas où cette circulation est manifestement troublée, comme pendant les contractions de la matrice, par exemple ? Le bruit s'affaiblit ordinairement en raison de leur intensité, et quelquefois il disparaît complétement ; mais je n'ai pas remarqué qu'il devînt plus particulièrement sibilant ; je l'ai constaté avec ce caractère dans un si grand nombre de cas, où tout se passait avec une régularité complète, qu'il ne me semble pas possible de tirer de sa force ou de sa faiblesse, de sa sibilance ou des autres nuances que nous connaissons, une indication de quelque valeur pour l'appréciation du développement de l'enfant.

E. *Pour reconnaître les altérations du placenta.* — Les lésions qui altèrent la structure du placenta et qui, par suite, en troublent les fonctions, sont beaucoup plus fréquentes qu'on ne le croit généralement. Quoiqu'elles soient de natures diverses, les plus communes, sans contredit, sont celles qui résultent de l'infiltration sanguine ou de la formation de collections de même espèce plus ou moins bien circonscrites ; quand elles sont peu profondes et peu étendues, elles ont pour conséquence de troubler la circulation du fœtus, en privant ce dernier de la quantité de matériaux nutritifs nécessaire à son développement. Quand, au contraire, elles occupent une portion considérable de l'organe, elles déterminent la mort plus ou moins promptement, et par un mécanisme facile à comprendre. L'histoire de ces maladies est loin d'être complète; c'est au point de vue de l'anatomie pathologique seulement qu'elle est un peu avancée. Ce qui importerait cependant, ce serait la connaissance de caractères à l'aide desquels on pourrait reconnaître l'invasion des altérations placentaires; quelques personnes ont cru que l'auscultation obstétricale était destinée à combler cette lacune, mais malheureusement il n'en est pas ainsi, malgré la prétention contraire de plusieurs auteurs. Ainsi, pour Hohl, un souffle aigu et retentissant indiquerait une altération du placenta, caractérisée par de petits dépôts de phosphate calcaire. Une douleur brûlante, existant dans un point de l'utérus, coïncidant avec un souffle offrant quelque chose d'anormal, annoncerait une hypertrophie du même organe, ou une altération d'une autre nature. Je ne connais pas les faits qui ont servi de base à une semblable opinion, mais je puis affirmer que je n'en ai pas rencontré de pareils. J'ai sous les yeux, en ce moment, dix observations recueillies sur des femmes qui accouchèrent d'enfants morts, et chez lesquelles les placentas étaient plus ou moins profondément altérés. Dans toutes, l'auscultation avait été pratiquée à diverses époques, pendant la grossesse. Le bruit de souffle, qui fut toujours rencontré, n'offrit pas une seule fois quelque chose d'extraordinaire.

F. *Pour reconnaître le point d'insertion du placenta dans la cavité utérine.* — Si le point de départ du souffle utérin était, comme cela a été admis par la plupart des auteurs, soit dans le placenta, soit dans le point de l'utérus qui correspond à cet organe, nul doute que sa situation ne permit de constater avec précision l'insertion du délivre à la matrice. L'utilité d'un semblable diagnostic est

facile à concevoir, non pas pour les cas les plus communs
où, cet organe s'insérant vers le fond de la cavité utérine, et
l'accouchement ne devant offrir rien de particulier, un
simple intérêt de curiosité s'attache seulement à la connaissance de ces rapports, mais pour ceux dans lesquels, l'insertion se faisant sur le segment inférieur de la matrice, on peut voir apparaître, à des époques variables
de la grossesse, des hémorrhagies qui exigent souvent l'intervention de l'art. Ce n'est pas que les autres signes que
possède la science ne conduisent ordinairement à la connaissance de ces rapports anormaux, mais ce n'est, il faut en
convenir, qu'à une époque tardive, alors que les accidents
ont éclaté, et il est incontestable que l'art serait beaucoup
puissant, s'il n'avait seulement qu'à prévenir ces derniers.
Mais ce n'est pas tout : quand on pratique l'opération césarienne, une des préoccupations sérieuses de l'opérateur résulte de la crainte qu'il a de rencontrer le placenta sous le
bistouri qui vient d'inciser l'utérus. Le danger ne résulterait
pas de la lésion de la masse placentaire elle-même, mais il
existerait surtout, dans cette circonstance, que l'incision por-
terait sur le point de l'organe gestateur où la vascularité est
la plus grande. Si l'auscultation donnait des notions exactes
sur les rapports dont je m'occupe en ce moment, il serait
ordinairement facile d'éviter les inconvénients qu'on re-
doute, en modifiant, selon les cas, la méthode opératoire.
J'ai vu pratiquer sept fois l'opération dont je viens de parler;
dans un cas, une hémorrhagie terrible faillit devenir fatale
à la mère au moment où la paroi utérine fut divisée, et nous
reconnûmes bientôt que l'incision avait porté sur une région
qui correspondait au placenta. Si dans cette circonstance,
en particulier, l'opérateur, se fondant sur les résultats
de l'examen stéthoscopique, avait cru pouvoir déterminer
les rapports du placenta par le siége du souffle, il se serait

complétement trompé : en effet, ce bruit avait été recherché plusieurs fois, et encore quelques instants avant l'opération, et toujours il avait été rencontré sur la région latérale droite et inférieure de la matrice, et c'est sur la ligne médiane qu'on pratiqua l'incision.

Je pourrais m'étendre sur les avantages qui résulteraient de la connaissance exacte du point d'insertion du placenta, quand il s'agit de pénétrer dans la cavité utérine et d'aller à la recherche de cet organe; mais à quoi bon insister plus longuement sur eux, personne ne les conteste; mais malheureusement, il est de toute évidence que l'auscultation est impuissante à nous en faire jouir. Je ne sais comment expliquer les faits avancés par MM. Ollivry, Cazenave, de Lens, Lacroix, Monod, Carrière, etc., qui assurent avoir eu occasion de constater le rapport que je conteste, par des observations directes, c'est-à-dire en introduisant la main dans l'utérus immédiatement après la sortie de l'enfant. Tout ce que je puis dire, c'est que les faits que j'ai observés de mon côté sont loin de venir à l'appui de l'opinion de ces auteurs. Obligé, dans plusieurs circonstances, de me servir de la main pour détruire des adhérences contre nature chez des femmes que j'avais auscultées pendant le travail, je pus toujours me convaincre que la masse placentaire existait vers le fond et la paroi antérieure de l'organe, tandis que le souffle avait été constaté dans la direction de l'un ou l'autre ligament large. Pendant plusieurs épidémies de fièvres puerpérales, qui, soit à la Clinique, soit à la Maternité, faisaient succomber les malades à une époque où les traces de l'insertion du placenta étaient encore apparentes, j'ai pu m'assurer, dans plus de cinquante cas, que le rapport en question ne pouvait être établi, et si, dans quelques circonstances rares, j'ai pu le constater, j'ai vu là un simple résultat du hasard.

G. *Pour apprécier la forme du gâteau placentaire.* —

M. Carrière est le seul auteur, je pense, qui ait cru pouvoir arriver à un pareil résultat par l'examen stéthoscopique. Il rappelle, à l'exemple de Levret, qu'il y a un rapport à peu près constant entre la forme du placenta et le lien de son implantation à l'utérus. Il a observé que toutes les fois qu'il constatait le bruit de souffle dans la partie inférieure de cet organe, immédiatement au-dessus des aines ou du pubis, l'implantation du cordon au placenta était, à très-peu de chose près, périphérique; que lorsque le phénomène existait plus haut, l'implantation du cordon se rapprochait de plus en plus du centre, et qu'enfin elle était tout à fait centrale, si le bruit avait occupé le fond de la matrice, ou le point correspondant à l'insertion de l'une ou l'autre trompe. Sur 26 cas dans lesquels le bruit de souffle avait été observé en bas, avant et pendant l'accouchement, il a noté 23 fois insertion non centrale ou périphérique du cordon. D'après le même observateur, ce résultat ne servirait pas seulement à satisfaire la curiosité du médecin, en lui donnant des notions exactes sur la forme du délivre, il aiderait encore à expliquer la plupart des procidences du cordon, dont l'insertion périphérique serait liée, d'une manière en quelque sorte inévitable, à la présence de la masse placentaire sur l'un des points du segment inférieur de l'utérus.

Je n'ai pas besoin de faire remarquer combien cette manière de voir est opposée à tout ce que j'ai dit du bruit de souffle, tel que je le comprends, et j'avoue que j'éprouve quelque embarras pour donner aux faits sur lesquels elle est fondée leur véritable interprétation. Sans révoquer en doute leur authenticité et tout en reconnaissant l'habileté de celui qui les a recueillies, je m'inscris contre les propositions générales qu'on pourrait en faire découler. Pour cela je m'appuie sur ce que, le plus souvent, j'ai vu les placentas qui avaient été adhérents sur le col ou dans le voisinage, présenter une insertion centrale du cordon, enfin sur toutes les raisons que j'ai eu si souvent occasion de rappeler dans ce qui précède, et qui, pour moi, démontrent jusqu'à l'évidence qu'il n'y a pas un rapport nécessaire entre le point d'union du placenta et le lieu où se fait entendre le souffle utérin.

H. *Pour le diagnostic des grossesses multiples.* — Soutenir qu'on peut être instruit de l'existence d'une grossesse gémellaire par la constatation de deux bruits de soufflet, c'est, d'une part, raisonner, en admettant comme vrai un fait que je crois avoir démontré ne pas exister (je veux parler d'une relation nécessaire entre le souffle utérin et l'insertion du placenta), et, en second lieu, oublier que le plus ordinairement, dans les grossesses uniques, on trouve deux souffles bien distincts. D'un autre côté, les partisans exclusifs de cette opinion, qui me paraît erronée, ne se sont pas souvenus suffisamments de la disposition de l'œuf dans les cas de grossesses doubles ; car, en admettant l'existence de deux placentas anatomiquement séparés, ils se sont mis en désaccord avec l'observation qui ne nous fait rencontrer, le plus souvent, qu'une seule masse placentaire, bien qu'on puisse la considérer, en général, comme représentant deux organes au point de vue physiologique. Cette circonstance n'avait pas échappé à M. Monod ; mais pour être conséquent avec lui-même, et ne voulant pas diminuer l'importance du bruit de souffle, il s'efforce de trouver d'autres caractères qui puissent remplacer ceux qui précèdent et qu'il reconnaît insuffisants. « Il ne faut pas croire, dit-il, que dans les cas où les deux fœtus n'ont qu'un placenta commun, il n'y ait pas moyen de reconnaître, par l'auscultation de cet organe, l'existence des deux fœtus. A défaut de deux bruits placentaires, un seul bruit couvrant un espace plus grand que de coutume et présentant une intensité extraordinaire pourrait faire présumer une double grossesse. Sa conclusion finale est celle-ci : le souffle placentaire peut donner des notions exactes sur les grossesses bipares. »

Quant à moi, je repousse de toutes mes forces une semblable prétention. Sur quatorze femmes grosses de deux enfants, et chez lesquelles j'ai éu occasion d'étudier le souffle utérin avec tout le soin désirable, je n'ai rien noté de particulier que je n'aie ordinairement rencontré dans les grossesses simples. L'observation de Laennec, celle de M. Lacroix, aussi bien que le cas de M. Monod, sont de nature à être interprétées bien différemment que ne l'ont fait leurs auteurs; mais je crois inutile de m'appesantir plus longuement sur une pareille question; les faits s'enchaînent, et ceux qui précèdent devaient faire pressentir la conclusion que je défends en ce moment comme étant l'expression de la vérité.

Pour ce qui concerne le diagnostic des grossesses triples, le souffle utérin ne saurait servir davantage à l'éclairer. Dans un cas d'accouchement de trois jumeaux, récemment publié par M. Naegele fils, et sur lequel je reviendrai en faisant l'histoire des battements du cœur fœtal, il a été noté que le souffle utérin n'était ni plus fort ni plus étendu que dans une grossesse ordinaire, et que rien ne pouvait faire soupçonner l'existence de trois placentas.

I. *Pour la détermination de la situation du fœtus dans la cavité utérine.* -- Hohl a cru qu'un rapport nécessaire devait exister entre l'insertion du placenta et la situation de l'enfant dans l'utérus. Il a admis que la région antérieure du fœtus regardait le placenta, et que, quand cet organe était à droite et en arrière, par exemple, la région dorsale devait être dirigée à gauche et en avant, et ainsi de suite pour les autres positions qu'on peut facilement se représenter. J'ai déjà prouvé qu'il était impossible d'arriver à la détermination rigoureuse du point occupé par le délivre à la surface interne de la matrice. Mais, en supposant qu'il n'en fût pas ainsi, quelle confiance faudrait-il accorder à ce prétendu rapport de la région abdominale de l'enfant et de la masse placentaire? Aucune, selon moi; car ne sait-on pas que, le plus ordinairement, le cordon est assez long pour permettre des mouvements qui peuvent changer, et qui changent en effet quelquefois l'attitude du fœtus. Sur des femmes qui avaient succombé pendant la grossesse et dont j'ai fait l'autopsie, je n'ai rien trouvé de semblable. Ainsi les faits et le raisonnement contredisent complétement une pareille prétention.

Voici, en terminant, comment je crois pouvoir résumer l'histoire du phénomène stéthoscopique dont il vient d'être question.

1º La dénomination de souffle utérin est préférable à toutes celles qui ont été adoptées par divers auteurs.

2º Le souffle utérin ne ressemble pas aux autres bruits de soufflet qui peuvent se rencontrer sur le trajet des artères. Si, comme eux, il est isochrone aux contractions du ventricule gauche, il a des caractères qui lui sont propres.

3º Il est excessivement variable, quant à son timbre, sa persistance, le point de l'utérus où il existe, etc. etc.

4º Des faits incontestables démontrent qu'il a pu être perçu au milieu de la onzième et même à la fin de la dixième semaine. En général, cependant, ce n'est qu'un peu plus tard qu'il peut être constaté.

5º Son intensité va croissant jusqu'à la fin du septième mois; à partir de cette époque, elle fait peu de progrès. Il faut tenir compte des différences individuelles.

6º Il se produit dans les artères utérines, et peut être entendu sur tous les points de l'organe gestateur accessibles à l'oreille ou au stéthoscope.

7° C'est dans la disposition particulière du système artériel utérin, et dans les modifications que lui font subir les mouvements actifs de l'enfant, qu'on trouve l'explication la plus satisfaisante de sa production, de ses irrégularités, de ses intermittences, de ses changements de place, etc.

8° C'est à tort que beaucoup de médecins le regardent comme un signe certain de grossesse. Pris isolément, il n'a pas beaucoup plus de valeur que les autres signes rationnels; joint à quelques autres, il leur donne de l'importance, en même temps qu'il en acquiert lui-même une très-grande..

9° Il est incontestable, aujourd'hui, qu'un bruit en tout semblable peut apparaître alors que le développement de l'utérus est dû à toute autre chose qu'au produit de conception.

10° La mort du fœtus ne lui imprime aucune modification appréciable; à plus forte raison, ne disparaît-il pas quand celle-ci survient. On ne peut donc le consulter avec fruit quand il s'agit de reconnaître si, dans le cours d'une grossesse, l'enfant a cessé de vivre.

11° Il n'est pas modifié, non plus, par les maladies qui peuvent attaquer le fœtus pendant le cours de la vie intra-utérine, de sorte qu'on l'interrogerait en vain pour arriver à les reconnaître ou même à les soupçonner.

12° S'il est vrai qu'un rapport direct existe, en général, entre le volume du placenta et le développement de l'enfant, il n'est pas exact d'admettre, comme l'ont voulu quelques auteurs, qu'on puisse apprécier la force et le développement de celui-ci par l'intensité ou les autres caractères du bruit de souffle.

13° Puisqu'il est bien établi qu'aucun rapport nécessaire n'existe entre le souffle utérin et le placenta, il est facile de comprendre que les maladies de cet organe ne puissent se manifester par des modifications survenues dans ce bruit.

14° C'est pour la même raison que le souffle utérin est impuissant à nous donner des notions précises sur le lieu où le placenta s'insère dans la cavité utérine, et si le hasard a permis quelquefois de constater un rapport, des faits sans nombre ont démontré qu'il n'existait pas dans l'immense majorité des cas.

15° Prétendre qu'on puisse, à l'aide du même phénomène, apprécier la forme du gâteau placentaire, c'est émettre une opinion en contradiction formelle avec les faits, mais qui était, en quelque sorte, la conséquence forcée de l'erreur dans laquelle sont tombés les auteurs qui ont voulu que le souffle utérin fût nécessairement lié à la circulation du placenta.

16° C'est sans doute aussi parce qu'on a été entraîné par le désir de faire prévaloir une idée préconçue, qu'on a dit que le diagnostic des grossesses doubles serait éclairé par l'existence de plusieurs souffles. L'expérience enseigne que deux et même trois souffles bien distincts peuvent être rencontrés dans les grossesses simples, et l'anatomie nous fait voir qu'il n'y a, le plus ordinairement, dans les grossesses doubles, qu'une seule masse placentaire.

17° Le souffle utérin n'est d'aucune utilité pour la détermination de la situation de l'enfant dans la matrice.

18° Enfin, comme conclusion finale, il résulte de tout ce qui précède que ce phénomène, au point de vue de ses applications pratiques, a une valeur fort restreinte.

2° Des battements du cœur fœtal.

Après avoir étudié le souffle utérin, dont l'histoire s'est montrée à nous plutôt curieuse que féconde en applications pratiques, je vais m'occuper des battements du cœur fœtal, dont l'importance est autrement grande, quoiqu'elle ait été

longtemps méconnue, et qu'elle soit encore aujourd'hui singulièrement restreinte par certains observateurs. Il est juste
de reconnaître, cependant, que, depuis quelques années, on
a plus généralement compris la valeur de l'auscultation appliquée à l'obstétrique, et qu'on a cherché, par la voie de
l'expérience, à fixer le mérite de chacun des phénomènes
qu'elle fait découvrir. J'ai la confiance que les recherches qui
ont fait le sujet de mon premier travail, et les cours que depuis dix ans je n'ai cessé de faire sur ce sujet, n'ont pas été
complétement inutiles pour faire atteindre ce résultat.

Il est aujourd'hui irrévocablement établi que M. Mayor
fut le premier qui perçut les battements du cœur de l'enfant
pendant le cours de la grossesse, et s'il ne donna pas à cette
découverte toute l'extension dont elle était susceptible, il
eut du moins le mérite d'y trouver un nouveau signe de
grossesse, et un moyen de constater si l'enfant avait ou non
cessé de vivre. Depuis cet observateur, l'origine de ce bruit
n'a été et ne pouvait être l'objet d'un doute pour personne.
Il se produit dans le cœur du fœtus, et il reconnaît pour
cause les mêmes conditions physiologiques qui président à
sa formation chez l'adulte. Ce premier fait fondamental une
fois bien établi, nous allons nous trouver dans des conditions
beaucoup plus favorables que lorsqu'il s'est agi du souffle
utérin, à l'égard duquel nous avons pu émettre seulement
des théories plus ou moins probables, et les déductions
pratiques auxquelles nous serons conduit emprunteront à
cette circonstance un degré de certitude qu'elles ne sauraient avoir sans cela ; mais, avant d'étudier qu'elles sont les
applications utiles qu'on peut faire de ce phénomène, soit
pendant la grossesse, soit pendant le travail de l'enfantement, je vais d'abord le faire connaître dans sa manière d'être
ordinaire, dans les nuances qu'il peut présenter, dans les modifications qu'il subit sous l'influence de certaines circon-

stances, etc. ; je vais, en un mot, faire son histoire proprement dite.

Synonymie. — Puisque tout le monde est d'accord sur le siége du bruit en question, il importe peu qu'on lui assigne telle ou telle dénomination. Aussi les auteurs ont-ils beaucoup varié à cet égard. M. Mayor l'a désigné sous le nom de *doubles battements du cœur de l'enfant;* M. de Kergaradec l'a décrit en se servant de désignations différentes, comme *doubles pulsations, battements du cœur, pulsations fœtales.* M. Stoltz a proposé, à cause de leur fréquence, le nom de *pulsations redoublées;* d'autres l'ont fait connaître sous les noms de *bruit cardiaque,* de *pulsation dicrote,* etc. Quant à moi, s'il fallait choisir au milieu de toutes ces dénominations, je préférerais celle de M. Mayor, quoiqu'elle ait le défaut d'être un peu longue, parce qu'elle est de nature à ne laisser aucune incertitude dans l'esprit, et que la précision dans le langage médical a bien son mérite. Je préviens toutefois le lecteur que je me servirai, dans ce qui va suivre, de plusieurs d'entre elles indistinctement.

Caractères propres. — Rien de plus facile à reconnaître, en général, que le bruit qui résulte des contractions du cœur fœtal. De toutes les comparaisons par lesquelles on a cherché à en donner une idée, le tic tac d'une montre enveloppée et placée un peu loin de l'oreille a réuni la plupart des suffrages. Certes, on ne saurait nier qu'il n'y ait quelque analogie; mais il y a de bien grandes différences, et ce mode d'expérimentation n'est pas, selon moi, le plus favorable pour se préparer à l'étude du phénomène dont il s'agit. Je pense, avec M. Naegele fils, que la meilleure méthode, pour aplanir les difficultés que rencontrent ceux qui débutent dans ces sortes de recherches consiste à leur faire ausculter le cœur d'un ou de plusieurs nouveau-nés; car si l'on tient compte d'une intensité un peu plus considérable, qui dépend et de l'activité plus grande de la circulation , et de l'absence d'une double couche de parties molles qui protége le fœtus pendant la grossesse, aucune différence ne saurait être constatée.

Deux bruits séparés par un très-court intervalle, mais parfaitement distincts l'un de l'autre, dans le plus grand nombre des cas, constituent ce phénomène stéthoscopique. Le premier est plus fort et plus sonore que le second , qui est quelquefois tellement faible, qu'il est à peine perceptible, mais que, cependant, je n'ai jamais vu disparaître entièrement, si ce n'est dans les cas où la vie de l'enfant était compromise. Telle n'est pas , on l'a vu, l'opinion de M. Naegele fils; d'après lui , le second bruit, qui est ordinairement moins fort, pourrait s'affaiblir au point de ne pas être entendu , sans que pour cela on eût à craindre pour la vie fœtale.

L'intervalle qui sépare les doubles pulsations les unes des autres est généralement un peu plus grand que celui que j'ai dit exister entre le premier et le second bruit qui les constitue; mais on devine qu'il doit diminuer dans les cas où la circulation de l'enfant est très-active. Il est tellement court dans certaines circonstances, qu'il est difficile de compter avec assez de précision pour savoir combien les doubles pulsations se renouvellent de fois dans une minute; c'est surtout en pareil cas que le second bruit devient si faible, que l'on a beaucoup de peine à le distinguer ; on croirait entendre une ondulation très-rapide, et à moins d'apporter une grande attention, la sensation d'un double choc peut être méconnue; je crois cependant qu'on peut la percevoir dans les cas où la rapidité de la circulation est portée aussi loin que possible. J'ai pu m'assurer que deux bruits existaient dans un cas dont je rapporterai plus loin l'histoire, et dans lequel les doubles battements ne se renouvelaient pas moins de 210 à 220 fois par minute. En auscultant le cœur d'un enfant quelques instants après sa naissance, on peut se convaincre que le premier bruit correspond très-exactement à la pulsation des artères ombilicales, et par conséquent à la contraction ventriculaire. J'ai bien souvent répété cette expérience, indiquée aussi par M. Carrière, et toujours le résultat a été confirmatif de la proposition qui précède.

Les deux bruits qui constituent la double pulsation s'éloignent quelquefois des caractères qui viennent de leur être assignés. Au premier, peut se mêler une espèce de frottement d'une intensité variable; au second, peut se joindre un souffle tellement fort dans certaines circonstances, qu'il le fait, pour ainsi dire, disparaître en se substituant à lui. Lorsqu'il est moins fort et moins prolongé, il n'en masque qu'une partie. On a vainement cherché jusqu'à ce jour à donner une explication satisfaisante de ces curieuses modifications. Toutes celles qui ont été produites me paraissent insuffisantes ; je n'accepte même pas celle de M. Carrière, qui fait intervenir l'obstacle apporté à la circulation cardiaque, par la compression du cordon ombilical, et qui pense que, la veine ombilicale apportant moins de sang aux cavités droites, tandis que, d'un autre côté, les cavités gauches se dégorgent plus difficilement, le sang de ces dernières reflue en partie par le trou de Botal, ou du moins met obstacle à l'afflux de celui qui doit passer de l'oreillette droite dans la gauche; il me paraît plus sage de reconnaître notre ignorance à cet égard. Je ne pourrais qu'émettre des hypothèses tant de fois reproduites à l'occasion des divers bruits qui peuvent exister, après la naissance, en différents points du système vasculaire. Mais il est une particularité beaucoup plus importante que je ne dois pas passer sous silence : c'est que jusqu'à ce jour, il n'est pas un seul fait qui prouve qu'il y ait le moindre rapport entre ces bruits de souffle ou de frottement et un état pathologique quelconque du fœtus; plusieurs, au contraire, démontrent la proposition inverse. Je me contente pour le moment de cette simple constatation, l'occasion de revenir sur ces bruits qui se mêlent aux contractions du cœur fœtal devant se présenter plus tard, quand il sera question du souffle ombilical.

Époque de la grossesse à laquelle il est possible de les percevoir pour la première fois. — Si, comme nous le verrons bientôt, la constatation des battements du cœur de l'enfant est la preuve la plus irrécusable de son existence et de sa vie, on comprend tout l'intérêt qui se rattache à la détermination précise de l'époque où elles peuvent être entendues pour la première fois. Dans ce cas, comme lorsqu'il s'est agi du souffle utérin, la question qu'il est utile et possible de décider, c'est de savoir, non pas à quelle époque les contractions du cœur fœtal s'accompagnent de bruit, mais quand ce dernier est assez fort pour se propager jusqu'à l'oreille de l'expérimentateur, car il est incontestable que ces doubles battements existent bien avant qu'ils soient perçus, même par l'observateur le plus exercé. Il ne faut pas oublier, en effet, que, pour que leur audition soit possible, ils doivent avoir une énergie capable de leur faire traverser les couches solides et liquides qui les séparent nécessairement de l'oreille; mais, tout en se restreignant dans ces limites, je regarde comme tout à fait impossible d'établir une loi rigoureuse applicable à tous les cas. En admettant que toutes les difficultés dont j'ai parlé ailleurs, et qui sont relatives à la fixation du point de départ et des différents termes de la grossesse, ne se présentassent pas ici avec toute leur force, il ne faudrait pas oublier non plus que les différentes évolutions qui se passent dans les organes embryonnaires n'ont pas une marche uniforme qui permette, sous ce rapport, une comparaison rigoureuse entre des individus différents. Il est facile de concevoir, par exemple, que le cœur ait acquis dans un cas donné, et à une époque déterminée, un développement tel, que ses contractions s'exécutent avec un bruit capable de se propager au dehors, et que cela ne soit plus possible dans un autre cas où les conditions, sous le rapport de l'âge, sont les mêmes. Que de différences, d'ailleurs, résulteront de l'épaisseur variable des milieux qui doivent être traversés, de la situation de l'enfant, qui se modifie si facilement dans les premiers mois, de l'habileté plus ou moins grande de l'observateur, et de quelques autres circonstances qu'il est inutile de reproduire ici.

Les cas dans lesquels des recherches peuvent être favorablement dirigées dans ce sens sont rares, surtout dans la pratique des hôpitaux. Aussi la plupart des observateurs se sont-ils copiés à cet égard, et de l'opinion la plus généralement reçue, il semblerait résulter qu'on ne peut percevoir les doubles battements avant quatre mois et demi. Quelques praticiens ont cependant déclaré qu'il devait être bien difficile de les distinguer avant le sixième mois; il est vrai de dire aussi que d'autres ont beaucoup moins reculé la limite; mais personne, que je sache, n'a entrepris de résoudre la question qui nous occupe à l'aide de faits entourés de toutes les garanties désirables. L'importance de la question m'avait engagé depuis longtemps à saisir toutes les occasions favorables; j'ai pu réunir un certain nombre d'observations, qui, si elles n'établissent pas, d'une manière absolue, à quelle époque on peut entendre pour la première fois les battements du cœur fœtal, prouvent au moins que ces derniers peuvent être perçus beaucoup plus tôt qu'on ne l'avait admis jusqu'alors. Elles sont de nature à encourager des tentatives faites dans le même but, et je ne doute pas qu'on arrive souvent aux mêmes résultats que moi. Avant de faire connaître ces observations, voici d'autres faits qui sont moins rigoureux peut-être, mais qui ont aussi leur valeur; je les avais déjà consignés dans ma dissertation inaugurale.

Dans presque tous ces cas, le terme de la grossesse avait été apprécié par le phénomène le plus ordinairement consulté en pareille circonstance, faute de mieux ; je veux parler de la dernière apparition des règles : il est bien entendu que le calcul était toujours établi d'après les lois généralement adoptées aujourd'hui sous ce rapport.

Sur 73 femmes qui n'avaient pas dépassé la vingtième semaine, 11 étaient grosses de trois mois seulement ; ces dernières furent examinées avec soin et à diverses reprises, sans qu'il me fût possible d'entendre les doubles pulsations. Déjà, à cette époque, j'avais une assez grande habitude de l'examen stéthoscopique, et je me crus autorisé à conclure de ces recherches négatives, que nul autre à ma place n'aurait été plus heureux. Après ce qui précède, j'ai à peine besoin de dire que, sur 5 qui n'avaient pas encore atteint la douzième semaine, le résultat, dans divers examens, fut complétement nul.

22 femmes étaient parvenues plus ou moins près du quatrième mois ; il y en eut 2 parmi elles qui purent me donner des renseignements précis sur l'époque de leur grossesse: elles étaient dans de telles conditions qu'aucun intérêt ne pouvait les engager à me tromper, et elles paraissaient avoir tenu note exacte de l'unique cohabitation qui les avait fécondées. Toutes deux étaient grosses de trois mois et demi, et chez elles, la double pulsation fœtale était distinctement entendue ; elle se renouvelait 142 fois dans le premier cas, et 148 dans le second. C'était sur le fond de l'utérus, en déprimant les parois abdominales, que devait porter le stéthoscope pour qu'on pût la distinguer. L'une de ces deux femmes avait

fait une chute qui provoqua l'avortement ; l'examen du produit expulsé nous fournit une nouvelle preuve de la sincérité des renseignements qui nous ayaient été donnés sur le terme de la grossesse.

12 fois, chez des femmes qui se disaient enceintes de quatre mois, je pus facilement compter les doubles battements ; ils manquèrent dans 2 cas dans lesquels l'embonpoint était extrème, et enfin, dans 6 autres, cette absence reconnut pour cause la mort du fœtus ; 2 fois il fut impossible d'en assigner une.

Dans 36 cas dans lesquels, selon toutes les probabilités, la grossesse avait dépassé le quatrième mois, sans toutefois être au delà de la dix-neuvième semaine, la double pulsation fut entendue 25 fois ; elle manqua dans 7 cas, parce que l'enfant avait cessé de vivre dans la cavité utérine : 2 fois à cause de l'épaisseur des parois du ventre, selon toutes les probabilités, et dans 2 autres, parce que les femmes s'agitaient sans cesse, fatiguées qu'elles étaient par les douleurs d'un avortement qui menaçait.

Il résulte des faits qui précèdent, que les doubles battements n'ont pu être perçus avant trois mois et demi, quoique de nombreuses tentatives aient été faites avant cette époque ; que je les ai trouvés dans une proportion beaucoup plus grande chez les femmes qui étaient parvenues à la fin du quatrième mois, et qu'enfin, dans les grossesses de quatre mois et demi, leur absence constitue des exceptions très-rares.

En cherchant à démontrer que le souffle utérin peut également être apprécié à une époque très-peu avancée de la gestation, j'ai rapporté deux faits qui prouvent d'une manière non douteuse, l'un, que les battements du cœur de l'enfant se faisaient entendre déjà à la fin de la onzième semaine, l'autre, à la fin du troisième mois.

Je fus consulté, il y a deux ans, par une jeune dame de dix-huit ans, qui s'était mariée le 28 juillet, et qui, habituellement bien réglée, avait vu pour la dernière fois le 18 du même mois, c'est-à-dire quelques jours avant son mariage. A la fin d'octobre, lorsque je fus appelé, tous les signes rationnels de la grossesse existaient depuis longtemps; il était facile de sentir à travers des parois abdominales, souples et minces, le globe utérin dépassant déjà le détroit supérieur. Comme cette dame manifestait une grande répugnance pour le toucher vaginal, je dus me contenter d'un examen stéthoscopique, et je le fis en m'entourant de toutes les précautions qu'un pareil cas réclamait. Mes premières recherches furent longtemps infructueuses ; cependant, je finis par constater les doubles pulsations. Elles étaient faibles et difficiles à entendre : je pus néanmoins les compter ; elles se renouvelaient 148 fois par minute. Le pouls de la mère battait à peine 80 fois. Le souffle utérin ne put être découvert. Un nouvel examen pratiqué huit jours après me conduisit à un résulta en tout semblable. Pour l'obtenir il fallut, comme la première fois, déprimer fortement les parois abdominales du côté de la cavité pelvienne. Cette grossesse suivit une marche très-régulière, et l'accouchement se fit naturellement à la fin du mois d'avril suivant.

Je ne sais ce qu'on pourrait objecter à une pareille observation, à moins qu'on ne fût tenté de faire remonter la conception à une époque antérieure au mariage. Mais, indépendamment de ce que la date de l'accouchement donne un démenti à une pareille supposition, je puis affirmer que toutes les autres considérations s'accordent pour la faire repousser sans arrière-pensée. Elle prouve encore une fois qu'il n'est pas impossible d'entendre les battements du cœur fœtal à la fin du troisième mois.

De ce fait et des deux autres que j'ai rappelés d'abord, je

n'entends pas conclure qu'on pourra toujours obtenir le
même résultat ; je suis même très-disposé à les regarder
comme d'heureuses exceptions. Je regrette que des cas favorables ne se soient pas présentés en assez grand nombre,
pour qu'il m'ait été possible d'établir dans quelle proportion il sera possible de l'atteindre ; je n'ai pas tenu note exacte
de ceux où je n'ai pas été aussi heureux, cependant je
puis affirmer qu'il sont beaucoup plus nombreux que les
autres.

A mesure que l'on s'éloigne de la fin du troisième mois,
et surtout lorsque la fin du quatrième est arrivé, les cas où
l'auscultation est inutilement pratiquée sont beaucoup plus
rares. Toutefois, c'est à cette époque, comme quand il s'est
agi de la précédente, que l'épaisseur exagérée des parois abdominales, la grande quantité du liquide amniotique, et aussi
l'indocilité de certaines femmes, s'opposent à la perception
d'un bruit qui, par lui-même, aurait une intensité suffisante pour parvenir jusqu'à l'oreille.

Madame T.., déjà mère de plusieurs enfants, eut ses règles
du 10 au 15 avril ; du 17 au 20 de ce même mois, elle cohabita avec son mari ; à cette époque, celui-ci quitta Paris pour
faire un voyage qui ne devait pas durer plus de quinze
jours. A son retour, qui eut lieu dans les premiers jours de
mai, il trouva sa femme retenue au lit, et offrant les premiers symptômes d'une fièvre typhoïde qui, quelques jours
après, était on ne peut mieux caractérisée, et qui dura jusqu'au vingt-quatrième ou vingt-cinquième jour. La convalescence exigea un temps à peu près égal, et ce ne fut qu'a-
près ce temps que de nouveaux rapports commencèrent à
s'établir. Cependant, le 1er août suivant, les règles n'ayant pas
encore reparu, je fus prié de voir cette dame, et de dire si
ce retard, qu'on attribuait assez naturellement à la maladie
sérieuse dont je viens de parler, n'exigeait pas l'emploi de

quelques moyens propres à le faire cesser. Je dois avouer
que je fus très-porté, dès l'abord, à exclure l'idée d'une grossesse antérieure à la fièvre typhoïde ; j'étais à peine disposé à
l'admettre, en la faisant remonter aux nouveaux rapports qui
suivirent la convalescence ; mais, l'examen par le vagin
m'ayant permis de constater un développement notable de
l'utérus, je revins de ma première opinion, et je fus tout à
fait convaincu, quand, après avoir à plusieurs reprises pro-
mené le stéthoscope sur la région inférieure du ventre, je
découvris des battements doubles qui se répétaient 140 fois
par minute, tandis que le pouls de la mère ne battait que
76 fois dans le même espace de temps ; il me fut impossible
d'entendre le souffle utérin. L'accouchement eut lieu le 19
janvier suivant ; l'enfant, parfaitement développé, ne paraissait pas avoir souffert pendant son séjour dans la cavité
utérine.

Cette nouvelle observation, entourée de toutes les garanties que peuvent exiger les esprits les plus sévères, nous
fait voir une grossesse de trois mois et demi à peine, dans
laquelle le stéthoscope a fait entendre les battements du
cœur fœtal. Je n'insisterai pas sur les avantages d'un pareil résultat, dans un cas où le doute était la conséquence
presque forcée des conditions particulières dans lesquelles
se trouvait cette dame ; j'aurai à revenir sur ce point en
parlant des applications pratiques.

Une dame qui avait toujours été très-régulièrement
réglée, et que j'avais assistée dans plusieurs accouchements,
eut sa dernière époque du 28 décembre au 2 janvier, et perdit
la même quantité de sang que d'habitude. Des raisons particulières, et qu'il est inutile de retracer ici, empêchèrent
qu'elle cohabitât avec son mari à partir du 10 de ce dernier mois, et de nouveaux rapports ne purent s'établir que
le mois suivant, c'est-à-dire à une époque où déjà une pre-

mière suppression avait été constatée. Appelé à l'examiner dans les derniers jours d'avril, je mis à profit ce nouveau cas favorable à la solution de la question qui nous occupe en ce moment, et je pus, la disposition des parties étant on ne peut plus convenable, entendre avec une grande facilité les doubles pulsations fœtales : elles étaient si fortes et si distinctes, qu'il me parut évident qu'on les eût perçues bien avant, si l'occasion s'était offerte d'examiner plus tôt cette dame.

Je pourrais rapporter encore deux observations analogues à la précédente ; mais, après les premiers faits que j'ai fait connaître, est-il besoin d'insister longuement pour prouver que les doubles battements peuvent être reconnus à une époque très-voisine de la fin du quatrième mois ? Il est par trop évident que ce qui a été possible à trois mois et à trois mois et demi le sera à une époque plus avancée de la grossesse, pourvu toutefois qu'on se trouve dans les mêmes conditions favorables.

Ce n'est donc pas seulement, comme l'ont dit et comme le pensent la plupart des observateurs, à partir de la première moitié de la gestation que le stéthoscope peut conduire à la découverte des battements du cœur, et on aurait tort, pour défendre cette opinion, d'invoquer ce qu'a dit à cet égard M. le professeur P. Dubois ; car, s'il est vrai qu'il ait déclaré, dans son travail de 1831, n'avoir jamais entendu les doubles battements avant quatre mois et demi, il ne faut pas oublier qu'il ajoute que des occasions favorables d'explorer des femmes avant ce terme s'étaient rarement offertes à lui ; mais qu'à cette époque, il les a distingués si forts et si nets, qu'il a été surpris de ne pas avoir pu les entendre plus tôt. Je puis affirmer d'ailleurs que depuis il a été plus heureux. J'ai examiné avec lui une femme qui n'était qu'à trois mois et demi de sa grossesse, et chez laquelle les battements du cœur fœtal étaient très-distinctement entendus ; je crois même être certain que depuis il les a perçus plusieurs fois dans des grossesses de quatre mois.

Jusqu'ici je ne me suis occupé que des résultats de l'auscultation pratiquée dans la première moitié de la grossesse ; il découle, je crois, des détails dans lesquels je suis entré, qu'on ne peut guère espérer que ce mode d'exploration soit fructueux avant la fin du troisième mois, et que même, pour qu'il en soit ainsi à cette époque, il faut le concours des circonstances les plus favorables ; mais qu'à mesure qu'on se rapproche de quatre mois et demi, les chances de succès augmentent dans une grande proportion.

Des observations nombreuses me permettent d'établir, d'une manière beaucoup plus rigoureuse, dans quelle proportion il est possible de s'assurer de l'existence des doubles pulsations dans la dernière moitié de la gestation.

Disons d'abord, d'une manière générale, que, pendant cette période, les cas où ils ne peuvent être perçus lorsque le fœtus est vivant constituent des exceptions excessivement rares, et on devine que leur rareté est d'autant plus grande que les femmes sont plus près du terme naturel.

M. P. Dubois a examiné 120 femmes pendant le travail de l'accouchement. Sur 65 chez lesquelles l'œuf était divisé et l'eau écoulée en partie, il n'en est que deux sur lesquelles il ne lui ait pas été possible de reconnaître les doubles battements du cœur de l'enfant ; ces deux femmes sont accouchées d'enfants morts et qui présentaient des traces non équivoques d'une mort ancienne. Sur 55, le travail était moins avancé et l'œuf intact : le stéthoscope transmit parfaitement les doubles pulsations 51 fois ; chez les quatre autres, l'auscultation fut complétement infructueuse, et cependant les enfants qui naquirent étaient vivants. Mais, ajoute M. Dubois, *il y a eu dans nos expériences une époque d'apprentissage, et c'est à elle qu'appartiennent la plupart des cas dans lesquels nos investigations sont restées infructueuses.*

Voici les résultats que j'avais obtenus moi-même dans mes premières recherches : sur 307 femmes qui étaient entre le cinquième mois et la fin du neuvième, j'ai entendu les pulsations fœtales 281 fois. Dans 20 cas, elles ne purent être constatées parce que l'enfant avait cessé de vivre. Les traces d'altération que présentèrent les produits expulsés attestèrent que, dans tous, la mort était antérieure à mon examen. Dans deux circonstances, leur absence, constatée vers le septième mois, dut être rapportée à l'existence d'une quantité assez considérable de sérosité dans la cavité péritonéale, et à une hydropisie de l'amnios. Dans un autre cas, les parois abdominales étaient recouvertes par une couche épaisse de tissu cellulaire adipeux. Dans les deux derniers, rien n'expliqua pour moi l'impossibilité dans laquelle je fus de les constater. Ces deux femmes étaient très-près de leur terme, et j'obtins toujours le même résultat, malgré des explorations souvent renouvelées.

Depuis, j'ai encore recherché, sur 300 femmes qui avaient dépassé la première moitié de la grossesse, dans quelle proportion il était possible de percevoir les doubles battements, et voici ce que j'ai obtenu. Sur 72 qui se trouvaient entre le commencement du sixième mois et la fin du septième, je les reconnus facilement 68 fois; ils manquèrent trois fois parce que l'enfant avait cessé de vivre, ainsi que l'événement le démontra plus tard. Dans un dernier cas, des difficultés assez grandes furent apportées à l'examen, qui fut cependant couronné de succès, à la quatrième exploration, par l'accumulation d'une énorme quantité d'eau dans l'amnios. Sur 86 qui étaient dans le courant du huitième mois, le bruit du cœur fut constamment entendu. Enfin, 142 femmes étaient dans le courant du neuvième mois, ou en travail d'accouchement, et ce bruit ne manqua que 5 fois, et encore de ces cinq cas, faut-il en retrancher 3 qui appartiennent à des grossesses d'enfants morts. L'insuccès obtenu dans le quatrième se rapporte à une femme explorée pendant les douleurs et qui, par son indocilité, concourut certainement à rendre mes recherches inutiles. Enfin, le cinquième est relatif à une grossesse de huit mois et demi, dans laquelle je ne pus entendre ni le souffle utérin, ni les battements du cœur de l'enfant. Pour être vrai, cependant, je dois dire que ce dernier était très-petit et qu'il jouissait d'une grande mobilité.

A ces résultats qui donnent une si grande valeur à l'auscultation obstétricale, j'ajouterai ceux qni sont consignés dans la thèse de M. Jacquemier, où il est dit que sur 179 femmes, dans les trois derniers mois de la grossesse, les doubles battements ne manquèrent qu'une seule fois. Si maintenant nous réunissons tous les faits qui se rapportent aux trois derniers mois de la gestation, nous arriverons à cet important résultat, que, sur 906 femmes, le bruit du cœur fœtal n'a manqué que 8 fois, et encore quelques-uns de ces insuccès pourraient-ils être rapportés à autre chose qu'à l'impuissance de l'auscultation.

Régions de l'utérus où existent les doubles pulsations.— Ce bruit ayant son siége dans le cœur de l'enfant, et celui-ci jouissant, dans les premiers mois, d'une grande mobilité, on conçoit combien doit varier le point de l'utérus où il existe. Une autre raison, d'ailleurs, doit apporter de grandes différences sous ce rapport ; je veux parler de l'étendue plus ou moins grande dans laquelle le bruit peut se propager. On peut dire, d'une manière générale, que c'est dans la partie de l'organe qui correspond au cœur de l'enfant qu'il est perçu, et que de là, il peut s'irradier, en s'affaiblissant, dans une étendue de 2, 3 et 4 pouces carrés ; il s'étend encore davantage dans quelques grossesses à terme; il n'est même pas impossible qu'on le trouve sur tous les points du globe utérin qui sont accessibles au stéthoscope. Voici cependant ce qu'on observe le plus communément à cet égard. Dans le principe, lorsqu'il commence à être entendu, c'est-à-dire à trois mois, trois mois et demi ou quatre mois, c'est par le fond de la matrice, qui commence à dépasser le détroit abdominal, et qui seul peut être exploré, qu'il est transmis. Le plus souvent alors, il n'est pas indifférent de déprimer cette région dans tel ou tel sens. Presque toujours il est nécessaire de faire agir le stéthoscope dans une direction verticale, c'est-à-dire parallèlement à l'axe de l'utérus. C'est dans ces conditions surtout qu'il importe de s'assurer que la vessie n'est pas distendue par l'urine; la présence de ce liquide pouvant nuire au succès de l'exploration de deux façons différentes: en augmentant l'épaisseur des parties que le bruit doit traverser pour arriver jusqu'à l'oreille, et en diminuant la souplesse de la région.

A mesure que l'utérus s'élève au-dessus du bassin, les considérations précédentes trouvent moins souvent leur application, et c'est, le plus souvent, sur l'une ou l'autre région latérale de l'organe qu'il faut s'attendre à trouver les doubles battements; on peut cependant aussi les constater sur la région médiane; mais il m'a semblé, d'après mes recherches, que cela arrivait beaucoup moins fréquemment qu'à une époque moins avancée. Il est facile, ce me semble, de trouver l'explication de cette différence dans les circonstances suivantes. Déjà, à cinq et six mois, le volume du fœtus est beaucoup plus considérable, et la quantité de liquide qui l'environne est proportionnellement moins grande; il en résulte plus de fixité dans les rapports et plus de facilité pour mettre en contact les parois de l'organe et certaines régions de l'ovoïde fœtal. Or, nous établirons bientôt que celles-ci ne sont pas toutes également capables de transmettre les bruits du cœur.

Mais c'est surtout dans les trois derniers mois de la gestation que l'influence des conditions que je viens de rappeler devient évidente ; à tel point même, que si, par avance, on avait la connaissance exacte de la situation du fœtus, on pourrait, presque à coup sûr, en tenant compte toutefois de quelques autres influences, indiquer la région sur laquelle le stéthoscope devrait être porté. Ces résultats, que le raisonnement fait entrevoir, seront plus tard entièrement confirmés par les faits, et je ne crains pas de me tromper en annonçant, dès à présent, que, dans la grande majorité des cas, les doubles battements existeront sur le trajet d'une ligne qui, partant de l'épine antéro-supérieure gauche, irait aboutir à la cicatrice ombilicale ; que, beaucoup moins souvent, on les trouvera du côté opposé sur les points correspondants, et qu'enfin, beaucoup plus rarement encore, on les constatera au-dessus de l'ombilic, tantôt à gauche, tantôt à droite ; c'est à cette période aussi que, de leur point de départ, ils pourront s'étendre dans une étendue considérable, et que même, dans quelques cas, on ne trouvera pas un seul point de l'utérus où ils ne soient perceptibles. Ce n'est pas ici le lieu d'examiner s'il est possible, lorsque les doubles battements s'étendent sur une très-large surface, de déterminer les rapports qui existent entre la région du cœur de l'enfant et l'utérus. Devant examiner en détail cette question lorsque je m'occuperai du diagnostic des présentations et positions, je me contenterai de dire, en ce moment, que la chose est facile pour ceux qui ont une habitude suffisante.

Quand l'utérus renferme plusieurs enfants, on comprend sans peine que le bruit du cœur de chacun d'eux occupe une place différente, et qu'on ne puisse placer l'oreille sur un point quelconque de sa surface, sans rencontrer une double pulsation; je serai conduit, en parlant du diagnostic des grossesses multiples, à dire comment, dans ces cas, on peut distinguer qu'il y a plusieurs cœurs.

Fréquence des doubles battements. — Il importe beaucoup plus qu'on ne pourrait le croire au premier abord d'être parfaitement fixé sur la fréquence normale de ce phénomène. On a lieu de s'étonner qu'une question si facile à résoudre par des faits ait pu faire naître des opinions contradictoires. C'est ainsi, par exemple, que M. le professeur Bouillaud soutient encore aujourd'hui, malgré les travaux récents d'hommes spéciaux, que le nombre des pulsations fœtales est d'autant plus considérable qu'on s'éloigne davantage du terme de la gestation, et qu'ainsi commencerait déjà, pendant la vie intra-utérine, cettediminution dans le nombre des pulsations du cœur, qui s'observe dans les premières années qui suivent la naissance. On ne doit pas s'étonner que cette opinion ait fort peu de partisans, malgré l'autorité qui se rattache au nom de son auteur : c'est qu'en effet elle est en désaccord avec ce qu'ont observé les hommes qui se sont longuement occupés de la question. MM. P. Dubois, Naegele fils, Carrière, etc., se sont assurés que les choses ne se passaient pas ainsi ; j'ai moi-même, dans de nombreuses circonstances, pu constater combien était peu fondée la manière de voir de M. Bouillaud. Je suis convaincu que les faits qui ont été soumis à son observation n'ont pas été suffisamment nombreux, et que le hasard lui aura fait rencontrer des conditions exceptionnelles. L'observation d'une femme qui accoucha à sept mois, pendant le cours d'une violente pneumonie, et chez laquelle on constata que les battements du cœur fœtal se renouvelaient 170 fois par minute, rentre tout à fait dans cette catégorie, et on ne saurait rien conclure d'un ou même de plusieurs faits de ce genre. Nous verrons, en effet, qu'il n'est pas rare d'observer des accélérations passagères, dont la cause première nous échappe le plus souvent, et qui seraient de nature, si l'examen n'était pas assez fréquemment répété, à donner une fausse idée de la fréquence normale de la circulation fœtale.

Nous pouvons affirmer, dit M. P. Dubois, que depuis le terme du cinquième mois, époque à laquelle il nous a été possible de compter les battements du cœur, jusqu'à la fin de la gestation, le rhythme des doubles battements nous a paru parfaitement le même. Dans les faits que j'ai rapportés pour établir que ce bruit était perceptible à une époque beaucoup plus rapprochée de la conception, il en est deux pour lesquels la fréquence a été exactement notée. Il s'agissait, dans l'un, d'une grossesse de trois mois, et les doubles battements se renouvelaient 148 fois par minute; dans l'autre, d'une grossesse de trois mois et demi, le cœur fœtal battait 140 fois dans le même espace de temps. J'ai observé des cas beaucoup plus concluants encore; plusieurs fois, j'ai examiné les mêmes femmes aux différentes époques de la grossesse, et non-seulement je n'ai pas trouvé que les battements du cœur fœtal fussent plus fréquents dans les premiers mois, mais j'ai même noté souvent des résultats diamétralement opposés. Le plus ordinairement, cependant, le rhythme m'a paru le même, à part quelques très-légères différences qui rentrent dans les variations passagères qui ne sauraient constituer l'état normal. Se fondant sur quatre ou cinq faits pris sur des femmes grosses de six mois, et chez lesquelles les doubles battements étaient restés dans les limites de 120 à 130 par minute, M. Jacquemier est très-disposé à se rattacher à l'opinion que je défends. Cet auteur s'est également livré à une double série d'expériences dans le but de comparer la fréquence de la circulation de l'enfant pendant qu'il est encore renfermé dans l'utérus, et immédiatement après la naissance. Le résultat a été la confirmation de l'opinion généralement admise; c'est-à-dire que l'activité de la circulation commence à diminuer peu d'instants après l'établissement de la respiration. Il me parait donc bien positivement démontré que le rhythme des doubles battements est le même aux différentes époques de la grossesse. Il faut toutefois tenir compte des différences individuelles, aussi fréquentes que chez l'adulte. Ce premier point une fois établi, voyons ce qu'on observe le plus communément sous le rapport de la fréquence absolue des pulsations fœtales; nous aurons aussi à déterminer les variations qu'elle peut présenter, soit en plus, soit en moins, sans cependant sortir de l'état normal. Les recherches de M. P Dubois l'ont conduit à établir que le nombre le plus commun était de 140 à 150 par minute. Le nombre 144 a été rencontré dans un très-grand nombre de cas. Sur 51 femmes, toutes dans le courant du neuvième mois, M. Jacquemier a trouvé 108 pour le minimum de fréquence et 160 pour le maximum.

Dans 600 observations faites à différentes époques de la grossesse, sur des fœtus qu'il croyait dans un état physiologique, M. Naegele fils donne 90 et 180 comme les deux extrêmes obtenus, et 135 comme moyenne. Il déclare toutefois que, le plus souvent, il a trouvé de 130 à 134 pulsations. En me fondant sur mes premières recherches, j'ai déjà fait remarquer dans ma thèse qu'il était excessivement rare que le nombre des doubles battements s'élevât jusqu'à 180, et j'ai exprimé l'opinion qu'il me paraissait impossible qu'il descendit à 90, sans que la vie du fœtus fût déjà menacée. Depuis cette époque, de nouvelles expériences m'ont permis de fixer d'une manière plus positive la question que j'étudie en ce moment; elles ont été faites sur des femmes en travail, et sur d'autres, en beaucoup plus grand nombre.

qui étaient plus ou moins près de leur terme, et qui avaient toutes dépassé le sixième mois. Il m'a paru nécessaire d'étudier séparément les résultats obtenus dans ces deux conditions; car ils offrent quelques différences dont il est facile de se rendre compte.

220 femmes appartenant à la seconde catégorie, c'est-à-dire parvenues à l'un des trois derniers mois de la grossesse, m'ont fourni les résultats suivants : pour le minimum des pulsations fœtales , 120, et pour le maximum, 160 ; mais c'est incontestablement entre les nombres 130 et 150, que doivent être rapportés les cas les plus nombreux. Les nombres 136, 140 et 144, sont ceux qu'on constate le plus fréquemment. Je n'ai rencontré que deux fois 160 doubles pulsations, et une fois seulement 120.

Sur 80 femmes examinées avec tout le soin nécessaire pendant le travail de l'accouchement, le minimum de l'état que j'appellerai physiologique ne m'a jamais paru pouvoir être placé au-dessous de 100; quant au maximum, on peut presque dire qu'il n'a pas de limites, puisque dans un cas, je lui ai vu atteindre le chiffre énorme de 210 doubles pulsations, et cependant l'enfant naquit vivant. Cette observation est trop curieuse sous ce rapport, pour que je n'en donne pas ici une courte analyse.

Une dame de vingt-cinq à vingt-six ans, petite et d'une constitution délicate, devint enceinte peu de temps après son mariage, et se porta assez bien pendant les premiers mois de sa grossesse ; mais vers l'époque de sept mois environ, elle commença à éprouver des accidents graves, quoique purement nerveux , du côté de la respiration ; ces accidents consistaient en des accès de suffocation, qui d'abord éloignés, devinrent bientôt assez rapprochés pour se renouveler 8 à 10 fois dans les vingt-quatre heures. L'état de cette dame parut tellement grave, que M. Dubois, qui était son médecin, songea à provoquer l'accouchement prématuré. La grossesse était alors parvenue à la fin du huitième mois. Au milieu d'hésitations bien naturelles en pareil cas, des contractions utérines se développèrent spontanément, et la nature, devançant l'art, se chargea, comme cela arrive si souvent dans de semblables circonstances, de l'expulsion du produit de la conception. Le travail fut long et pénible, et ce fut pendant sa durée qu'il me fut permis, à plusieurs reprises, d'explorer la circulation fœtale. J'ai déjà dit que les doubles battements se renouvelaient 210 fois par minute. Cette excessive fréquence, dont je n'ai jamais saisi l'explication, était permanente. Elle fut constatée plusieurs fois par M. P. Dubois, par moi-même et par plusieurs autres personnes, pendant plus de vingt-quatre heures. Pour arriver à une évaluation exacte, il était nécessaire de s'exercer pendant quelque temps; encore la difficulté était-elle assez grande pour que je ne puisse garantir l'exactitude du chiffre 210, qu'à quelques pulsations près; mais je puis affirmer qu'elles dépassaient 200. L'enfant qui naquit ne paraissait pas malade, seulement il était encore plus faible et plus délicat, que ne le sont ordinairement les enfants du même terme, et il succomba quelques heures après sa naissance. Deux fois avant sa mort, je pus ausculter son cœur et compter encore 180 doubles pulsations. Ce rhythme si extraordinaire appartenait-il à cet enfant depuis que son cœur avait commencé à se contracter? ou bien s'était-il produit sous l'influence de la maladie qui avait atteint la mère pendant la grossesse? Est-ce au trouble apporté dans la circulation fœtale, par les contractions prématurées de l'utérus, qu'il faut le rapporter? Ce sont là des questions difficiles à résoudre. Toutefois, si j'avais à exprimer mon opinion, je serais disposé à accepter cette dernière explication; on verra sur quelles raisons je me fonde.

Pour les faits observés pendant le travail de l'enfantement, j'ai placé le minimum beaucoup plus bas que pour ceux qui sont relatifs à des femmes chez lesquelles l'utérus ne s'était pas encore contracté; c'est qu'en effet, le fait seul des contractions utérines produit des modifications passagères, qui n'ont ordinairement aucune influence fâcheuse sur la vie du fœtus, et que pour ce motif on peut regarder comme rentrant dans l'ordre physiologique. La plus constante de ces modifications, c'est le ralentissement des doubles pulsations, précédé ou suivi, dans un assez grand nombre de cas, de leur accélération passagère. Ces variations momentanées ont été signalées par un grand nombre d'observateurs, depuis M. de Kergaradec à qui elles n'avaient pas échappé. On les rencontre rarement lorsque l'œuf n'est pas encore divisé, et cela se conçoit puisque tant que dure cette intégrité, la cir culation utérine est peu profondément troublée, et que le corps du fœtus est protégé par une couche épaisse de liquide. Quelquefois cependant l'action de l'utérus est suffisamment énergique, même dans cette période du travail, pour qu'on puisse observer les changements qui sont presque constants dans la seconde, et dont je vais indiquer les caractères.

Au moment ou la contraction commence, et avant qu'elle soit devenue douloureuse, on constate souvent une légère accélération de très-courte durée, à laquelle succède, dès que la contraction est plus énergique, un ralentissement qui varie beaucoup, mais qui, dans des conditions restant normales, ne fera jamais descendre les doubles pulsations audessous de 100. A peine la tension de l'utérus commencet-elle à céder, qu'on voit leur nombre augmenter, et quelques secondes après que la contraction a complétement disparu, elles ont repris leur rhythme ordinaire, après avoir offert encore pendant un instant très-court une fréquence un peu plus grande. Ces changements ne présentant que de très-légères différences, ordinairement en rapport avec l'intensité de la contraction, reviennent à chaque douleur, jusqu'à ce qu'enfin l'enfant étant expulsé, on puisse constater que sa circulation a repris sa régularité habituelle.

Mais ce n'est pas seulement pendant le travail de l'accouchement qu'on observe quelques-unes de ces modifications, je me suis assuré plusieurs fois que les doubles battements s'accéléraient au moment où le fœtus venait d'exécuter quelque grand mouvement. J'ai constaté le même fait sur quelques enfants auxquels je faisais subir de grands déplacements, avec mes mains agissant à travers les parois abdominales. Il se produit aussi quelquefois sans que l'une ou l'autre des deux explications que je viens de donner puisse être invoquée, et il est bien probable que dans ces cas, il est dû à quelque excitation intérieure et passagère, dont le point de départ est, dans le fœtus lui-même. Quoi qu'il en soit, l'accélération est toujours de courte durée dans ces diverses circonstances, et n'exerce aucune influence fâcheuse. On conçoit aussi qu'elle puisse succéder à une violence extérieure, exercée sur l'enfant à travers les parois utérines et abdominales ; c'est ainsi certainement, que s'explique une des observations rapportées par Kennedy.

Intensité des doubles battements. — Nous avons vu que l'époque plus ou moins avancée de la grossesse n'exerçait aucune influence sur la fréquence de la circulation fœtale ; mais il n'en est pas de même quand il s'agit de son intensité ; il est incontestable que toutes les autres conditions étant égales, elle a une marche progressive depuis le moment de son apparition. jusqu'à celui où le fœtus peut se passer de ses connexions avec sa mère ; j'ai souvent vérifié ce fait sur les mêmes femmes, auscultées à différentes époques de la grossesse ; il m'a semblé toutefois que la différence était peu marquée à partir du neuvième mois. La comparaison qu'on peut établir entre les résultats obtenus sur des femmes parvenues à des termes différents, conduit à la même constatation. Il est cependant nécessaire de ne pas oublier que, chez le fœtus comme chez l'adulte, il est des différences individuelles, et que pour cette raison on pourra, dans certaines grossesses de six mois, par exemple, constater des battements aussi forts que ceux qu'on trouve dans d'autres qui sont déjà à la fin du huitième. Ces faits exceptionnels, qui sont bons à connaitre, n'infirment en rien la règle générale précédemment établie.

On a même pensé que leur intensité était assez grande, dans quelques cas, pour qu'ils pussent être perçus par la mère elle-même. D'Outrepont dit avoir vu une femme, mère de cinq enfants, qui lui assura avoir entendu les battements de leur cœur à la fin de chacune de ses grossesses. Quoiqu'elle ait bien expliqué qu'il s'agissait d'une pulsation double, et qu'elle ait insisté sur d'autres détails que je passe sous silence, je suis peu disposé à admettre une semblable perception. Il me paraît bien plus probable qu'il s'agissait des contractions de son propre cœur, ou de simples pulsations de l'aorte abdominale, transmises par l'utérus.

D'autres circonstances indépendantes du fœtus, font aussi varier la force avec laquelle les battements de son cœur nous sont transmis; je veux parler de la plus ou moins grande quantité du liquide amniotique ; de l'épaisseur variable des parois abdominales, en un mot, de tout ce qui peut nous éloigner du point même où se produit le phénomène que nous étudions. C'est à ce titre qu'il faut tenir compte de l'attitude particulière que l'enfant affecte dans l'utérus, car la transmission du bruit sera d'autant plus complète, que certaines régions de son corps se trouveront en rapport avec les points de l'abdomen qui peuvent être soumis à l'examen stéthoscopique.

D'un autre côté, les contractions utérines, que nous avons vues avoir une action si manifeste sur la fréquence des doubles pulsations, exercent une influence sur la force avec laquelle celles-ci se produisent. Elles deviennent plus faibles à mesure que leur nombre diminue, pour reprendre leur intensité lorsque le rhythme normal tend à se reproduire ; cette intensité paraît même s'exagérer un peu pendant quelques secondes, après chaque contraction ; puis tout rentre dans l'ordre jusqu'à l'apparition d'une nouvelle douleur, qui est accompagnée ou suivie par le même phénomène dont l'intensité est ordinairement en rapport avec l'énergie des contractions, mais qui semble aussi se rattacher, dans quelques cas, à une disposition particulière propre au fœtus, et dont la cause est difficile à déterminer.

En parlant de la fréquence des pulsations du cœur chez le fœtus, j'ai signalé certaines variations accidentelles qui consistent tantôt dans l'accélération, tantôt dans un ralentissement plus ou moins prononcé, et qui se développent hors le temps du travail sans paraître provoquées par quelque excitation extérieure. Des modifications analogues, portant sur l'intensité des pulsations, et survenant dans les mêmes conditions, ont été signalées par plusieurs auteurs depuis M. de Kergaradec, qui les avait observées. J'ai bien souvent constaté dans mes recherches l'augmentation des bruits qui résultent des contractions du cœur ; dans d'autres circonstances, au contraire, je les ai vus s'affaiblir à tel point, que la perception en était rendue difficile ; mais toujours, dans les cas auxquels je fais allusion, ces changements étaient de très-courte durée. On ne pourrait pas non plus les attribuer à quelque déplacement brusque ou étendu de l'enfant ; le stéthoscope, d'ailleurs, appuyait trop légèrement sur les parois abdominales pour qu'on pût trouver dans cette circonstance la cause d'une excitation passagère.

Influence des impressions morales de la mère et des troubles de sa circulation sur la circulation fœtale. — L'examen de cette question a fixé l'attention de la plupart des médecins qui se sont occupés de l'auscultation obstétricale. Presque tous sont arrivés au même résultat, à savoir, qu'il y avait indépendance complète entre les deux circulations. Hohl est de tous les auteurs celui qui a le plus étudié ce sujet; il a beaucoup varié ses expériences, en plaçant les femmes dans la plupart des conditions qui peuvent accélérer ou ralentir leur circulation, et en profitant des occasions qui lui étaient offertes par certains états pathologiques. C'est ainsi qu'il dit avoir pratiqué l'auscultation après avoir fait faire une marche rapide, dans le cours de plusieurs maladies, pendant certains accès fébriles, ou à la suite de vives commotions de l'âme; il a encore fait des recherches comparatives pendant le sommeil et pendant la veille, et toujours il a pu se convaincre que la circulation de l'enfant ne se ressentait en rien des désordres qu'on provoquait ou qui se développaient dans la circulation maternelle.

De son côté, M. Carrière nous apprend qu'il a répété une partie de ces expériences, et qu'il a obtenu des résultats semblables. Voici, du reste, ce qu'on lit à ce sujet dans son excellent travail.

« J'ai observé la même femme à différentes heures de la journée, avant et après le repas; deux fois j'ai saisi l'occasion où une altercation assez vive avait assez troublé l'une des antagonistes pour faire monter son pouls à 95 et à 110 pulsations par minute; d'autres fois, après avoir exploré plusieurs femmes, et avoir noté le nombre des pulsations fœtales et la fréquence de leur propre pouls, je leur ai fait descendre et remonter deux étages en leur faisant porter un grand vase rempli d'eau, et en leur recommandant de met-

tre la plus grande vitesse possible dans leur retour ; puis je
les ai de nouveau explorées avec les mêmes précautions.
Dans tous les cas, je n'ai observé aucune modification sensible dans la fréquence des bruits du cœur du fœtus ; quoique
le pouls de la mère présentât des différences très-notables
(110 au lieu de 70 et 75). Toutefois, après la dernière expérience que j'ai citée, j'ai remarqué que les pulsations fœtales présentaient une sorte d'irrégularité qui n'existait pas
duparavant. Elle consistait dans des alternatives d'accélérations et de ralentissements dans ces mêmes pulsations, dont
le nombre total, dans l'espace d'une minute, n'était cependant pas augmenté. Cette circonstance peut très-bien s'expliquer par les mouvements brusques, l'espèce de ballottement qu'avait subi le fœtus pendant l'exercice violent auquel
sa mère venait de se livrer. En conséquence, il est à peu
près prouvé, pour moi, que les circulations, fœtale et maternelle, sont tout à fait indépendantes l'une de l'autre, du
moins sous le rapport de la fréquence, de la force et du
rhythme. »

M. E. Kennedy a cependant soutenu une opinion diamétralement opposée. Il dit avoir remarqué que la joie ou la
crainte subite, quand elle avait influé sur la circulation
de la mère, produisait un effet très-marqué, quoiqu'il ne
fût pas toujours analogue, sur les pulsations fœtales, et
qu'il en était de même des hémorrhagies et des saignées
abondantes. Déjà, en rendant compte du travail de cet auteur dans la partie historique de cet ouvrage, j'ai rappelé
deux faits qu'il invoque pour établir que l'accélération du
pouls qui survenait chez la mère dans le cours de certaines
maladies aiguës, se montrait aussi dans la circulation fœtale. Voici maintenant deux autres observations qu'il cite
pour prouver l'influence d'une abondante saignée, ou d'une
hémorrhagie utérine.

Chez la femme atteinte de pleurésie, et dont il a été déjà question, le pouls battait 140 fois par minute, et le cœur fœtal 180. Une saignée ayant été jugée nécessaire, on voulut voir quelle influence elle aurait sur la circulation de l'enfant. Après qu'on eut retiré 18 onces de sang, le pouls de la mère, devenu plus faible, monta à 150 ; celui du fœtus, au contraire, descendit à ce même nombre, mais il conserva son intensité première. On laissa encore couler environ 2 onces de sang, et alors, quoiqu'il n'y eût pas de syncope, la circulation de la mère parut profondément modifiée. Le pouls s'éleva jusqu'à 170, mais devint petit et très-dépressible. En même temps, les contractions du cœur de l'enfant, quoique parfaitement distinctes, ne se renouvelaient plus que 92 fois par minute. Quand les effets de la saignée eurent disparu, le pouls de la femme descendit à 130, et celui du fœtus monta à 135. Pendant une demi-heure, le nombre des battements de ce dernier varia entre 100 et 135, puis tout battement cessa de se faire entendre. Quelques heures après, cette femme accoucha d'un enfant mort offrant une coloration livide de la peau, semblable à celle qu'on observe sur un individu noyé, ou mort par strangulation.

La nommée Marie Donelly entra à l'hôpital d'accouchements dans le courant de mars 1830. Elle était alors en travail d'accouchement, et perdait du sang depuis plusieurs heures ; M. E. Kennedy l'examina et constata que le col de l'utérus était un peu dilaté, que la tête se présentait au détroit abdominal, et de plus qu'une portion du placenta, correspondant à la partie supérieure du col, était décollée, et que, par conséquent, c'était à cette circonstance qu'était due l'hémorrhagie.

Le souffle utérin s'entendait sur le côté gauche de la matrice et s'étendait vers la région iliaque ; il se renouvelait 100 fois par minute. Les battements du cœur existaient au-dessous de l'ombilic et on en comptait 108. Quoique la malade fût déjà très-affaiblie par cette perte sanguine, le travail n'était pas suffisamment avancé pour qu'il fût possible de tenter quelque chose. On constata de nouveau l'état de la circulation fœtale, et on ne trouva plus que 88 pulsations par minute; le cœur de la mère battait alors 110 fois. Pendant qu'on faisait ce dernier examen, la malade, aussi bien que l'observateur, reconnurent que l'enfant exécutait des mouvements brusques et violents. Ces mouvements se renouvelèrent quatre ou cinq fois dans un court espace de temps, puis ils cessèrent entièrement, et à partir de ce moment, malgré l'examen le plus attentif, il fut impossible de retrouver les pulsations fœtales. Quant au bruit de souffle, il existait toujours.

Je me contente, pour le moment, de donner ces faits sans aucun commentaire. Je reviendrai bientôt sur leur interprétation, celle du docteur E. Kennedy ne me paraissant pas rigoureuse. Pour mon compte je me range complétement à l'opinion générale qui admet que les deux circulations sont indépendantes, et voici sur quoi je me fonde.

Mais d'abord il convient de bien préciser la question : que faut-il entendre par l'indépendance qu'on dit exister entre les circulations maternelle et fœtale? Il ne peut être douteux pour personne, que la circulation de l'enfant ne soit, jusqu'à un certain point, influencée par les troubles survenus dans la circulation de la mère; contester un semblable résultat, ce serait se refuser à l'évidence et méconnaître des faits qui sont d'observation journalière; ne voit-on pas trop souvent le seigle ergoté, intempestivement administré, faire périr les enfants, en produisant, dans la circulation utérine, des troubles beaucoup plus profonds et plus durables que ceux qui sont la conséquence des contractions utérines régulières? Les convulsions éclamptiques, qui ont ordinairement le

même résultat défavorable sur le produit de la fécondation,
n'agissent-elles pas par un mécanisme en tout semblable?
Qui pourrait nier que la fièvre intense qui accompagne certaines affections inflammatoires, que les altérations du sang
qui caractérisent quelques maladies, ne puissent réagir, après
un temps plus ou moins long, sur la circulation fœtale? Je
comprends également qu'une syncope qui survient pendant
le cours de la grossesse (qu'elle reconnaisse pour cause une
émotion morale ou une émission sanguine) puisse, en sus-
pendant d'une manière plus ou moins complète la circulation
utérine, faire succomber le fœtus, qui ne trouve plus dans le
sang maternel certains éléments qui sont indispensables au
maintien de sa vie. Mais puisque je viens de parler de la
syncope qui peut survenir chez la femme enceinte, qu'on me
permette de faire connaître le fait suivant qui est aussi cu-
rieux qu'il est instructif.

Une jeune femme, parvenue au sixième mois d'une seconde grossesse, et qui disait éprouver des étourdissements
et une vive céphalalgie, me pria de lui faire une saignée. Me
fondant sur ces renseignements et sur l'état du pouls, je crus
reconnaître la nécessité d'une émission sanguine, et je la
pratiquai après m'être assuré, par l'auscultation, que le
fœtus était vivant. Après avoir retiré dix onces de sang, je
me disposais à fermer la veine, lorsque survint une syncope
assez complète, pour que pendant quelques instants la respiration et la circulation fussent complétement suspendues.
Cette femme, qui était assise sur une chaise, fut placée dans
une situation horizontale; les autres moyens usités en pareil
cas furent également employés, mais il s'écoula près de
trente minutes avant que la circulation eût repris son rhythme
normal. A partir de cet instant, les mouvements actifs ne
se firent plus sentir, et cinq semaines après elle accoucha
d'un enfant mort et qui offrait de telles altérations, qu'il était

très-naturel de faire remonter ce résultat à l'époque de la saignée.

Cette même femme redevint enceinte l'année suivante, et lorsque sa grossesse fut parvenue à la fin du sixième mois, elle réclama de nouveau une saignée, en alléguant, comme la première fois, des étourdissements et de la céphalalgie. L'émission sanguine, pratiquée dans les mêmes conditions, fut accompagnée des mêmes accidents ; il survint une défaillance complète à la suite de laquelle les mouvements actifs du fœtus disparurent entièrement, et les battements du cœur, précédemment perçus, cessèrent de se faire entendre ; quelques semaines après cette femme vint à la Clinique et y accoucha d'un enfant mort.

Ce second résultat malheureux, survenu dans des circonstances analogues à celles qui avaient précédé le premier, me frappa vivement, et en prenant de nouvelles informations j'appris qu'un troisième fait, en tout semblable, avait précédé les deux que je viens de relater, et il me parut résulter, de quelques aveux que j'obtins, que cette femme, trompant ma bonne foi en simulant des incommodités qu'elle n'éprouvait pas, avait, dans un but coupable, réclamé l'emploi d'un moyen auquel elle attribuait la mort de son premier enfant.

Quoi qu'il en soit, ce fait et deux autres qui se sont offerts depuis à mon observation, me paraissent démontrer que, tout en admettant que la saignée, ainsi que le prouve l'expérience journalière, n'a, en général, aucune influence fâcheuse sur la marche de la grossesse, il n'en est pas moins vrai cependant qu'elle peut, dans certaines conditions, compromettre la vie du produit de la conception, et qu'il faut, en particulier, prendre toutes les précautions qui peuvent éloigner la syncope. Pour mon compte, depuis que ce cas malheureux m'a servi de leçon, je n'ouvre jamais la veine, chez une femme enceinte, sans avoir le soin de placer celle-ci dans une situation horizontale ; je fais en sorte, également, que la piqûre soit étroite pour que l'écoulement du sang se fasse lentement ; l'expérience ayant appris qu'une soustraction trop rapide de liquide prédisposait singulièrement à la syncope.

J'admets donc que certains troubles de la circulation maternelle, et les émotions morales qui les produisent, puissent avoir une influence fâcheuse sur le fœtus, mais il y a loin de cette manière de voir à celle qui suppose une relation directe, instantanée, qui n'est justifiée ni par la disposition anatomique des parties, ni par l'observation rigoureuse. En effet, au point de vue anatomique, il y a indépendance complète ; les dissections les plus minutieuses et les injections les plus fines ne laissent aucun doute. Le sang renfermé dans les vaisseaux utéro-placentaires ne passe pas directement et en nature dans les vaisseaux placentaires. Les extrémités capillaires de la veine ombilicale agissent probablement sur le sang maternel comme les radicules des plantes qui, plongeant dans la terre, y absorbent certains éléments nécessaires à leur développement.

Il en est de même du sang qui revient au placenta par les artères ombilicales. Les expériences de M. Magendie me semblent avoir démontré qu'il ne passe pas dans les vaisseaux utérins.

Si ces communications directes, entre l'utérus et le placenta, entre le placenta et l'utérus, existaient, comment comprendre les faits rapportés par divers auteurs, et desquels il résulte que, dans des cas où l'œuf humain a été expulsé en totalité, le fœtus a pu vivre pendant près d'un quart d'heure sans qu'il se fît aucun écoulement sanguin par la surface utérine du placenta ? Ne sait-on pas d'ailleurs, aujourd'hui, que, quand une hémorrhagie utérine entraine la mort soit du fœtus seul, soit de la mère et de l'enfant, celui-ci ne succombe pas à une perte sanguine, puisqu'à l'au-

topsie on trouve ses vaisseaux et ses tissus gorgés de sang?
Les observations de Reuss, celles de Kennedy, ont mis ce fait
hors de doute, et j'ai pu le vérifier moi-même dans plusieurs
circonstances. Comment expliquer encore qu'on ait pu, chez
des femmes mortes depuis cinq, dix, quinze minutes et
même plus, extraire, par l'opération césarienne, des enfants
vivants? Les observations de ce genre ne peuvent cependant
être contestées. Je dois la suivante, qui est toute récente et
qui n'a pas encore été publiée, à l'obligeance de M. C.-J.
Campbell, ancien interne de la Maternité.

« La femme Catherine Guillemot, âgée de vingt-trois ans, se
trouvait depuis un mois à l'infirmerie des femmes enceintes,
où elle avait été saignée pour une bronchite simple, lorsque,
le 4 décembre 1846, vers neuf heures du soir, cette femme,
après avoir manifesté tout d'un coup une sensation extraordinaire qu'elle venait d'éprouver dans l'abdomen, tomba
subitement de la chaise où elle était tranquillement assise à
travailler, et, après avoir respiré deux ou trois fois, à de
longs intervalles, ne donna plus aucun signe de vie.

« Lorsque j'arrivai près d'elle (quatre minutes environ
après le dernier soupir), les membres étaient flasques et re-
tombaient inertes. La peau avait perdu sa sensibilité; elle
était tiède encore, mais donnait au toucher la sensation
pâteuse de ce qui n'est plus animé. La figure, d'une pâleur
terreuse, ainsi que les lèvres, qui devenaient de plus en
plus exsangues et froides, offraient les caractères non équivoques du facies hippocratique. Plus de pouls. La main ne
perçoit pas les mouvements du cœur. L'auscultation ne donne
ni bruit respiratoire, ni battements du cœur maternel.

« Immédiatement après la mort de la mère, on avait constaté l'existence, dans l'utérus, d'un enfant vivant. On entendait parfaitement les battements du cœur fœtal, et trois
minutes environ après le dernier signe de vie donné par la

mère, on pouvait évaluer leur fréquence à **140** ou **120** par minute.

« Pendant que j'examinais la poitrine de la mère, ma main appuyée sur l'abdomen distendu par l'utérus, ressentit quelques mouvements actifs : c'était un choc assez fort, brusque et répété à de courts intervalles.

« L'auscultation, que je pratiquai moi-même six minutes environ après la mort de la mère, me fit reconnaitre les bruits du cœur fœtal vers la fosse iliaque gauche ; ils étaient réguliers, assez forts, et j'ai la certitude, appuyée, du reste, par l'opinion de la personne qui les avait entendus la première fois, que ces battements ne dépassaient pas alors **100** pulsations par minute.

« Notre examen, qui fut fait à diverses reprises, constata d'une manière évidente la décroissance rapide, en nombre et en intensité, de ces battements du cœur fœtal ; car, huit ou neuf minutes après la mort de la femme, le cœur de l'enfant ne battait plus que **60** à **80** fois par minute.

« Ce fait de la diminution rapide des battements du cœur fœtal, ajouté au caractère brusque des mouvements actifs du fœtus (caractère pathognomonique, sans doute, d'une vitalité compromise), d'une part, d'autre part, une réunion imposante de signes plus que probables d'une mort certaine, ainsi que l'inutilité des secours que l'on prodiguait à cette pauvre femme, que l'on pouvait supposer dans un état de mort apparente, toutes ces raisons, que fortifiait le fait bien constaté de l'absence de tout commencement de travail, nous engagèrent à pratiquer l'opération césarienne, qui fut commencée dix minutes au moins après la mort de la mère : elle amena un enfant vivant, qui ne fit une première inspiration bien évidente qu'après **25** à **30** minutes d'insufflation, au moyen du tube laryngien. Cet enfant ne parvint à rendre quelques gémissements faibles que lorsqu'une grande quantité de fluide amniotique eut reflué par la bouche, les fosses nasales et le tube lui-même. Il ne sortit d'un état de cyanose générale et d'insensibilité que lorsqu'on eut, à deux reprises, laissé couler une petite quantité de sang par deux sections faites, à un quart d'heure d'intervalle, sur l'extrémité fœtale du cordon. Il est aujourd'hui (23 janvier) âgé de cinquante jours, et se porte très-bien. »

Qu'observe-t-on encore dans le cours des affections aiguës qui ont pour résultat de beaucoup accélérer la circulation de la mère? le calme le plus parfait de la circulation fœtale, qui conserve les mêmes caractères qu'elle offrait avant l'invasion de la maladie. J'ai noté ce résultat, plus de vingt fois, dans des cas de rougeole, de variole ou de scarlatine, et à peu près un égal nombre de fois chez des femmes atteintes de pneumonie, de pleurésie ou de rhumatismes articulaires. J'ai même vu, dans plusieurs circonstances, le pouls de la mère dépasser de plusieurs pulsations celui de l'enfant; j'ai répété les expériences de Hohl, en produisant brusquement des émotions morales, ou en précipitant la circulation par une marche rapide, et je n'ai jamais pu saisir le moindre rapport. J'ai ausculté plusieurs femmes qui étaient en proie à des accès éclamptiques, et toujours j'ai constaté la même indépendance, à moins toutefois que les convulsions, ayant mis en jeu la conctractilité de l'utérus, la circulation de cet organe n'eût déjà subi de profondes influences. Je dois faire observer cependant que, même en supposant l'absence de ces dernières conditions, l'éclampsie est peut-être, de toutes les maladies, celle qui peut avoir le plus promptement une influence fâcheuse sur la vie du fœtus; et c'est bien moins alors par les troubles apportés dans la circulation de la mère, que par ceux qui se passent dans sa respiration, et qui peuvent agir sur le fœtus en altérant les qualités du

liquide dans lequel il doit puiser les matériaux de son développement.

La même remarque s'applique, du reste, à plusieurs des
affections thoraciques qui produisent de grandes pertur-
bations dans la respiration ; c'est ainsi, par exemple , que
peut s'expliquer l'une des observations du docteur Kennedy, et, chose assez singulière, c'est que, dans ces cas, les
modifications de la circulation fœtale consistent surtout
dans une accélération quelquefois considérable. J'ai déjà
parlé d'un enfant placé dans ces conditions, et dont le
cœur battait 210 fois par minute ; nous avons également
vu l'un de ceux que signale Kennedy offrir 180 doubles
battements. Il m'a semblé, en effet, que les choses se passaient ordinairement ainsi dans les circonstances analogues ;
au contraire, quand les troubles de la circulation fœtale
succèdent à certaines modifications produites dans la
circulation utérine, ils sont surtout caractérisés par une
diminution dans la fréquence.

Après tout ce qui précède, j'ai à peine besoin de dire
que je suis loin d'admettre que les émotions morales,
qui agissent sur la mère, aient une action directe et spéciale sur le fœtus, indépendante de celle qu'on pourrait
attribuer aux troubles de la circulation, et que nous avons
vus n'exercer leur influence que consécutivement.

Une femme assez avancée dans sa grossesse, et chez laquelle on avait préalablement pratiqué l'auscultation, fut
vivement effrayée par l'apparition d'un gros chien, qui, se
plaçant debout, vint appuyer fortement ses deux pattes sur
son abdomen. Auscultée de nouveau, presque aussitôt, on
constata que les battements de son cœur s'étaient beaucoup
accélérés, et que ceux de son enfant avaient également un
peu augmenté de fréquence. De ce fait, on a cru pouvoir
conclure qu'une vive émotion morale ressentie par la mère

devait se communiquer instantanément à l'enfant, comme si une explication plus simple et beaucoup plus probable ne se présentait pas à l'esprit. N'est-il pas, en effet, plus raisonnable d'admettre que la percussion communiquée aux parois abdominales et utérines, s'est étendue jusqu'au fœtus et a produit sur lui une impression plus ou moins pénible ou douloureuse, qui s'est traduite par une accélération passagère des contractions de son cœur? En admettant cette manière de voir qui me semble très-probable, on n'a pas besoin de faire intervenir une action mystérieuse, insaisissable, qui n'est en rapport ni avec les données anatomiques, ni avec les résultats des expériences qu'on peut répéter à chaque instant.

En résumant tout ce qui se rapporte à cette intéressante question, je pense qu'on peut regarder comme démontré, qu'il n'y a entre la circulation utérine et la circulation fœtale, aucun rapport direct; que les troubles de la première peuvent persister quelquefois assez longtemps sans réagir ni dans un sens analogue, ni dans un sens contraire sur la seconde; que cependant, quand ces troubles sont de nature à produire dans les qualités du sang maternel des modifications profondes, quoique difficiles à saisir dans leurs caractères physiques, ils influent, après un temps variable, sur le fœtus, et cette influence se traduit de la part de ce dernier, dans le principe, par une augmentation dans le nombre des pulsations, et bientôt par une diminution ordinairement beaucoup plus fâcheuse, et qui peut aller jusqu'à la mort; enfin, que les émotions morales proprement dites, ne peuvent agir sur l'enfant que consécutivement, et par l'intermédiaire du sang.

S'il était besoin d'une nouvelle preuve pour démontrer l'indépendance des deux circulations maternelle et fœtale, nous la trouverions encore dans les faits relatifs aux inhalations éthérées, employées pendant la grossesse. L'introduction de cette substance dans l'économie, par la surface pulmonaire, a constamment produit une augmentation notable dans la fréquence et la force des battements du cœur de la mère, sans avoir, dans le plus grand nombre des cas, la plus légère influence sur la circulation fœtale. Quand celle-ci a paru modifiée, le changement a consisté dans une accélération modérée qu'on peut facilement comprendre, en se rappelant combien l'éther est une substance diffusible, dont quelques-uns des éléments doivent parvenir jusqu'au fœtus, et produire sur son organisme des modifications analogues à celles qu'on observe sur la mère ; il s'agit, dans ce cas, d'une excitation directe portée sur le fœtus en même temps que chez la mère, et dont la manière d'agir ne diffère pas, autant qu'on pourrait le croire de prime abord, de celle qui lui est quelquefois communiquée à travers les parois abdominales et utérines.

Diagnostic différentiel. — On peut admettre, en principe, que les doubles battements du cœur fœtal ont des caractères assez tranchés pour qu'il soit difficile de commettre une erreur à leur égard ; il est pourtant certains bruits qui, se produisant accidentellement, pourraient en imposer. Quoique ce que je viens de dire soit surtout applicable aux premiers mois de la grossesse, c'est-à-dire à cette époque où les pulsations du cœur, encore faibles, sont difficilement perçues, on peut rencontrer aussi la même difficulté dans les derniers mois, et même pendant le cours du travail.

Il n'est pas rare, dans les grossesses de quatre à six mois, que des pulsations appartenant à l'aorte ou à l'une des artères iliaques, se propagent à travers les parois utérines, jusqu'au point correspondant des parois abdominales ; j'ai plusieurs fois, dans le cours de mes recherches, rencontré

dès cas de ce genre, et je conçois que, de prime abord, alors
que l'examen est superficiel, on puisse douter un instant,
surtout si on est peu familiarisé avec l'auscultation obstétricale; je pourrais citer plusieurs faits dont j'ai été témoin,
et qui confirment cette proposition. Ces deux bruits se
distinguent cependant par des caractères bien tranchés, et
il suffit que l'attention soit éveillée sur ce point, pour
qu'une méprise devienne impossible. Les battements qui
partent de l'une des artères abdominales, plus ou moins
comprimée, sont simples, moins fréquents, dans la presque
généralité des cas, que ceux qui se produisent dans le cœur de
l'enfant, et disparaissent bientôt, comme les pulsations fœtales
du reste, si on veut les poursuivre de la partie inférieure
vers la partie supérieure, et se rapprocher du thorax. Mais
en supposant qu'on voulût, avec quelques auteurs, reconnaître l'impossibilité de percevoir, dans certains cas, le second
bruit qui caractérise les doubles pulsations (résultat que je
regarde comme contraire aux faits dans l'état normal), et
qu'accidentellement la circulation maternelle se fût élevée,
jusqu'à la fréquence qui constitue l'état physiologique pour
le fœtus, l'erreur serait-elle inévitable? Non, sans doute,
car il suffira de compter le pouls de la femme, et le fait
seul de l'isochronisme, joint aux autres caractères, lèvera
tous les doutes. On pourrait encore tirer parti de l'indépendance que nous avons vu exister entre les deux circulations, et s'éclairer par les résultats obtenus, en troublant
momentanément la circulation de la mère.

On conçoit que le diagnostic ne serait pas plus difficile, en admettant que la pulsation, au lieu de partir de
l'aorte ou des artères iliaques, se produisit dans l'une
des artères qui rampent dans l'épaisseur des parois utérines.
Quoique je n'aie jamais constaté un pareil résultat, j'en
comprends la possibilité ; car il n'est pas rare de rencon-

trer, sur le col en particulier, des pulsations artérielles très-fortes et très-faciles à constater.

On observe quelquefois dans les derniers temps de la gestation , et surtout pendant le travail de l'enfantement, des femmes dont les battements du cœur se propagent jusqu'à la région hypogastrique , et chez lesquelles cette circonstance peut devenir la cause d'une erreur, au moins momentanée. Je dois d'abord dire que cette particularité est assez rare, pour que je ne l'aie pas rencontrée plus de dix fois sur plusieurs centaines d'observations, très-rigoureusement recueillies. Cette rareté a peut-être lieu de surprendre , quand on songe aux nouveaux rapports qui s'établissent entre le fond de l'utérus et la base du thorax, et à l'énergie toute particulière que la présence du produit de la conception imprime alors à la circulation maternelle. Il est surtout difficile de comprendre pourquoi cette transmission s'opère dans certains cas , et pourquoi elle ne s'établit pas dans le plus grand nombre ? Pour mon compte , j'ai vainement cherché l'explication de ces différences, et je n'ai pu la trouver, ni dans l'intensité plus grande des battements du cœur, ni dans le développement exagéré du globe utérin , ni dans telle ou telle attitude de la femme. La trouverait-on dans les rapports qui peuvent s'établir entre le fœtus et la partie supérieure de la matrice , le corps de celui-ci recevant l'impulsion du cœur par l'une de ses extrémités, et la transmettant ensuite dans toute son étendue ? C'est une hypothèse qui a quelque apparence de fondement, mais dont je n'ai pu vérifier la valeur par l'observation directe. Quoi qu'il en soit, le fait en lui-même est incontestable , et cette transmission anormale serait bien plus capable, que les battements de l'aorte et des artères iliaques, de faire commettre une erreur. En effet , le bruit se compose alors de deux battements, comme quand il s'agit des pulsations fœtales. Comme il s'est nécessairement affaibli en s'éloignant de son point de départ, il se rapproche encore davantage, par ses caractères généraux, de ces dernières. Si on se rappelle enfin que la circulation maternelle peut être accidentellement accélérée par quelque affection inter-currente, par le fait seul d'un travail pénible ou trop long-temps prolongé, et même par de simples émotions morales, on ne sera pas étonné qu'on se soit mépris dans quelques circonstances. Je me hâte d'ajouter toutefois que l'erreur n'est pas inévitable, et qu'il suffit, pour s'en garantir, de ne jamais se prononcer sur l'existence des battements du cœur fœtal, sans les avoir comparés au pouls de la mère. Si le dé-faut de synchronisne est constaté, aucun doute ne peut subsister; si, au contraire, les deux battements étaient par-faitement isochromes, on aurait déjà les plus fortes pré-somptions, pour ne pas dire la certitude, que ceux qui sont perçus dans la cavité abdominale se rattachent à la circulation de la mère. Cependant, comme à la rigueur il ne serait pas impossible que le pouls maternel s'accélérât de manière à devenir, au moins momentanément, parfaite-ment isochrone à celui de l'enfant, il sera bon, dans la supposition d'une pareille coïncidence, de s'éloigner du centre, en poursuivant avec le stéthoscope les doubles batte-ments qu'on y a d'abord observés, et de se rapprocher de la base du thorax. Si ces doubles battements appartiennent à un fœtus, on pourra s'en assurer malgré l'isochronisme supposé; car alors, au lieu d'augmenter d'énergie à me-sure qu'on se rapproche de la région précordiale de la mère, ils s'affaibliront, leur summum d'intensité étant bien évidemment dans un point de la cavité utérine; s'ils sont, au contraire, le résultat de la propagation des bruits du cœur maternel, on les constatera d'autant plus affaiblis qu'on les écoutera plus près de la région inférieure de l'utérus, et on pourra les suivre avec une intensité croissante jusqu'au thorax, où est leur point de départ. C'est encore dans des cas de ce genre qu'on pourrait mettre à profit l'indépendance que j'ai montré exister entre les deux circulations. Une émotion morale, provoquée subitement, pendant qu'avec l'oreille on perçoit le bruit qui part du ventre, et qu'avec la main on suit les changements du pouls de la mère, dissipera, si elle est suffisamment vive, toute incertitude. Si, par extraordinaire, un isochronisme parfait se rencontrait, il serait détruit par cette expérience ; rien au contraire ne sera changé, si un seul cœur existe.

Applications pratiques des doubles pulsations fœtales. — De toutes les questions qui se rattachent à l'auscultation obstétricale, il n'en est pas qui soit plus utile et plus intéressante que celle dont je vais m'occuper maintenant. On va voir dans combien de circonstances on peut avantageusement, dans la pratique, consulter ce phénomène stéthoscopique. Autant, sous ce rapport, nous a paru minime l'importance du souffle utérin, autant est grande celle des pulsations fœtales, et, je n'hésite pas à le dire, il est tout aussi nécessaire, pendant le travail de l'accouchement, d'ausculter le cœur de l'enfant que de constater de temps en temps, par le toucher, les modifications que subit le segment inférieur de l'utérus. Ces deux modes d'investigation, qui dans beaucoup de cas peuvent se prêter un mutuel appui, doivent toujours être employés concurremment, car s'il est des circonstances où tous les deux peuvent conduire à des résultats identiques, il en est d'autres où chacune en fournit qui lui sont propres, et ce qui va suivre montrera que l'auscultation est loin de le céder au toucher quant à l'importance. Mon intention, du reste, n'est pas d'établir un parallèle entre la première et la seconde.

L'ordre à suivre dans l'étude des applications pratiques

qu'on peut faire de l'audition des battements du cœur fœtal,
n'a aucune importance réelle ; une division fondée sur les
résultats obtenus pendant la grossesse ou pendant le travail
de l'accouchement, n'offre pas les avantages, même sous le
rapport de la clarté, qui semblent apparaître de prime abord.
Elle aurait en outre l'inconvénient de nécessiter des répétitions qu'une autre marche me permettra d'éviter.

A. *Application relative au diagnostic de la grossesse.*
— Pour bien apprécier la valeur des pulsations fœtales sous
ce rapport, il convient de diviser en deux périodes la durée
ordinaire de la gestation : l'une d'elles aura pour limites
l'époque où les pulsations fœtales sont perçues pour la première fois, et la fin du cinquième mois ; l'autre comprendra
les quatre derniers mois.

Tout le monde sait combien il peut être difficile, pendant
la première moitié de la grossesse, de constater avec certitude la présence d'un produit de conception dans la cavité
utérine. La suppression des règles, le développement du
globe utérin, la sensation de mouvements perçus par la
mère, etc., constituent des caractères qui parlent en faveur
de la probabilité d'une grossesse, mais qui sont incapables
d'en donner la certitude ; de telle sorte que si l'homme de
l'art avait à donner son opinion pour un cas de médecine
légale relative à ce point, il devrait se tenir dans une prudente réserve.

Je ne pense pas que la percussion constitue un moyen
plus sûr d'éclairer le diagnostic, et il me semble que les
avantages de ce mode d'exploration ont été singulièrement
exagérés dans un mémoire récemment publié dans *l'Union
médicale*, par M. le professeur Piorry ; et d'abord qu'il me
soit permis de dire que l'auteur se trompe lorsqu'il paraît
croire que les accoucheurs négligent d'interroger la sono-
rité des parties dans les cas où ils cherchent à mesurer le

développement du globe utérin ; ce reproche n'est pas fondé. Seulement ils ne le font qu'à l'époque où l'utérus s'est mis en rapport avec les parois abdominales, ou, s'est suffisamment rapproché par son sommet du détroit supérieur, et tous, probablement avec moi, rejetteraient la percussion pratique sur la région pubienne. En admettant qu'on pût parfaitement apprécier les divers degrés de matité dus au développement de l'utérus, serait-il possible de distinguer celle qui dépend de la grossesse, de celle qui pourrait résulter d'une augmentation de volume tenant à un état inflammatoire chronique, ou de la présence d'une tumeur d'une tout autre nature ? mais, d'ailleurs, pourra-t-on jamais proposer une semblable exploration comme méthode générale ? Dans la pratique de la ville, M. Piorry trouverait peu de femmes disposées à se placer sur le bord d'un lit comme pour les opérations sérieuses de l'obstétrique et à se laisser *percuter avec force la symphyse pubienne.*

Il n'est pas jusqu'au ballottement, qui est cependant considéré par tout le monde comme un signe certain de grossesse, qui ne puisse induire en erreur, et voici dans quels cas. Je dois d'abord avouer qu'ils sont extrêmement rares, et que le plus ordinairement la sensation du ballottement, bien nettement perçue par un doigt exercé, ne peut laisser aucun doute.

J'ai rencontré deux femmes chez lesquelles, en se fondant sur ce caractère, on aurait pu croire à l'existence d'une grossesse. La sensation trompeuse qu'on percevait était due à un déplacement particulier de l'utérus. Dans l'un des cas que j'ai observés à la clinique d'accouchements de la Faculté, et que j'ai pu faire constater à plusieurs médecins et à de nombreux élèves, la matrice, placée dans un état d'antéversion très-prononcé, et ayant cependant conservé une très-grande mobilité, se replaçait facilement dans une direction verticale sous l'influence d'une petite impulsion brusque imprimée de bas en haut, avec le doigt, sur sa paroi anté- rieure, pour reprendre, quelques secondes après, sa situa- tion primitive, l'organe décrivant ainsi des arcs de cercle, plus ou moins étendus, sur son diamètre transversal devenu à peu près fixe. Si, négligeant les renseignements donnés par la malade ou les caractères fournis par les autres modes d'investigation, j'avais conclu d'après la sensation perçue, une erreur aurait pu être commise.

Il en était de même dans le second cas, mais ici le dépla- cement était différent. L'utérus, courbé sur sa face anté- rieure à la manière d'une cornue, avait subi ce mode de déplacement qu'on désigne sous le nom d'antéflexion. Le col était à peu près à sa place ordinaire, mais l'organe en totalité jouissait d'une grande mobilité dans la direction verticale, et quand avec le doigt on venait à soulever la paroi antérieure incurvée, un mouvement d'ascension brus- que se produisait, simulant très-exactement la sensation qui résulte du même mouvement communiqué à un fœtus na- geant dans le liquide amniotique.

D'un autre côté, il est généralement admis, et avec raison, que le ballottement dû à un produit de conception déve- loppé dans l'utérus ne peut être perçu, dans la très-grande majorité des cas, qu'à la fin de la dix-huitième semaine et souvent beaucoup plus tard. Il est donc démontré que, dans l'état actuel de la science, les moyens ordinaires à l'aide desquels on peut constater l'existence d'une grossesse dans la première moitié de sa durée, ne peuvent conduire qu'à des probabilités plus ou moins grandes, et que le ballotte- ment, qui en général est un moyen de diagnostic beaucoup plus sûr, ne doit pas être considéré comme un signe tou- jours infaillible.

En est-il de même de l'auscultation appliquée au cœur

fœtal? La réponse à cette question se trouve dans certains faits que j'ai déjà fait connaître, et qui nous ont prouvé, 1° que les doubles battements pouvaient être perçus dans quelques circonstances, à la fin du troisième mois ; 2° que, dans les grossesses de quatre mois et demi, on devait considérer comme des exceptions fort rares les cas où ils n'étaient pas entendus; 3° que ces exceptions étaient encore bien moins fréquentes, à mesure qu'on se rapprochait davantage de la fin du cinquième mois.

Nous avons vu, en effet, que, sur seize femmes parvenues à la fin de leur douzième semaine, le bruit du cœur fœtal put être reconnu douze fois; que sur vingt-neuf qui avaient dépassé le quatrième mois, sans que toutefois la dix-neuvième semaine fût écoulée, il en fut de même vingt-cinq fois.

Ainsi, non-seulement il est possible de percevoir les bruits du cœur à une époque où tous les autres signes de la grossesse ne peuvent conduire qu'à des probabilités; mais on peut espérer de les entendre sur un nombre déterminé de cas, dans une telle proportion, qu'on doive accorder à ce mode d'exploration une très-grande valeur.

Je pourrais maintenant rapporter bon nombre de faits qui établissent, qu'on a pu constater l'existence de certaines grossesses que des femmes avaient intérêt à dissimuler, ou qu'elles désiraient vivement connaître; que, dans d'autres cas, il a été facile, en rendant la présence d'un produit de conception incontestable, de redresser un diagnostic sur sur lequel était fondée une thérapeutique au moins inutile, et souvent nuisible. Je me contenterai de citer succinctement un très-petit nombre de ceux que moi-même j'ai eu occasion d'observer.

Dans le courant de l'année 1842, on me pria de donner mes soins à une jeune personne de dix-neuf ans, qui était indisposée depuis plusieurs semaines; j'appris qu'une suppression de règles, qui durait depuis près de quatre mois, avait été le point de départ des accidents, peu graves d'ailleurs, qui étaient survenus, et pour lesquels on me consultait. Ceux-ci consistaient surtout en certains troubles des fonctions digestives qui, ne se rattachant à aucune lésion appréciable, me donnèrent l'idée d'une grossesse. Les questions que j'adressai dans ce sens, avec la plus grande réserve, reçurent une réponse négative et provoquèrent une telle indignation, que je me repentis un instant de les avoir faites. Cependant, ayant placé un stéthoscope sur le bas-ventre dans un but que je ne fis pas connaître, je parvins, après quelques instants de recherches, à distinguer des pulsations doubles, très-distinctes et parfaitement indépendantes de la circulation de la malade. Dès ce moment le doute ne me fut plus permis, et, prenant à part la mère de cette jeune personne, je lui fis connaître le résultat de mon examen ; je fus aussi mal accueilli par la mère que je l'avais été par la fille, et, après m'avoir affirmé que la chose était impossible, elle alla jusqu'à me reprocher d'articuler aussi légèrement un fait aussi grave. J'eus beau répondre qu'il ne s'agissait plus d'un doute, mais d'un fait parfaitement confirmé, je ne pus ébranler sa conviction, et je me retirai n'ayant pas laissé une bien grande opinion de mon savoir. Cependant, quelques mois plus tard, on me fit appeler de nouveau. Tous les signes d'une grossesse très-avancée existaient, des aveux avaient été faits ; on voulut bien revenir sur le jugement qu'on avait porté sur mon compte, et on me chargea de l'accouchement.

Au mois de janvier de l'année 1846, je fus consulté par une dame, déjà mère de plusieurs enfants, et qui, depuis près de trois mois, subissait un traitement pour une affection de l'utérus ; on avait déjà pratiqué de nombreuses cautérisations. Frappé du développement considérable du corps de la matrice dont le fond dépassait le pubis; apprenant d'ailleurs que l'écoulement menstruel était suspendu depuis quatre mois, je tentai de résoudre par l'auscultation une question insoluble par tous les autres moyens, et je découvris assez facilement les battements du cœur d'un fœtus ; j'annonçai une grossesse, qui se termina, en effet, très-heureusement quelques mois après.

Quoique la persistance des véritables règles soit un phénomène rare pendant la gestation, on a eu quelquefois occasion de l'observer, surtout pendant les premiers mois. J'en ai vu moi-même quelques exemples, et tout récemment (février 1847), une femme, couchée dans l'une des salles de la clinique d'accouchements, se trouvait dans cette condition. On devine facilement qu'un pareil état de choses soit de nature à faire méconnaître pendant longtemps l'existence d'un produit de conception, et que l'auscultation seule puisse éclairer le diagnostic. Je pourrais citer un cas de ce genre, où l'utérus développé avait été pris pour un corps fibreux, et dans lequel la perception de doubles pulsations vint révéler un état beaucoup moins fâcheux.

Les résultats favorables de l'auscultation s'obtiennent encore dans une proportion bien autrement grande dans le cours des quatre derniers mois de la gestation. Il résulte, en effet, des observations qui me sont propres et de celles qui appartiennent à quelques autres auteurs, que. sur 906 cas, les pulsations fœtales ont pu être entendues 898 fois, ou, en d'autres termes, qu'il a été impossible de les découvrir, une fois seulement sur 112 cas environ. Je le demande, quelle autre modification appartenant à la grossesse et la caractérisant avec la même certitude, pourrait être aussi fréquemment constatée? En est-il d'ailleurs pour laquelle l'investigation soit aussi simple, aussi commode et aussi peu désagréable pour les femmes?

Si j'ajoute maintenant que, même pendant cette période avancée, on rencontre des femmes chez lesquelles la constatation de la grossesse, par tous les autres moyens dont la science dispose, peut rester incertaine, ne devient-il pas de la dernière évidence que rien ne saurait remplacer l'auscultation, surtout si on songe aux applications relatives à la médecine légale, et aux cas assez nombreux dans lesquels les femmes ont intérêt à dissimuler leur position ?

B. *Application relative au diagnostic de la mort du fœtus.* — En se plaçant à ce point de vue, il faut mettre de côté les trois premiers mois de la grossesse, pendant lesquels l'auscultation est impuissante à saisir le bruit qui résulte des mouvements du cœur, et se souvenir que les cas où on ne peut l'entendre sont encore assez nombreux jusqu'à quatre mois. Mais dans la dernière moitié de la gestation, les conditions sont bien différentes; le succès de l'examen stéthoscopique constitue la règle, et l'insuccès, ainsi que je l'ai démontré, doit être regardé comme une exception fort rare. Cependant, puisque l'exception peut exister, il devient impossible de donner à l'auscultation des bruits du cœur, quand on veut déterminer si le fœtus est mort ou vivant, une valeur absolue; mais on aurait tort de ne pas lui accorder une très-grande importance[1], car elle conduit, dans l'immense majorité des cas, à des probabilités qui équivalent, pour ainsi dire, à la certitude, et elle permet, par conséquent, de résoudre des questions d'un haut intérêt pratique. Avant de nous occuper de ces points si dignes de fixer notre attention, il est bon de faire connaître par des chiffres à quel degré de précision on peut espérer de parvenir sous ce rapport.

J'établirai encore ici deux catégories : la première comprendra les faits se rapportant à des grossesses qui étaient arrivées entre la fin du troisième mois et la fin du cinquième.

Dans la seconde, je m'occuperai de femmes qui avaient dépassé le cinquième mois et qui étaient plus ou moins près du terme de leur gestation.

Première catégorie. Elle se compose de 26 cas dans lesquels, des circonstances diverses ayant fait craindre la mort du fœtus, je recherchai avec le plus grand soin l'état des doubles pulsations sans parvenir à les entendre ; l'événement me fit voir que ce résultat négatif se rattachait, en effet, à la mort du produit de la conception dans 17 cas ; dans les 9 autres, l'impossibilité où je fus de les percevoir dut être rapportée à quelque autre circonstance qu'il ne me fut pas toujours possible d'apprécier. Je ferai remarquer, cependant, que la plupart de ces insuccès s'appliquent à des grossesses qui n'avaient pas dépassé le quatrième mois ; deux seulement étaient au delà de quatre mois et demi. Pour les cas dans lesquels j'avais pu, dans un examen antérieur, percevoir le bruit du cœur fœtal, le résultat négatif obtenu postérieurement ne m'a jamais trompé. Toujours la mort de l'enfant a été démontrée ultérieurement.

Pour comprendre combien est grande l'utilité de l'auscultation à ce point de vue, il suffira de se rappeler combien se présentent fréquemment dans la pratique les cas où la détermination de la vie ou de la mort du produit de la conception offre un vif intérêt. Tous les jours on rencontre des femmes qui, parvenues à cette période, éprouvent quelques-uns des accidents qui sont souvent le prélude d'une fausse couche, un écoulement sanguin, par exemple, accompagné de douleurs dans les reins ou dans la région hypogastrique, etc. etc. La question qui préoccupe alors, au point de vue du pronostic surtout, est la suivante : Le fœtus a-t-il cessé de vivre? ou bien l'accident dont il s'agit reconnaît-il une autre cause, dont on pourra utilement combattre les effets par l'emploi convenable des moyens dont l'art dispose?

L'auscultation , secondée par l'examen des autres modifi-
tions qui seront survenues dans l'état de la femme, permettra de donner au diagnostic une beaucoup plus grande
précision. Je pourrais rapporter de nombreux faits qui viennent à l'appui de cette manière de voir.

Mais c'est surtout chez les femmes qui composent la seconde catégorie, que l'impossibilité de percevoir les bruits
du cœur acquiert une grande valeur, et cette valeur est
d'autant plus grande, qu'il est infiniment rare de ne pas
les trouver quand le fœtus est vivant. Sur 67 cas qu'il m'a
été donné d'observer soit à la clinique de la Faculté, soit
à la Maternité, soit dans ma pratique particulière, dans
lesquels, en me fondant surtout sur ce résultat négatif de
l'auscultation, j'ai annoncé que l'enfant avait cessé de vivre,
je n'ai eu à constater que trois erreurs; encore, l'une
d'elles s'explique-t-elle par l'épaisseur considérable des
parois abdominales, qui étaient surchargées de graisse. Je
crois, du reste, devoir répéter ici que, pour qu'on
puisse regarder l'examen comme concluant, il faut avoir
une habitude suffisante de l'auscultation, et que ce mode
d'exploration doit avoir été renouvelé plusieurs fois dans
l'espace de deux ou trois jours. D'un autre côté, le résultat
obtenu devra inspirer une confiance d'autant plus grande,
que déjà, à une époque antérieure, on avait pu se livrer
à un examen couronné de succès. Dans des circonstances
de ce genre, l'impossibilité bien constatée de percevoir les
doubles battements a la plus grande valeur; pour mon
compte, je n'ai jamais eu à me repentir de lui avoir accordé une confiance absolue. Je n'ai en vue, en ce moment,
que des femmes qui sont plus ou moins près du terme naturel de leur grossesse, mais chez lesquelles le travail de
l'accouchement n'est pas encore commencé. En m'occupant
plus tard des modifications qui peuvent survenir, pendant

l'accomplissement de cette fonction, dans la circulation fœtale, j'aurai occasion de dire quelle valeur on doit accorder à l'absence des doubles pulsations.

En ne sortant pas, comme je viens de le faire, d'une période qui a pour dernier terme le début du travail, on trouve encore de nombreuses occasions de tirer parti de l'auscultation. Il me suffira de rappeler quelques-unes des conditions qui se présentent communément dans la pratique, pour faire comprendre toute son importance.

Une femme grosse de six, sept, ou huit mois, cesse tout à coup, sans cause appréciable, ou à la suite d'une violence extérieure, de sentir les mouvements du fœtus pendant un ou plusieurs jours, ainsi qu'il n'est pas rare de l'observer; naturellement inquiète, elle va consulter son médecin, et lui demande la signification d'un pareil phénomène. Tous les autres modes d'investigation qui sont à la disposition de l'homme de l'art peuvent le laisser dans l'incertitude; l'examen stéthoscopique seul, si on accorde quelque valeur aux faits consignés plus haut, pourra l'éclairer d'une manière certaine. Cela ne peut être l'objet d'un doute pour les cas où les doubles battements seront perçus; pour ceux où on obtiendra un résultat négatif, on devra, avec une confiance à peu près égale, se prononcer pour la mort de l'enfant. Il est bien évident qu'il sera utile de se tenir sur la réserve, toutes les fois qu'on rencontrera une des circonstances que j'ai signalées, dans le cours de cet ouvrage, comme pouvant influer sur les résultats de l'auscultation, envisagés d'une manière générale.

Une femme parvenue à une des époques que je viens d'indiquer n'a jamais senti, ou a senti d'une manière si faible et si douteuse les mouvements de son enfant, qu'elle peut avoir des craintes pour sa vie. Ces cas sont rares, il faut en convenir; j'ai cependant pu en observer plusieurs exemples, et

trouver dans l'auscultation un précieux moyen de diagnostic.
J'ai recueilli l'observation d'une femme atteinte d'une affection profonde de la moelle épinière qui avait produit, depuis longtemps déjà, une paraplégie à peu près complète. A
aucune époque de sa grossesse, elle n'éprouva de sensation
qui pût être rapportée aux mouvements actifs du fœtus, mais
l'auscultation faisait entendre les doubles pulsations avec
une intensité que j'ai rarement eu occasion d'observer. Si
dans une circonstance pareille l'enfant venait à succomber,
l'examen stéthoscopique seul pourrait en donner la certitude.

Non-seulement on peut s'assurer de la vie ou de la mort
du fœtus, pendant la période de la grossesse dont il est
question ; mais il devient quelquefois possible de constater
les modifications que subit sa circulation, dans les cas où son
existence est sérieusement menacée par une des maladies dont
il est quelquefois atteint pendant la vie intra-utérine. Je me
contente de signaler ce fait, devant revenir plus tard sur
ces modifications, qui se produisent aussi, et beaucoup plus
souvent pendant le travail de l'enfantement. Je les décrirai
alors avec soin, car elles sont aussi intéressantes à connaître
qu'utiles par les applications pratiques qui en découlent.

C. *Application relative au diagnostic des grossesses
doubles ou multiples.* — L'idée de cette application est
presque aussi ancienne que la découverte de l'auscultation
obstétricale, car on la trouve formulée dans le mémoire de
M. de Kergaradec, qui avait entrevu que la constatation de
deux pulsations doubles dans des points différents du ventre, avec défaut d'isochronisme, servirait à faire reconnaître la présence de deux enfants. Ce n'était, il est vrai,
qu'une simple conjecture que l'auteur n'avait pu soumettre
au contrôle de l'expérience ; mais depuis, des faits nombreux et parfaitement authentiques ont été rapportés par

d'autres expérimentateurs, et ne peuvent laisser le plus léger doute sur la possibilité de reconnaître, dans beaucoup de cas, l'existence d'une grossesse gémellaire. Un moyen qui permet d'établir avec certitude un semblable diagnostic n'est pas à dédaigner; car il est impossible d'arriver à rien d'aussi positif par la constatation des autres modifications qu'on rapporte généralement aux grossesses doubles. Quelle valeur attribuer, en effet, au volume exagéré du ventre, à la dépression longitudinale qui séparerait en deux le globe utérin, à l'impossibilité d'obtenir la sensation du ballottement, etc. ? D'un autre côté, on sait qu'il n'est pas indifférent d'être, ou de ne pas être fixé sur la présence d'un ou de plusieurs enfants dans l'utérus, cette notion donne de la valeur au pronostic à porter sur l'issue probable de l'accouchement, et permet de mieux donner à la femme les soins que son état peut réclamer.

Aux faits de Laennec, de Carus, de M. Naegele père, de Newman-Sherwood, de M. P. Dubois, aux quatre observations dont j'ai parlé moi-même en 1839, il m'eût été possible d'en joindre beaucoup d'autres. Je me contenterai de faire connaître celle qui appartient à Lovati, et les trois nouveaux cas que j'ai rencontrés depuis mon premier travail.

Le fait du professeur de Pavie se trouve consigné dans la *Gazette médicale* (janvier 1833). Des pulsations se faisaient entendre, d'une part, à gauche et au fond de la matrice, et, d'autre part, dans la fosse iliaque droite. Au moment de l'accouchement, on fut émerveillé de voir avec quelle précision le stéthoscope avait indiqué non-seulement le nombre, mais encore la position des fœtus; car l'un des deux présenta, au début du travail, les fesses en position sacro-postérieure gauche, et l'autre la tête en deuxième position du crâne. M. Carrière, à qui j'emprunte cette citation, ne nous dit pas s'il est question dans l'observation de l'isochronisme des deux doubles pulsations, ou des différences qui existaient entre elles.

Vers la fin de l'année 1840, une femme, que j'avais vue l'année précédente à l'hospice de la Maternité où elle remplissait les fonctions d'infirmière, vint me consulter ; elle désirait surtout connaître le terme de sa grossesse, car il lui était impossible de fixer ce point d'après la dernière époque de ses règles dont elle avait perdu le souvenir. J'essayai de bien déterminer par la palpation du ventre le développement de l'utérus, ce qui fut rendu facile par la souplesse des parois abdominales. Il me sembla, par le résultat auquel je parvins, que j'avais affaire à une grossesse de sept mois et demi environ. Ensuite je pratiquai l'auscultation avec le plus grand soin. Après quelques recherches, il devint évident, pour moi, que deux jumeaux existaient dans la cavité utérine. En effet, un premier double battement se faisait entendre dans la fosse iliaque gauche, et de là s'irradiait en s'affaiblissant dans toutes les directions, mais dans une étendue peu grande, surtout en bas et transversalement ; elle s'étendait beaucoup plus loin en remontant vers la partie supérieure de la matrice. Une autre double pulsation était perçue à droite de l'utérus. et assez près du fond de l'organe ; comme l'autre bruit, elle se propageait aussi en différents sens, mais c'était en descendant vers le col utérin qu'on pouvait la suivre le plus loin. Un intervalle assez considérable separaît ces deux bruits. Le premier se renouvelait 140 fois par minute, le second 154 fois. Le pouls de la mère donnait 84 pulsations pendant le même espace de temps. Après avoir vérifié ces résultats à plusieurs reprises, et m'être ainsi assuré qu'on ne pouvait pas attribuer à des variations momentanées, comme celles dont j'ai parlé à propos de la grossesse unique, les différences rhythmiques que j'observais, j'annonçai que deux enfants naîtraient, que l'un d'eux se présenterait par la tête, et l'autre par le pelvis ; et, sur une note que je pris à cette occasion, j'inscrivis que le dos de l'enfant, qui se présentait par la tête regardait en avant et à gauche, et que la même région de celui dont le pelvis était en bas était tournée à droite et un peu en arrière. Cette femme accoucha un mois après, et mon diagnostic, quant à la grossesse gémellaire, se trouva pleinement justifié. N'ayant pas assisté moi-même cette femme, je ne puis dire si la position des fœtus fut conforme à ce que l'auscultation semblait indiquer, quoique cela ne soit pas douteux pour moi ; mais, ce que j'ai su très-positivement, c'est que l'un d'eux se présenta par la tête, et l'autre par le pelvis.

Trois années plus tard, une dame anglaise, qui habitait la rue Jacob, et qui était parvenue à la fin du huitième mois d'une première grossesse, réclama mes soins pour le moment de son accouchement. Comme elle se plaignit, à ma première visite, de moins sentir les mouvements de son enfant, je la priai de se coucher et pratiquai un examen stéthoscopique complet, qui eut pour résultat de me faire constater la présence de deux fœtus dans la cavité utérine. J'entendis d'abord des pulsations doubles, très-fortes et très-distinctes, dans la fosse iliaque droite et en arrière dans la direction de la symphyse sacro-iliaque du même côté ; elles se propageaient en avant, mais en s'affaiblissant d'une manière sensible ; il en était de même dans la direction verticale. A différentes reprises j'en comptai 33 au quart de minute, ce qui donnait 132 pour 60 secondes. En portant le stéthoscope sur les autres points du globe utérin, je découvris bientôt, à gauche et en haut, au-dessus d'une ligne transversale, qui aurait partagé en deux le globe utérin, un autre double battement, tout aussi facile à distinguer que le précédent, mais dont le timbre était plus sonore, et la fréquence plus grande; il se renouvelait 36 fois au quart, ou 144 fois à la minute. Ce défaut de synchronisme fut plusieurs fois vérifié par moi pendant cette première séance, et quelques jours après à l'occasion d'un nouvel examen. Le cœur de cette dame battait de 80 à 84 fois par minute. Aucun doute ne pouvait être conservé. Je lui fis part du résultat de mon investigation, en prenant tous les ménagements possibles; car je savais qu'une pareille nouvelle, qui n'est pas agréable dans les conditions ordinaires, ne pouvait qu'ajouter à la position fâcheuse dans laquelle elle se trouvait. Malgré ma déclaration très-positive, je ne parvins pas à la convaincre entièrement, et jusqu'au dernier moment elle espéra que je m'étais trompé; elle se fondait surtout sur cette circonstance assez rare, et qu'il m'a paru intéressant de mentionner, à savoir qu'elle ne s'était exposée qu'une seule fois à devenir enceinte.

Trois semaines après, à la suite d'une promenade un peu longue, les douleurs de l'enfantement se déclarèrent. Appelé dès le début, je pus constater que le premier enfant se présentait par la tête, en position occipito sacro-iliaque droite qui se réduisit par les progrès du travail en position sacro-pubienne. Le second, qui naquit une heure après, s'engagea par le pelvis, en position sacro - cotyloïdienne gauche.

Dans le courant de décembre de l'année dernière, une femme, déjà mère de plusieurs enfants, était parvenue à la fin du huitième mois d'une nouvelle grossesse, lorsque, sans cause appréciable pour elle, elle fut prise d'une perte sanguine assez considérable. Appelé pour cet accident par la sage-femme qui lui donnait ses soins, je crus reconnaître que le placenta était inséré dans le voisinage de l'orifice. Le volume considérable du ventre m'ayant fait songer à la possibilité d'une grossesse gémellaire, je cherchai à éclaircir ce doute par l'auscultation. A gauche, et très-près du pubis, existait un double battement se renouvelant environ 150 fois par minute ; à droite, et sur un plan un peu plus élevé, mais toujours au-dessous d'une ligne horizontale, sur laquelle je reviendrai plus tard, s'entendaient d'autres pulsations doubles, plus fortes que les premières, mais que je trouvais moins fréquentes dans plusieurs examens successifs (de 140 à 144). Le pouls de la mère battait 90 fois. Je fis part à la sage-femme du résultat que je venais d'obtenir, et je prévins les personnes présentes que nous avions affaire à une grossesse de jumeaux. Quelque temps après, ayant dû rompre les membranes pour combattre l'hémorrhagie qui devenait inquiétante, je pus constater une présentation du sommet en position occipito-cotyloïdienne gauche, et ce premier enfant ne tarda pas à être expulsé, selon le mécanisme ordinaire. Après avoir placé une ligature sur la portion du cordon qui tenait au placenta, je pratiquai de nouveau le toucher et je reconnus, à travers les membranes, que le détroit supérieur était occupé par la tête d'un second enfant qui se présentait en position occipito-cotyloïdienne droite. Comme la perte s'était arrêtée sous l'influence de la déplétion partielle de l'utérus, je crus prudent de ne rien faire pour réveiller les contractions qui s'étaient suspendues, et j'attendis ; après trois heures d'expectation, de nouvelles douleurs survinrent, je rompis alors la seconde poche, et une demi-heure après, cet enfant naquit, ayant avec le bassin les rapports que j'ai précédemment indiqués. Le bruit de souffle occupait la partie supérieure et antérieure de l'utérus, et ne s'entendait dans aucun des points du segment inférieur de l'organe. Les deux placentas, réunis en une seule masse, n'avaient entre eux aucune communication vasculaire, ainsi que je m'en assurai par une double injection.

Fig. 4.

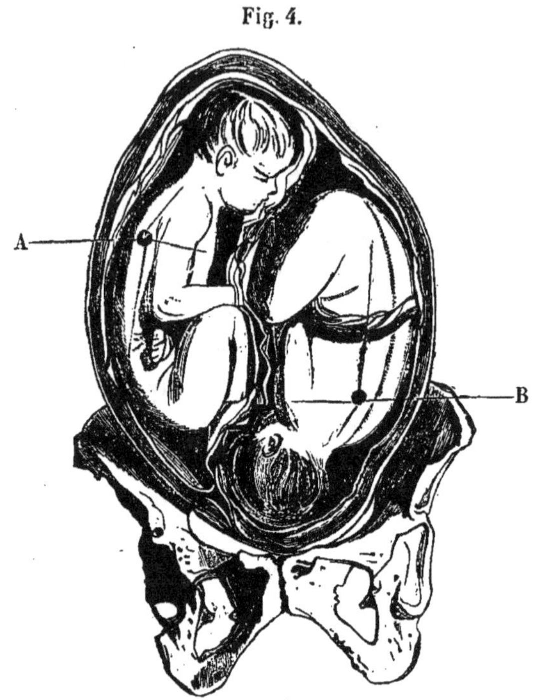

La figure 4, qui s'applique d'une manière toute particulière à la première des observations qui m'appartiennent, est encore propre à donner une idée fort exacte des ressources qu'on peut trouver dans l'auscultation, pour le diagnostic des grossesses gémellaires, en général, quels que soient d'ailleurs les rapports des fœtus entre eux, ou avec la cavité utérine.

On voit dans la matrice, dont la face antérieure a été enlevée, ainsi que la partie correspondante des membranes, chacun des fœtus contenu dans sa poche spéciale.

Celui qui avoisine le détroit supérieur par la tête a le dos dirigé en avant et à gauche. Le point noir B, qui correspond au cœur, indique le lieu où les doubles battements offrent leur plus grande énergie. Les trois lignes ponctuées qui en partent et qui vont progressivement en diminuant donnent l'idée des bruits du cœur se propageant en différentes directions, mais s'affaiblissant, et finissant par disparaître à mesure qu'on s'éloigne du point central. Celui des enfants dont l'extrémité pelvienne est en bas, et dont le dos regarde à droite et un peu en arrière, permet également de juger en quel lieu existera le summum d'intensité des battements de son cœur. Il me suffit, pour le moment, de faire remarquer que le point A qui le représente se trouve à une grande distance du point B, que le premier est très-élevé relativement au second, que l'intervalle qui les sépare est assez considérable pour que le double battement qui se produit dans chacun d'eux soit parfaitement isolé, facile à circonscrire et à compter.

Les faits qui précèdent donnent la mesure très-rigoureuse de ce que peut l'auscultation pour le diagnostic des grossesses gémellaires, et les résultats qu'ils ont fournis sont entièrement d'accord avec ce que le raisonnement avait permis d'entrevoir.

Deux jumeaux qui se développent dans la cavité utérine ont des organes entièrement indépendants. La circulation de l'un d'eux peut être troublée, interrompue même, sans que cela influe nécessairement sur la circulation de l'autre. On voit assez souvent un des jumeaux cesser de vivre, sans que cela exerce une action fâcheuse sur le développement du second. Chacun puise dans le sang maternel les matériaux nécessaires à son accroissement, et cet accroissement est loin de se faire dans des proportions constantes et uniformes. Puisque les jumeaux présentent entre eux d'assez grandes différences , quant à leur nutrition , il est presque impossible qu'il n'en soit pas de même relativement à la circulation. Tout le monde sait qu'il est presque constant de voir l'un d'eux naître beaucoup plus gros que l'autre , et alors, il est facile de comprendre que les contractions de chacun des cœurs aient un rhythme qui leur soit propre. Quand on examine un certain nombre de femmes dont la matrice ne renferme qu'un seul enfant, rien n'est rare , si même ces cas se présentent, comme de rencontrer deux doubles battements parfaitement semblables sous le rapport de la force, du rhythme, ou du timbre ; à plus forte raison cela doit-il s'offrir plus exceptionnellement encore dans les conditions toutes spéciales qui appartiennent à chacun des jumeaux.

Dans les cas assez nombreux qu'il m'a été donné d'observer, j'ai constamment pu m'assurer qu'une différence assez grande et très-facile à apprécier existait entre les deux circulations, surtout au point de vue de la fréquence ; elle n'a jamais été au-dessous de 6 à 8 pulsations , et elle s'est élevée jusqu'à 15 ou 16; elle pourrait être encore beaucoup plus considérable, et je ne doute pas que des faits ultérieurs n'en fournissent des exemples.

Dans ceux qui appartiennent à d'autres observateurs, je ne sache pas qu'on ait jamais noté une complète uniformité dans les deux circulations. Lorsque la fréquence a été rigoureusement indiquée , la différence s'est toujours manifestée par un chiffre assez élevé.

Cependant, par la pensée, du moins, on peut concevoir un cas dans lequel il y ait parfaite concordance sous tous les rapports ; aussi ne suffira-t-il pas , pour établir le diagnostic, que le double choc soit perçu, fort et distinct , sur deux régions éloignées l'une de l'autre, comme dans les points A et B de la figure 4.

Ce caractère, dont se sont contentés certains expérimentateurs, ferait commettre de nombreuses erreurs; mais celles-ci ne seront plus possibles, si, à la suite de plusieurs examens consciencieusement faits, on constate, chaque fois, un défaut d'isochronisme incontestable. Il est bon toutefois d'être prévenu de quelques causes d'erreur, qu'il est toujours facile d'éviter en apportant à l'examen une attention suffisante, et en se souvenant de ce que j'ai dit à propos du diagnostic différentiel.

Je ne reviendrai pas sur les moyens de distinguer les doubles pulsations appartenant au cœur de la mère, et qui se propagent quelquefois jusque vers la région inférieure de l'utérus. Pour ce qui est des variations qu'on peut observer dans la circulation fœtale, elles sont passagères et peuvent laisser un long intervalle sans se reproduire; et d'ailleurs, quand elles existent, on ne perçoit les bruits du cœur, forts et bien distincts, que dans un seul point fort limité, en général, et peu étendu.

La distance plus ou moins considérable qui sépare les deux bruits constitue à elle seule un caractère de très-peu de valeur; il est même certains cas de grossesse gémellaire où des bruits doubles, parfaitement distincts, existent dans des points rapprochés, et alors, comme j'en ai rapporté un exemple, c'est en comptant avec grand soin qu'on parvient à porter un diagnostic certain. On devine, du reste, que c'est à la situation des enfants dans la cavité utérine, qu'il faut demander l'explication de cette particularité, soit que tous les deux soient placés de manière à présenter l'extrémité pelvienne ou l'extrémité céphalique. Il en serait de même dans certains cas de monstruosité par accolement.

Il est cependant des circonstances qui sont de nature à rendre le diagnostic difficile, impossible même : ainsi, par exemple, que les deux œufs soient placés l'un au-devant de l'autre, de manière que celui qui est en arrière soit plus ou moins couvert par l'antérieur, les bruits du cœur de l'enfant qui correspond à la région postérieure du bassin seront si faiblement perçus qu'ils ne feront rien soupçonner ; il pourrait même se faire qu'ils ne fussent pas transmis. Les mêmes difficultés se présenteront dans d'autres circonstances, et alors, tantôt elles seront dues à la présence d'une grande quantité de liquide, tantôt à quelqu'une des conditions dont j'ai parlé en signalant les obstacles qu'on peut rencontrer dans la recherche des doubles pulsations en général.

Quand, dans une grossesse double, l'un des enfants a cessé de vivre, l'auscultation, on le devine, est impuissante pour éclairer la question qui nous occupe. Un cas pourrait cependant se présenter où elle reprendrait toute sa valeur. Je suppose que chez une femme déjà soumise à l'examen stéthoscopique, et chez laquelle on s'était positivement assuré de l'existence de deux cœurs dans l'utérus, on ne retrouve plus qu'une double pulsation, en faudrait-il conclure qu'on s'était trompé ? Non, sans doute ; ce résultat négatif serait bien plus naturellement attribué à la mort de l'un des produits de la conception, pourvu cependant qu'ont l'eût plusieurs fois vérifié avec tout le soin nécessaire.

Dans tout ce qui précède, je ne me suis occupé que des grossesses doubles qui se rencontrent dans une assez grande proportion, puisque, d'après un relevé de madame Lachapelle, il s'en est présenté 444 sur 37, 441 femmes enceintes. Les grossesses triples sont infiniment plus rares ; car, sur le chiffre considérable que je viens de citer, le même auteur n'en a rencontré que cinq. Cette circonstance explique pourquoi l'auscultation n'a pas encore pu, depuis qu'on l'applique à la grossesse, éclairer leur diagnostic. Quant à moi, je n'ai jamais été assez heureux pour rencontrer une femme dans de pareilles conditions. Je ne connais même qu'un seul observateur qui ait eu l'occasion d'étudier la question à ce point de vue. Voici l'unique fait que possède la science et que vient de publier M. Naegele fils, dans *Medicinische Annalen,* t. xi, c. 4, 1846, sous le titre de *Résultats fournis par l'auscultation dans un cas d'accouchement de trois jumeaux.*

Une femme de trente-deux ans, primipare, et parvenue au terme de sa grossesse, fut auscultée pendant le travail; on trouva distinctement, dans la région hypogastrique gauche, le battement double du cœur d'un fœtus, et un bruit de souffle simple du cordon, et dans la région hypogastrique droite, également deux autres battements doubles. Deux observateurs appliquèrent les téthoscope, l'un à droite, l'autre à gauche de la femme, et trouvèrent les battements du cœur du fœtus et du cordon ombilical plus fréquents à droite qu'à gauche (38 sur 36 par quart de minute). Plus tard, lorsque le fœtus droit fit plus de mouvements, on compta 40 pulsations pour le cœur et 36 pour le cordon : ainsi une différence de 16 pulsations par minute. Après l'accouchement d'un premier enfant par le forceps, on ausculta de nouveau, et on entendit encore distinctement les pulsations de deux cœurs, les unes dans l'hypochondre gauche, les autres dans la région ombilicale droite. La tête du fœtus qui se présentait à l'orifice était placée dans la seconde position; donc, le bruit du cœur entendu à droite appartenait à ce fœtus, amené également par le forceps. Après la sortie de celui-ci, on entendit encore les pulsations d'un seul cœur qui appartenait au troisième fœtus, qui restait, et qui vint au monde sans le secours de l'art. Le diagnostic porté par l'accoucheur de Heidelberg sur la présence de plus d'un fœtus dans l'utérus était fondé sur l'audition nette et distincte de deux battements doubles. Ce n'est qu'après la naissance d'un premier enfant, lorsqu'on entendit encore deux battements doubles bien tranchés, qu'on eut la certitude de l'existence de trois jumeaux. Les bruits du cœur du troisième f . tus ne furent pas entendus dès le commencement du travail, probablement parce qu'il était placé en arrière vers le rachis de la femme, et que cette circonstance en avait affaibli le timbre, au point de le faire rapporter à l'un des jumeaux qui avaient été reconnus. Quant au souffle utérin, il n'était ni plus fort ni plus étendu que dans une grossesse ordinaire ; il ne pouvait pas faire soupçonner l'existence de trois placentas.

Ce cas, comme on a pu s'en convaincre, n'est pas tout à fait favorable à l'auscultation, puisqu'on a reconnu qu'on avait affaire à une grossesse triple seulement après la naissance d'un premier enfant : il rentre dans les conditions des grossesses gémellaires dont je m'occupais précédemment. Il est à regretter qu'on n'ait pas compté le bruit de souffle simple qu'on rapporte au cordon ; en le comparant, sous le rapport de la fréquence, aux deux autres doubles pulsations, peut-être aurait-il été possible de le rapporter à un troisième enfant. Il n'aurait pas été permis d'hésiter, si chacun de ces bruits avait offert un rhythme particulier, à la condition toutefois qu'on eût bien positivement constaté qu'aucun d'eux ne pouvait être attribué à la circulation de la mère.

Quoi qu'il en soit, il serait difficile de ne pas admettre que des bruits aussi nombreux, se produisant dans un espace aussi limité, n'entraînent une certaine confusion, bien capable de nuire au succès de l'examen. Ajoutons, enfin, que l'un des enfants étant presque nécessairement placé derrière les deux autres, le bruit dû aux contractions de son cœur pourra ne pas se propager jusqu'à l'oreille de l'observateur.

Est-il besoin d'ajouter que, pour les cas où la matrice renfermerait un plus grand nombre de fœtus, et qu'on rencontre si rarement, l'auscultation ne serait probablement d'aucun secours?

Je dois dire, en terminant, que, dans tout ce qui précède, je n'ai eu en vue que des femmes suffisamment avancées dans leur grossesse ou en travail d'enfantement, mais avant la rupture des membranes ; l'auscultation pratiquée après l'écoulement du liquide amniotique le serait dans des conditions beaucoup plus favorables encore, et conduirait plus souvent aux résultats que j'ai indiqués. Les chances de succès diminueront, au contraire, à mesure qu'on s'éloignera du terme de la gestation.

D. *Application relative au diagnostic des grossesses extra-utérines.*—On peut avancer que, relativement aux gestations normales, les grossesses extra-utérines ne se rencontrent pas très-fréquemment; d'un autre côté, il ne faut pas oublier que beaucoup d'entre elles ne sont constatées qu'au moment où elles ont un dénouement plus ou moins heureux, et que ce dénouement survient, en général, à une époque trop peu avancée pour qu'il soit possible de recueillir les phénomènes stéthoscopiques dont nous nous occupons. Toutes ces circonstances expliquent très-bien pourquoi, depuis qu'on fait intervenir l'auscultation dans la pratique des accouchements, on n'a pas encore eu l'occasion de l'appliquer avec fruit au diagnostic de ces gestations insolites. Ne pouvant donc me fonder sur l'expérience, puisque je n'ai pas été plus heureux que mes devanciers, je dois me borner à résoudre la question par le raisonnement.

Pour qu'on pût annoncer l'existence d'une grossesse extra-utérine avec le secours du stéthoscope, il faudrait d'abord s'assurer, d'une manière certaine, de la présence d'un fœtus, et nous avons vu qu'il n'y avait pas de certitude, sous ce rapport, tant qu'on n'avait pas entendu les battements de son cœur ; en second lieu, il faudrait avoir déterminé avec la même précision que l'utérus, siége habituel de la grossesse, ne renferme rien, ou que, s'il est un peu développé, son développement n'est pas en rapport avec celui que suppose un fœtus capable de transmettre les battements de son cœur. Sans la réunion de ces deux conditions, il est impossible de rien conclure, et il est malheureusement fort à craindre que les occasions entièrement favorables ne se présentent que bien rarement.

E. *Application relative au diagnostic des présentations et des positions de l'enfant.* — M. de Kergaradec avait pressenti, en partie, du moins, les avantages de l'auscultation sous ce rapport ; mais, ainsi qu'il nous le dit lui-même, complétement étranger à la pratique des accouchements, il lui fut impossible de vérifier, par l'expérience, ce qu'il appelle ses conjectures, et il se contenta, sur ce point comme sur beaucoup d'autres, d'appeler l'attention des expérimentateurs plus heureusement placés. Il avait cependant, lui-même, dans un cas dont il donne la relation, pu déterminer avec exactitude la position d'un enfant encore caché dans le sein de sa mère ; mais il reconnaissait que pour élucider une pareille question, il fallait de nombreuses observations recueillies avec tout le soin désirable, et une expérience bien autrement grande que la sienne.

Depuis cet habile observateur, l'auscultation obstétricale a fait de grands progrès, et ce qu'il donnait, à cette époque, comme un problème à résoudre, est devenu un fait irrévocablement démontré. Les incrédules tendent à diminuer chaque jour, et il est bien peu de médecins ayant suffisamment étudié le sujet qui ne reconnaissent, aujourd'hui, une valeur assez grande à ce mode d'exploration, pour le diagnostic de la présentation et de la position. La divergence d'opinions, pour les hommes dont la manière de voir a quelque autorité, ne porte plus que sur la valeur absolue de la méthode.

Il serait oiseux de s'étendre longuement pour démontrer combien il peut être utile, dans la pratique des accouchements, d'être fixé sur la véritable situation du fœtus dans la cavité utérine. La connaissance de la présentation, et, dans beaucoup de cas, celle de la position, permettent d'entrevoir souvent un accouchement qui se terminera par les seules forces de la nature; mais les avantages de cette notion préliminaire sont encore bien plus tranchés dans les circonstances où l'intervention de l'art devient nécessaire, et pour juger du mérite de l'auscultation employée dans ce sens, il suffit d'examiner, premièrement, s'il est des conditions où les moyens généralement employés sont impuissants; secondement, si, dans ces cas, on doit espérer de parvenir à un résultat plus positif en faisant intervenir le stéthoscope.

Nous allons voir, en étudiant la question, ce qu'il faut penser sous ce rapport. Ayant déjà reproduit dans la partie historique l'opinion des auteurs qui m'ont précédé, je ne dois pas y revenir avec détail ici; cependant il ne sera pas sans intérêt de rappeler les idées qui ont été professées, à cet égard, par les hommes qui ont invoqué leur expérience personnelle, et qui se sont montrés plus ou moins favorables à cette application de l'auscultation. Lau a déclaré qu'on pouvait être conduit à la détermination de la position de l'enfant par la force et le siége des doubles pulsations, pourvu surtout qu'on explorât à une époque avancée de la grossesse. Ritgen a admis que les battements du cœur entendus à gauche et en bas indiquaient une première position, et une seconde, quand on les rencontrait à droite dans le point correspondant. Kruhse leur accorde la même importance. Hohl s'est assuré qu'on pouvait reconnaître avec assez d'exactitude les rapports du fœtus avec l'utérus, au point de vue de la position seulement ; il lui paraît surtout facile de distinguer les cas dans lesquels le dos est tourné à droite, de ceux où il regarde à gauche. J'ai rappelé ailleurs que le siége du souffle utérin était considéré par lui comme pouvant conduire à la connaissance de la position de l'enfant. M. Stoltz a constaté que dans les présentations de la tête, on trouvait les doubles battements au-dessous de l'ombilic, que quand ils étaient à gauche, cela indiquait que le dos du fœtus était dirigé dans ce sens ; qu'à droite, au contraire, ils annonçaient un rapport inverse. Il pense encore qu'en tenant compte de la grande fréquence de certaines positions, on pourra distinguer celles qui sont antérieures des postérieures. M. H.-F. Naegele, tout en admettant qu'on puisse apprécier si l'enfant correspond au détroit supérieur par l'une de ses extrémités, ne pense pas qu'on parvienne à distinguer la présentation de la tête de celle du pelvis ; mais il ne conteste pas la possibilité de reconnaître les différentes positions ; il a même donné quelques caractères propres à établir le diagnostic des présentations du tronc. M. Carrière, de son côté, a reconnu qu'il était ordinairement permis de s'assurer si le dos du fœtus était dirigé à droite ou à gauche. Moi-même, après M. Carrière, j'ai étudié la question sur un très-grand nombre de femmes ; l'occasion de rappeler les résultats que j'ai obtenus se présentera bientôt, et on verra qu'ils ont été beaucoup plus favorables que ceux de mes devanciers. Les recherches de MM. Cazeaux, Devilliers fils et Chailly tendent à restreindre un peu l'importance de cette nouvelle application de l'auscultation, et cependant ces auteurs accordent qu'on peut souvent reconnaître la présentation de la tête ou celle de l'autre extrémité, et distinguer les positions latérales gauches des positions latérales droites.

Il ne faut pas avoir beaucoup vieilli dans la pratique des

accouchements pour que des cas assez nombreux aient été rencontrés, dans lesquels le toucher vaginal et la palpation du ventre n'ont pu éclairer d'une manière satisfaisante le diagnostic de la présentation; c'est surtout au commencement ou avant le travail, alors que les membranes ne sont pas encore rompues, et que la région du fœtus qui doit s'engager est maintenue élevée soit par un rétrécissement du bassin, soit par toute autre circonstance, que le doute et l'incertitude restent souvent dans l'esprit de l'observateur le plus expérimenté. Mais il ne faut pas oublier que la difficulté, quoique moins fréquente, peut se présenter aussi grande dans des circonstances qui sembleraient, au premier abord, devoir la faire disparaître : c'est ainsi que parfois la tête, ou toute autre partie du corps qui correspond au vide du bassin, devient le siége d'altérations si profondes, qu'elle perd tous les caractères qui servent, en général, à la faire reconnaître. Le doigt, quoiqu'il puisse facilement explorer la région de l'enfant qui est engagée, ne peut trouver que des parties devenues méconnaissables. J'irai même plus loin, et je dirai que, dans quelques cas, le doigt secondé par la vue ne conduit pas à des résultats plus satisfaisants.

Mais si l'impuissance que je viens de signaler pour la constatation de la présentation est vraie dans les circonstances précédemment indiquées, elle est beaucoup plus commune et plus évidente encore, quand il s'agit d'apprécier les rapports exacts de la tête ou de toute autre partie fœtale avec l'orifice utérin ou le cercle pelvien. Ici, en effet, les difficultés se multiplient, les différents points de repère qu'on a coutume de consulter s'altèrent et s'effacent avec une telle facilité, qu'à moins d'avoir suivi le travail depuis son début, on peut être dans le plus grand embarras, et tomber dans les plus singulières erreurs quand on ne se tient pas dans une prudente réserve ; d'un autre côté , si la région de l'enfant qui correspond au bassin est très-élevée et très-mobile, le doigt, dans son investigation, rencontre des obstacles d'une autre nature, mais aussi embarrassants que les premiers, et souvent alors, il devient impossible de constater avec certitude la position de la partie qui s'engage ou qui est sur le point de s'engager dans le bassin. Je veux bien admettre que l'ignorance dans laquelle on se trouve n'a pas de conséquence bien fâcheuse pour les cas les plus ordinaires ; mais il ne saurait en être ainsi pour d'autres, encore assez fréquents, qui réclament quelque opération. Personne ne voudrait soutenir, je pense, qu'il est indifférent de savoir qu'un enfant, au lieu de se présenter par l'extrémité céphalique, s'engage par le pelvis ou par l'une des régions latérales du thorax. En admettant qu'il s'agisse d'une présentation de la tête, la connaissance exacte de ses rapports peut être aussi d'une grande importance, soit qu'il faille recourir à la version ou à une application de forceps ; enfin, même pour les cas où il n'y a rien à faire, n'aura-t-on pas une sécurité beaucoup plus grande lorsqu'on saura que la femme à laquelle on donne des soins réunit, sous le rapport de la présentation et de la position, les conditions que l'expérience et le raisonnement enseignent être les plus favorables?

Avant de m'occuper de l'auscultation sous ce rapport, je ne puis m'empêcher de dire encore un mot du mémoire de M. Piorry. Ce travail, en effet, renferme des propositions qui me paraissent contestables. Qu'on puisse, par la plessimétrie, déterminer avec assez de précision la forme, la dimension et les principaux rapports de la partie de l'utérus qui dépasse le détroit abdominal, cela n'a jamais été contesté par personne ; mais qu'il soit possible, par ce mode d'exploration, d'apprécier avec rigueur les rapports des diverses parties du fœtus, en un mot, de s'assurer de la présentation et de la position, c'est ce que, pour ma part, je ne saurais admettre. Je sais très-bien que le professeur dont je parle dit s'être assuré de la possibilité de ce résultat sur plus de cinquante femmes, mais il n'entre dans aucun détail, et je dois avouer que j'aurais préféré à cette simple énonciation des observations circonstanciées dont chacun aurait pu apprécier la valeur. Le seul fait sur lequel il s'étend un peu longuement est relatif, non pas à une femme enceinte, mais à un œuf de trois à quatre mois récemment expulsé, et placé dans une bassine contenant de l'eau, le tout étant recouvert d'une serviette pliée en trente-deux et humectée. Il paraît que, dans ces circonstances, la percussion permit de distinguer avec facilité : 1° le placenta, 2° le liquide, 3° la tête du fœtus. Il ne m'appartient pas de contester de pareils résultats, que je n'ai pu vérifier par moi-même ; mais je me permettrai une simple observation, et je dirai qu'il n'y a aucune parité entre les conditions dans lesquelles on s'était placé et celles qu'on rencontre sur le ventre d'une femme enceinte. En terminant, du reste, M. Piorry convient qu'on pourrait être induit en erreur par la percussion, et prendre le siége du fœtus pour le placenta. Enfin, j'ajouterai que, désirant m'éclairer par ma propre expérience, j'ai soumis dix femmes qui étaient dans le courant de leur neuvième mois à l'examen plessimétrique, et que, malgré la plus grande attention et le plus vif désir d'arriver à la vérité, toutes mes tentatives ne m'ont conduit à rien de positif ; je dirai même plus, c'est que je me suis bientôt aperçu que de semblables recherches n'étaient pas sans inconvénients pour les femmes, et que la percussion de l'utérus, pratiquée avec la force que recommande l'auteur du mémoire auquel je fais allusion, ne saurait être supportée par beaucoup d'entre elles.

Après avoir rappelé l'insuffisance des autres moyens, voyons quels sont les avantages de l'auscultation quand on la fait intervenir dans le même but. Qu'il me soit d'abord permis de faire remarquer combien ce mode d'exploration est d'une facile application; rien en lui n'est de nature à blesser la pudeur des femmes, et chacun sait qu'il n'en est pas de même quand il s'agit du toucher. Ce n'est pas, ainsi que j'ai déjà eu occasion de le dire, que je veuille opposer l'un à l'autre ces deux procédés; il ne s'agit pas, en effet, de préférer l'un à l'exclusion de l'autre. En général, chacun a son application distincte, et, dans un certain nombre de cas seulement, l'un est appelé à suppléer l'autre devenu impuissant. D'ailleurs, en admettant, ce qui est loin d'être exact, que le toucher pût toujours être fructueusement employé, serait-ce une raison pour se priver d'un second moyen, surtout quand il est aussi simple et aussi inoffensif? Les détails dans lesquels je vais entrer prouveront, j'espère, ce qu'a d'utile et d'intéressant cette nouvelle application de la découverte de Laennec.

Pour être à même de bien apprécier les données que peut fournir l'auscultation du cœur fœtal encore enfermé dans l'utérus, il est nécessaire que je dise quelques mots de celles qu'on obtient quand on promène le stéthoscope sur les différents points du corps d'un enfant, immédiatement après sa naissance. La question dominante, en effet, au point de vue du diagnostic des positions et des présentations, est la suivante : en admettant que les bruits du cœur puissent être communiqués par diverses parties du fœtus, en est-il une qui les transmette toujours avec une force et une netteté particulières, de manière qu'on puisse à peu près constamment la reconnaître ?

J'ai soumis à l'auscultation vingt enfants qui venaient de naître, et c'est toujours par la région précordiale que j'ai débuté; c'est aussi sur cette partie de la poitrine, c'est-à-dire en avant et un peu à gauche, que j'ai le mieux entendu les bruits du cœur : ils y étaient toujours plus forts et plus sonores que partout ailleurs, et, indépendamment du choc qu'ils communiquaient à l'oreille, ils offraient dans leur timbre quelque chose de spécial, difficile à décrire, mais facile à reconnaître, et qui disparaissait à mesure qu'on s'éloignait de ce point central. J'ai pu suivre le bruit de ces doubles battements, en haut, jusqu'à la partie supérieure de la région cervicale, en bas, jusqu'au-dessous de l'ombilic, et, dans quatre cas, jusqu'aux limites inférieures du thorax seulement; mais toujours avec une diminution d'autant plus grande dans l'intensité du son, que je m'écartais davantage du cœur. Le stéthoscope placé sur la région dorsale, dans le point correspondant à ce dernier organe, permettait aussi de saisir avec facilité les doubles pulsations; mais déjà une petite différence pouvait être appréciée sous le rapport de l'intensité et de la netteté: l'épaisseur plus considérable du tissu pulmonaire, devenu perméable à l'air, ainsi que le bruit de la respiration, rendent suffisamment compte de cette circonstance. Du reste, comme dans la région sternale, le bruit se propageait, soit en haut, soit en bas, dans la même étendue et avec des modifications analogues. Le développement considérable du foie, à cette époque de la vie, explique son extension vers la cavité abdominale; des conditions opposées font comprendre pourquoi, chez l'adulte, on ne peut pas le suivre aussi bas.

En fléchissant le bras sur la partie antérieure de la poitrine, et en plaçant le stéthoscope sur ce membre, j'ai toujours constaté une diminution dans l'intensité des bruits, qui était moindre alors que celle qui appartenait à la région dorsale. L'interposition de la cuisse sur le ventre produisit le même résultat, et fit cesser souvent les doubles pulsations dans cette région. Dans aucun cas, je n'ai pu constater la transmission de ces bruits soit par les fesses, soit par la tête, et cependant, pour celle-ci, j'ai varié l'expérience en la fléchissant fortement sur le sternum ou en l'étendant au contraire sur le rachis.

Ces résultats sont, avec de légères modifications dont la cause est facile à comprendre, ceux qu'on obtient chez les adultes ; mais ils doivent nécessairement varier pour le fœtus encore renfermé dans la cavité utérine. Les différences résultent de certaines conditions anatomiques qui lui sont propres, de son attitude, ou de la disposition des milieux dans lesquels il se trouve. Quelques courtes observations sur ces divers points feront facilement comprendre ce que doit rencontrer de spécial l'auscultation pratiquée dans ces circonstances. Ainsi, par exemple, le volume du thymus, la densité plus grande des poumons, l'épaisseur moins considérable de ces derniers organes, qui n'ont pas encore été dilatés par l'air, créent des conditions nouvelles qui doivent modifier les résultats stéthoscopiques. M. Carrière, qui a fait quelques expériences sur plusieurs fœtus immédiatement après leur expulsion, et avant que la respiration les eût placés dans des circonstances différentes de celles dans lesquelles ils se trouvent quand ils sont encore renfermés dans l'utérus, s'est assuré, en promenant le stéthoscope sur les différents points du corps, que le thorax, le cou et la colonne vertébrale jusqu'au sacrum, étaient les seuls points où l'on percevait distinctement les doubles pulsations ; que c'était surtout par le dos et le côté gauche qu'elles se transmettaient avec le plus de force, et qu'on ne les entendait ni sur la tête ni sur les membres. De mon côté, j'ai pu vérifier l'exactitude de ces faits sur deux enfants chez lesquels la circulation continua encore quelques minutes après la naissance, quoique le tissu pulmonaire eût été tellement altéré dans toute son étendue par une inflammation suppurative, qu'il devint impossible à l'air de le pénétrer, malgré les efforts plusieurs fois réitérés des muscles inspirateurs.

De nouvelles raisons, tirées de l'attitude particulière au fœtus contenu dans la matrice, démontrent jusqu'à l'évidence qu'il ne saurait en être autrement pendant la grossesse. La colonne vertébrale, assez fortement fléchie, peut être considérée comme un arc de cercle dont la convexité représente le dos et la concavité le plan antérieur. La partie convexe est un peu plus favorablement disposée pour s'accommoder à la surface interne de l'utérus, dont elle n'est séparée que par une couche peu épaisse de liquide, qu'il est toujours facile de faire disparaître par une pression convenablement dirigée, de telle sorte que le fœtus peut être considéré comme faisant corps avec l'organe qui le contient, aussi bien qu'avec les parois abdominales. Ce rapport, si utile pour la transmission du bruit, manque naturellement et ne saurait être établi artificiellement, lorsque c'est la région antérieure du fœtus, c'est-à-dire la partie concave, qui se trouve placée en regard du point que l'on ausculte. Sa conformation l'en éloigne nécessairement, et comme d'ailleurs se trouvent groupés au devant d'elle les membres thoraciques et pelviens, les bruits du cœur s'affaiblissent singulièrement en les traversant, à tel point même, qu'il est naturel de penser que c'est à cette circonstance qu'on doit, dans quelques cas rares, de ne pas les entendre. A tout cela, il faut encore ajouter que c'est dans le même point que se trouve accumulée la plus grande partie du liquide amniotique, dont la couche épaisse ne peut être que diminuée par la pression qu'il est permis d'exercer avec le stéthoscope.

Les régions latérales du tronc offrent une conformation qui leur permet de se mettre facilement en rapport avec l'utérus, et on conçoit qu'elles puissent assez bien transmettre les doubles pulsations, surtout dans leur partie supérieure. Il est incontestable cependant que cette transmission s'y fait avec moins de force que sur la région dorsale; l'interposition du bras et les rapports du cœur rendent compte de cette différence.

Quant aux deux extrémités de l'ovoïde fœtal, elles se trouvent dans des conditions encore moins favorables qu'après la naissance, et nous les avons vues alors très-peu aptes à nous communiquer les bruits du cœur.

Des considérations qui précèdent, il résulte que, chez l'enfant qui vient de naître, la région du cœur est celle où existent avec la plus grande énergie les doubles battements, que la partie antérieure de la poitrine les transmet avec un peu plus de force que la postérieure, qu'ils diminuent à mesure qu'on s'en éloigne pour se porter dans telle ou telle direction, qu'ils ne vont jamais jusqu'à l'extrémité céphalique et rarement jusqu'au pelvis. Nous avons vu que, pour le fœtus entouré de liquide et renfermé dans l'utérus, de nouvelles conditions existaient, qui rendaient la transmission plus facile et plus complète par la région dorsale que par toute autre partie; mais, dans tous ces cas, nous avons eu à constater un fait important, à savoir, que le bruit avait son maximum d'intensité dans un point très-circonscrit, d'où il rayonnait en s'affaiblissant d'une manière très-sensible.

C'est sans doute parce qu'il a étudié la question sous un point de vue un peu différent, que M. P. Dubois a été conduit, dans son mémoire, à beaucoup restreindre la valeur de l'auscultation pour le diagnostic des présentations et des positions : en effet, il s'est appuyé surtout sur ce que les bruits

du cœur s'entendaient presque toujours dans un rayon de
3 ou 4 pouces, et quelquefois plus loin encore ; sur ce qu'il
n'était pas prouvé que ce fût le dos seul qui les transmit avec
le plus de force, et sur ce qu'enfin il n'était pas impossible
que d'autres parties moins éloignées du thorax le communi-
quassent avec une intensité à peu près égale, ou qu'il
existât partout avec une telle faiblesse, qu'on ne pût en tirer
aucun parti.

Quelques-unes de ces propositions ont déjà été combattues par M. Carrière. Pour lui, les questions capitales,
celles qu'il faut résoudre avant toutes les autres, sont
celles-ci : Est-il des parties de l'enfant exclusivement sus-
ceptibles de transmettre au dehors les bruits de son cœur,
ou bien toutes peuvent-elles concourir indistinctement à
cette transmission? Contrairement à la manière de voir du
professeur de Paris, et en se fondant sur des expériences
qui nous sont déjà connues, il se prononce pour la première.

Quant à moi, je ne pense pas qu'il faille se placer à ce
double point de vue seulement ; c'est dans les termes suivants
qu'il faut poser le problème : En admettant que les doubles
pulsations puissent être transmises par diverses régions du
fœtus, en est-il une plus favorablement disposée que les
autres pour nous les communiquer avec une force particulière? Ne peut-on pas, dans l'immense majorité des cas, se
mettre en rapport avec elle, en déprimant plus ou moins les
parois abdominales et l'utérus? Après tout ce qui précède,
on devine sans peine que ma réponse est affirmative. Les
nouveaux développements auxquels je vais être conduit serviront encore à la justifier.

Mais avant d'aller plus loin, il importe que je fixe avec
précision le terme de la grossesse où les données stéthoscopiques ont acquis un degré suffisant de stabilité, pour

offrir toute la valeur désirable. Il est évident, par exemple, que les grossesses de quelques mois doivent être complétement exclues : la position de l'utérus, qui ne peut être exploré que dans une trop faible étendue, les petites dimensions du fœtus, et son extrême mobilité augmentée encore par la quantité proportionnellement plus grande de l'eau de l'amnios, rendent une appréciation de ce genre presque impossible. Mais, à sept mois, les rapports sont déjà beaucoup moins variables ; le grand axe de l'enfant a dès lors des dimensions qui permettent rarement à l'une de ses extrémités de se mettre à la place de l'autre. Les mouvements dans le sens de cet axe sont un peu plus fréquents et plus faciles à comprendre, mais tous deviennent plus rares à mesure qu'on se rapproche du terme normal de la gestation, à tel point, qu'à huit mois ils peuvent être considérés comme des exceptions qu'on rencontre à peine.

Voici cependant une observation qui démontre que, chez une femme grosse de huit mois et demi, l'extrémité pelvienne a pris une première fois la place de la tête, et que celle-ci, à son tour, a remplacé la première sans que les contractions utérines aient concouru à cette double version spontanée.

Dans le courant de l'année 1837, je reconnus par l'auscultation que, chez une femme grosse de huit mois et demi, l'enfant se présentait par l'extrémité pelvienne. Après avoir porté ce diagnostic, je pratiquai le toucher, et je pus, en introduisant mon doigt dans un col souple et entr'ouvert, constater la présence des deux pieds. Je fis part de ce résultat à la sage-femme en chef de la maison, qui, le matin, sans que je le susse, avait examiné la même femme avec le doigt et constaté, au contraire, une présentation de la tête. Elle était si sûre du résultat de son examen, qu'elle ne douta pas un instant que je n'eusse commis une erreur. Sur ma demande, elle se livra à une nouvelle investigation, et ne fut pas peu surprise de trouver, comme je le lui avais dit, les deux pieds au-dessus de l'orifice, et rien qui pût appartenir à la tête. M. P. Dubois, ainsi que M. Cazeaux, qui était alors chef de clinique, purent vérifier le même fait.

Quelque temps après, ainsi que j'en avais l'habitude pour toutes les autres, je voulus vérifier les résultats stéthoscopiques obtenus une première fois sur cette femme, et j'obtins des données tout à fait différentes; mais elles me parurent tellement positives, que, sans hésiter, j'annonçai une présentation de l'extrémité céphalique. Le toucher fit, en effet, reconnaître que le sommet correspondait au détroit supérieur; M. Dubois, madame Callé et M. Cazeaux, intervinrent de nouveau, et furent du même avis. L'accouchement eut lieu quelques jours après, et l'enfant s'engagea en première position du sommet.

Il faut avouer toutefois que les faits de la nature de celui qui précède sont infiniment rares, et on est certainement autorisé à regarder comme définitivement établie la présentation du fœtus qu'on a eu occasion de constater dans les deux derniers mois de la gestation; et d'ailleurs, en admettant que ces mutations spontanées fussent beaucoup plus fréquentes, qu'en pourrait-on conclure contre l'application de l'auscultation dont je m'occupe? Rien, si ce n'est qu'elle ne peut pas conduire à des résultats certains pour l'avenir, et qu'il est nécessaire de renouveler l'examen au moment où l'on a intérêt à être fixé sur la situation de l'enfant. Il est évident, d'un autre côté, que la stabilité de la présentation sera encore mieux établie chez les femmes qui seront en travail, et surtout après la rupture des membranes. Ceci est vrai particulièrement pour le sommet et l'extrémité pelvienne, un peu moins peut-être pour les présentations du tronc.

Relativement aux positions, il est rare que celle qu'on a été appelé à constater au début de travail soit celle qui existe vers la fin ou au moment du dégagement de la tête : ceci est la conséquence ordinaire de l'accomplissement des lois qui régissent l'expulsion du produit de la conception ; mais nous verrons que si l'examen stéthoscopique nous permet d'apprécier les premiers rapports, elle est tout aussi puissante pour nous faire reconnaître ceux qui s'établissent subsidiairement.

Étudions maintenant les applications qu'on peut faire des notions précédentes, et occupons-nous d'abord de ce qui concerne les présentations.

Le cœur de l'enfant, par la place qu'il occupe dans la cavité thoracique, est beaucoup plus rapproché de l'extrémité supérieure de la colonne vertébrale que de l'extrémité opposée. Il en résulte que, quand la première reposera sur un plan, cet organe correspondra à une certaine hauteur, et que celle-ci s'élèvera d'une manière notable, si c'est la seconde qu'on y place. En supposant le fœtus renfermé dans la cavité utérine, le point de l'abdomen où seront perçus les battements du cœur avec leur *summum* d'intensité devra être plus élevé, si c'est le siége qui correspond au détroit supérieur ; il le sera beaucoup moins, au contraire, si c'est la tête qui se présente. Dans cette dernière supposition, la double pulsation, qui pourra se propager dans une étendue variable, ira en s'affaiblissant de bas en haut ; ce sera de haut en bas, au contraire, qu'on la sentira décroître dans la première. Dans ces deux cas, en la suivant dans une direction transversale, on s'assurera communément qu'elle occupe une étendue beaucoup moins grande, et qu'elle va diminuant d'intensité comme dans les autres directions. Ainsi on peut dire, d'une manière générale, que les doubles battements perçus dans un point voisin du détroit abdominal, avec la force qui les

caractérise quand on les écoute au niveau de la région du
thorax qui correspond au cœur, annoncent une présentation de la tête, pourvu que de ce point on puisse les suivre,
s'affaiblissant, dans différentes directions, et surtout dans
une étendue plus considérable de bas en haut. La figure 5

Fig. 5.

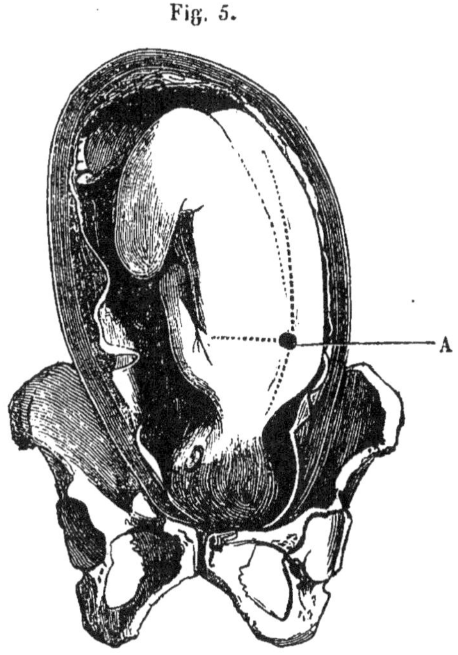

reproduit très-exactement le cas auquel je fais allusion.
Le point auquel conduit la ligne A donne l'idée de la région de l'utérus et des parois abdominales à laquelle doit
correspondre le summum d'intensité des doubles pulsations,
dans une présentation de l'extrémité céphalique. On peut
facilement, par la pensée, se rendre compte de la différence
que doit entraîner la position, et reporter à droite, par
exemple, ce qui, dans ce cas, se trouve placé à gauche.

Ces mêmes battements constatés dans une région beaucoup plus élevée, comme l'indique le point A de la figure 6, et

Fig. 6.

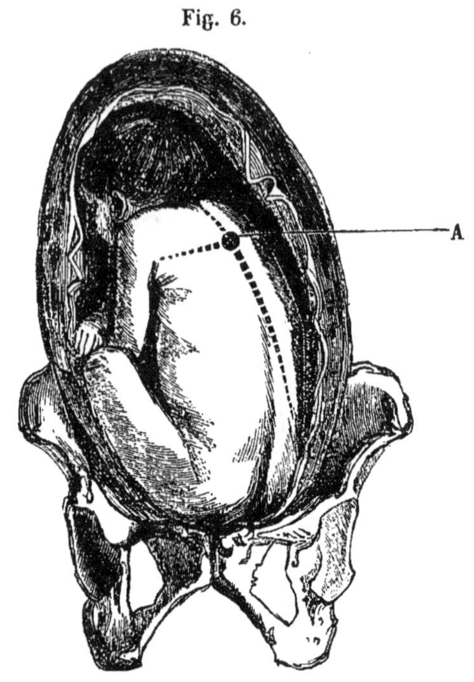

se propageant en bas vers le bassin, beaucoup plus que dans les autres directions, ainsi que le montrent les points décroissants qui partent du cœur, annoncent une présentation de l'extrémité pelvienne.

Si, d'un autre côté, on réfléchit que, dans les présentations de la tête aussi bien que dans celles du pelvis, les rapports du fœtus sont tels, dans l'immense majorité des cas, que sa région dorsale correspond à une partie de l'utérus que l'oreille ou le stéthoscope peuvent facilement explorer, on voit qu'il sera facile presque toujours, si on admet ce que j'ai dit du *summum* d'intensité, de porter un diagnostic certain sous ce rapport. Les cas dans lesquels la région postérieure de l'enfant regarde en arrière, dans la direction de l'une ou l'autre symphyse sacro-iliaque, ne s'opposent pas au succès de l'examen ; il suffit alors de faire coucher la femme sur le côté opposé à celui qu'on explore, et de déprimer avec un peu plus de force les parois abdominales pour diminuer leur épaisseur, éloigner ou aplatir les anses intestinales qui se trouvent correspondre à cette région. Je conçois que quand on se contente d'explorer avec le stéthoscope, et surtout avec l'oreille, la région antérieure de l'utérus, on ne puisse apprécier les caractères qui seuls peuvent conduire au diagnostic différentiel. C'est par un examen comparatif complet qu'on peut arriver à quelque chose de positif. C'est, au reste, de cette manière qu'on procède tous les jours, quand on applique l'auscultation au diagnostic des maladies de poitrine. Un seul cas pourrait entraîner des difficultés dont on se rend parfaitement compte ; ce serait celui d'une position postérieure médiane, quelle que fût la présentation. Alors, en effet, le dos, tourné directement en arrière, est inaccessible à nos moyens d'investigation, et les doubles battements ne peuvent être transmis que par le plan antérieur ou par les régions latérales, circonstance défavorable sur laquelle j'ai déjà insisté ; mais le rapport dont je viens de parler est si rare à rencontrer, si tant est qu'il existe, que des auteurs d'une expérience aussi grande que madame Lachapelle l'ont regardé comme impossible, et ne l'ont pas admis dans leurs nomenclatures. Si j'en ai tenu compte, c'est pour n'éluder aucune des objections qu'on pourrait adresser à l'auscultation, et reconnaître l'impuissance de ce moyen de diagnostic pour le cas que je viens de supposer, mais que je n'ai jamais eu occasion d'observer.

Je pense que ce serait aller trop loin que de demander à l'auscultation un moyen de distinguer les présentations de

la face de celles du sommet. Les premières, en effet, ne
diffèrent des secondes que parce que la tête, au lieu d'être

Fig. 7.

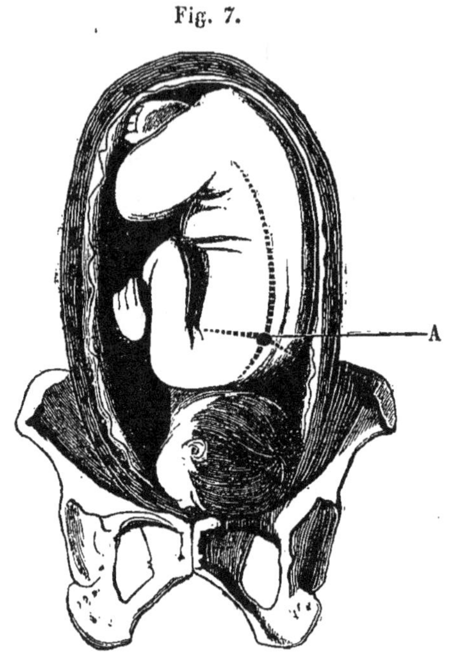

fléchie, est plus ou moins portée en arrière. Quant aux
autres rapports du tronc, ils sont exactement les mêmes que
dans les positions correspondantes du sommet : ainsi une position occipito-cotyloïdienne gauche représente une position
fronto-cotyloïdienne du même côté. La tête seule est dans
une situation différente ; le cœur a les mêmes relations avec les
parois utérines, et le summum d'intensité de ses battements
se rencontre là où il existe dans les présentations du sommet.
Tous les autres caractères qui lui appartiennent sont identiques. La figure 7, comparée à la figure 5, fournit la preuve
de ce que j'avance en ce moment. On voit, en effet, que la

déflexion de la tête, qui maintient peut-être la face un peu plus élevée au-dessus du détroit supérieur, ne peut produire une différence appréciable dans la hauteur à laquelle on trouve le bruit du cœur avec sa plus grande énergie. La seule condition spéciale que j'ai pu noter, dans quelques présentations de la face déjà reconnues par le toucher, consiste dans un éloignement un peu plus considérable du dos du fœtus de la paroi correspondante de la matrice, et dans l'interposition d'une couche plus épaisse de liquide qui exige, pour qu'on la fasse disparaitre, une pression plus forte exercée avec le stéthoscope. Ce sont là, on le comprend, des différences si peu tranchées, qu'on ne peut s'en servir pour établir un diagnostic différentiel.

Mais, lorsque l'une des régions latérales du tronc correspondra au détroit abdominal, sera-t-il possible de s'en assurer par l'auscultation? Je suis le seul, encore aujourd'hui, à défendre une pareille opinion, mais je me fonde sur l'observation et le raisonnement. Voyons d'abord où nous conduit la théorie; j'indiquerai plus tard les faits qui la confirment. Dans les présentations de l'épaule, les rapports de l'enfant avec l'utérus et le bassin sont les suivants : tantôt la région dorsale regarde en avant, comme dans la première position de l'épaule droite et la seconde de l'épaule gauche; tantôt, au contraire, elle est tournée en arrière, comme dans la première de l'épaule gauche et la seconde de l'épaule droite. Dans le premier cas, tout est favorablement disposé pour que le summum d'intensité soit facilement reconnu, et il existera sur la partie antérieure du segment inférieur de l'utérus, comme dans les présentations de la tête. Mais ce qui établira une différence d'autant plus tranchée que la position sera plus transversale, c'est que le bruit, au lieu de se porter en diminuant vers le fond de la matrice, s'étendra, au contraire, dans une direction à peu près horizontale, d'une fosse iliaque à l'autre, par exemple, et manquera dans une grande partie de la région supérieure de l'organe. La figure 8 et les lignes coupées qui partent de son point A

Fig. 8.

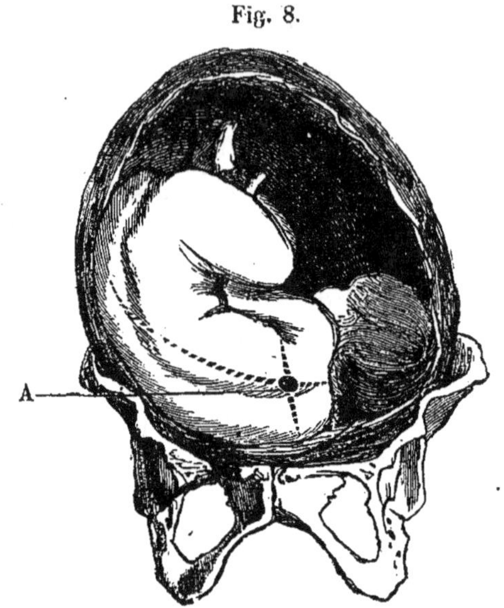

reproduisent ce qui se passe dans les circonstances auxquelles je fais allusion.

Il ne saurait en être de même dans le second cas ; car, alors, les bruits du cœur, quoique facilement perçus, en général, ne parviendront jusqu'à l'oreille de l'observateur qu'avec les caractères qu'on leur trouve quand ils se propagent à travers des parties plus ou moins épaisses, et qu'il devient impossible d'apprécier ce qui constitue leur summum d'intensité. Comme dans la condition précédente, ils manqueront dans le segment supérieur de l'utérus, et s'étendront surtout dans une direction transversale ; mais ils paraîtront si faibles et si lointains partout où on les rencontrera, qu'il ne sera plus permis d'arriver à une conclusion rigoureuse, et je ne

doute pas qu'on ne se trompât souvent si on accordait, dans
ce cas, une confiance entière aux deux caractères précédents.

La figure 9, sur laquelle aucun point et aucune ligne n'ont

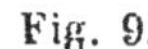

Fig. 9.

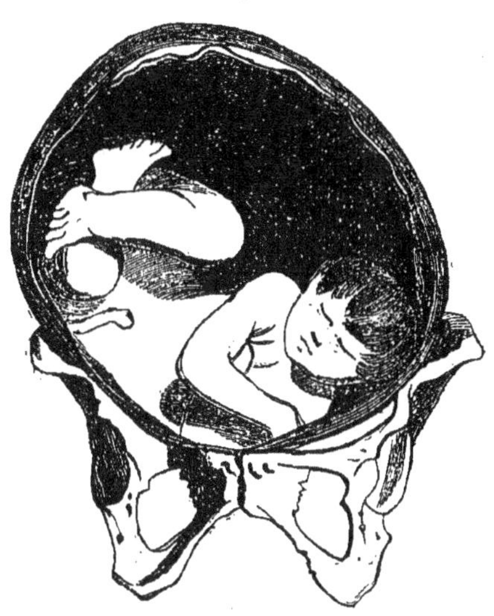

été tracés à dessein, a pour but de mettre en évidence ce
que j'avance en ce moment. Les membres supérieurs, placés
au devant du thorax, éloignent, quoi que l'on fasse, le stéthoscope de la région précordiale, et un fœtus affectant de
tels rapports ne peut communiquer que des bruits affaiblis,
et n'offrant pas les caractères que je regarde comme indispensables pour une appréciation rigoureuse.

Dans tout ce qui précède, j'ai eu constamment en vue des
femmes dans le cours du huitième, du neuvième mois de
leur grossesse ou au début du travail, mais avant la rupture
des membranes. L'écoulement du liquide amniotique, en
fixant définitivement les présentations, et en établissant des
rapports plus intimes entre le fœtus et les parois utérines,

augmente encore la valeur des données fournies par l'auscultation; je n'ignore pas que la partie qui se présente, même
pendant la grossesse, peut être à une hauteur variable chez
les différentes femmes. Mais je ne puis admettre que cette
circonstance, qui, dans tous les cas, serait favorable quand il
s'agit d'une présentation de la tête plus profondément engagée que d'habitude, devienne une cause d'erreur dans d'autres conditions : jamais, par exemple, dans une présentation
du siége, on ne trouvera le summum d'intensité dans le point
où il existe pour les présentations du sommet, à moins de
supposer que les membres inférieurs aient déjà franchi la
vulve; dans aucun cas, non plus, de présentation de la tête,
celle-ci ne sera maintenue assez éloignée de l'entrée du bassin, pour que le cœur affecte, relativement à la matrice, les
rapports que nous avons vu s'établir dans les présentations
du pelvis.

Il est encore un argument qui a été mis en avant par les
personnes qui ont combattu les propositions que je défends,
et qu'on a fait valoir pour affaiblir la valeur de l'auscultation dans ses applications au diagnostic des présentations
et des positions, c'est celui sur lequel ont le plus insisté
MM. Devilliers fils et Chailly. Les présentations et les positions ne se voient pas toutes, a-t-on dit, avec une égale
fréquence, et, quelques-unes se rencontrant dans l'immense
majorité des cas, on insinue que le diagnostic fondé sur
cette simple probabilité a presque autant de valeur que celui
auquel on serait conduit par les seules données stéthoscopiques, et que certainement même on est entraîné, malgré soi,
par cette considération. Mais on a oublié, sans doute, d'examiner cette objection sous toutes ses faces : si on l'avait
poussée jusqu'à ses limites les plus naturelles, il n'eût pas
été difficile de reconnaître que, loin de diminuer le mérite
de l'auscultation, elle concourait à le mettre en évidence;

car comment supposer que, pour les présentations les plus fréquentes, on soit plutôt dirigé par les probabilités que par les résultats stéthoscopiques, lorsqu'on voit les présentations beaucoup plus rares ne pas échapper à ce mode d'investigation. Pour celles-ci, on en conviendra, l'argument perd non-seulement de sa force, mais vient encore en aide au procédé que je soutiens.

Si maintenant, pour résumer tout ce qui précède, on veut rattacher à une règle générale le diagnostic différentiel des trois présentations dont je viens de m'occuper, on pourra, comme je l'avais déjà fait en 1839, et bien avant dans mes cours, supposer une ligne qui, se portant horizontalement, divisera le globe utérin en deux moitiés à peu près égales, et on sera fondé à reconnaître une présentation de l'extrémité céphalique toutes les fois qu'on constatera les battements du cœur avec leur plus grande intensité, et avec ce timbre particulier qui leur appartient lorsqu'on les entend au niveau de leur point de départ, au-dessous de la ligne transversale dont je viens de parler, en rapport, par conséquent, avec le segment inférieur de l'utérus, et j'ajoute, à la condition que de ce point central, on pourra les suivre verticalement, en haut, dans une étendue considérable; il sera permis d'annoncer une présentation de l'extrémité pelvienne, lorsque le summum d'intensité existera au-dessus de la ligne indiquée, et que le bruit se propagera en décroissant, verticalement en bas, jusqu'au voisinage du détroit supérieur. L'engagement variable de l'extrémité pelvienne, une élévation insolite de l'extrémité opposée, pourront rapprocher le cœur de la limite horizontale que j'ai tracée, mais n'empêcheront jamais de reconnaître les différences dont je viens de parler, à moins, par exemple, que, pour l'extrémité pelvienne, on ne supposât une partie considérable de l'enfant au dehors des organes de la génération. Dans les cas où le fœtus se présentera à l'entrée du bassin par l'une de ses régions latérales , et de telle façon que son plan postérieur soit dirigé en avant, on s'en assurera, parce que le summum de la double pulsation existera en bas, au-dessous de la ligne horizontale, comme dans une présentation de la tête , et que de ce point central le bruit s'étendra transversalement vers l'une ou l'autre fosse iliaque , tandis qu'il manquera complétement dans le segment supérieur de l'organe, occupé en grande partie par les membres abdominaux.

Sous le rapport des positions, l'auscultation ne devait pas conduire à des résultats moins satisfaisants; ce cerait cependant exagérer sa valeur que de lui demander la connaissance mathématique des rapports du fœtus soit avec l'utérus , soit avec l'ouverture supérieure du bassin. Des données aussi multipliées et aussi positives seraient d'ailleurs inutiles. On sait aujourd'hui avec quel avantage on a pu simplifier les anciennes nomenclatures , décourageantes par le nombre des divisions et des subdivisions , et leur en substituer une dont la simplicité, mille fois préférable, n'exclut cependant rien de ce que démontre l'observation , qui permet d'étudier les lois que suit la nature dans les divers cas, et de formuler celles qui doivent guider l'accoucheur chaque fois qu'il intervient.

Ce qui importe en effet, et ce qui peut devenir souvent d'une grande utilité , c'est de connaître les rapports de l'une des régions du tronc (de la région dorsale , par exemple) avec la moitié droite ou gauche du bassin de la mère ; car cette notion , une fois la présentation connue, sera suffisante pour donner une idée générale de tous les autres rapports du fœtus. Je ne puis pas m'étendre longuement sur les différences qu'ils présentent dans les diverses positions.

Supposons d'abord le cas le plus commun, une première position de la tête , c'est-à-dire celle dans laquelle le dos de l'enfant regarde l'un des points de la moitié latérale gauche du détroit supérieur. Tout le monde sait que, dans cette condition, il est presque constant de rencontrer le dos dirigé obliquement en avant, les apophyses épineuses correspondant à l'éminence iléo-pectinée. Le cœur se trouvera nécessairement sur le trajet d'une ligne oblique qui, partant de cette saillie, irait se rendre à la cicatrice ombilicale, et ce sera dans un point de son étendue qu'on constatera le summum d'intensité. (Voir la figure 5.)

Les résultats seront bien différents dans la position occipito-latérale droite. Depuis les travaux de MM. Naegele père et P. Dubois, chacun a pu s'assurer, par son expérience personnelle, que, dans cette position, la région médiane du dos regardait le plus souvent, non pas l'éminence iléopectinée droite, mais la symphyse sacro-iliaque du même côté ; ce qui n'empêchait pas qu'au moment de se dégager, l'occiput correspondît au pubis, comme si, dans le début, il eût été plus antérieur. Aussi doit-on s'attendre à ne pas trouver le summum d'intensité sur le trajet de la ligne correspondante à celle dont il a été question pour la position précédente ; c'est plus en arrière qu'il faut le chercher, dans le voisinage du bord du muscle carré des lombes. J'ai déjà dit qu'on y parvenait avec facilité en inclinant la femme sur le côté opposé, et en déprimant avec plus de force les parties interposées.

Il est facile de comprendre que, si l'examen était fait lorsque le fœtus a déjà exécuté, en partie, le mouvement de rotation, le bruit type existerait sur le trajet d'une ligne qui, partant de l'extrémité du diamètre transversal, se prolongerait verticalement en haut. Il suffit de suivre avec soin toutes les périodes du travail et de renouveler suffisamment l'exploration stéthoscopique pour apprécier toutes ces différences.

La figure 10, dans laquelle le bassin et l'utérus sont vus par derrière pour bien faire saisir les rapports qui caractérisent cette position, indique avec exactitude sur quel point de l'organe gestateur doit se trouver le double battement avec sa plus grande énergie.

Fig. 10.

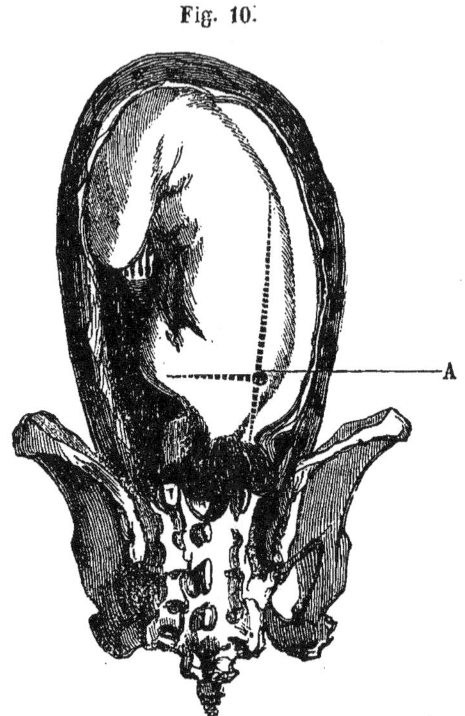

La possibilité d'une pareille constatation a été niée, même par ceux qui reconnaissent, cependant, qu'il est ordinairement possible de distinguer les cas dans lesquels le dos est dirigé à gauche de ceux où il regarde à droite; on a dit que, quand on prétendait reconnaître les positions postérieures, on se fondait surtout sur les probabilités, mais que rien dans les résultats stéthoscopiques n'établissait une différence. Il suffit de jeter un coup d'œil sur la figure 10 pour voir combien cette objection a peu de fondements ; et d'ailleurs, on convient qu'on peut trouver une distinction entre les positions dans lesquelles le dos est en avant et à gauche, et celles dans lesquelles il est dans le point diamétralement opposé, à droite, et on ne veut pas admettre qu'il soit tout aussi simple de trouver des caractères spéciaux pour les positions obliques, antérieure et postérieure, d'un même côté? Mais y a-t-il donc beaucoup plus loin d'une éminence iléo-pectinée à l'autre, que de l'une de ces saillies à la symphyse sacro-iliaque qui lui correspond? Non, certainement ; et, si on admet la possibilité du diagnostic dans l'un des cas, je ne vois pas pourquoi on la repousserait dans l'autre. Pour lever toute incertitude à cet égard, je conseille aux personnes qui douteraient de répéter l'expérience suivante : que dans une position occipito-sacro-iliaque droite, bien positivement reconnue par le toucher, on constate, au début du travail, le siége des battements du cœur avec leur summum d'intensité ; qu'un peu plus tard, lorsque avec le doigt on s'est assuré que le mouvement de rotation s'est accompli, on renouvelle l'examen stéthoscopique, et il sera facile de vérifier que le bruit type a suivi le mouvement du fœtus et s'est porté beaucoup plus en avant, d'abord, dans la direction d'une ligne qui, partant de la cavité cotyloïde droite, monterait vers l'ombilic et, un peu plus tard, jusque sur la région médiane, au niveau de la symphyse pubienne. Mais, il y a plus, l'expérience peut se compléter encore dans la circonstance exceptionnelle que voici. On avait, jusque dans ces derniers temps, admis sans restriction les idées de Baudelocque sur le mouvement de rotation de la tête, et on le considérait comme se passant exclusivement sur la portion cervicale du rachis, sans que le tronc le suivît. Depuis que M. le professeur Gerdy a démontré qu'on avait mal interprété ce phénomène, et que la rotation s'appliquait au fœtus tout entier, on a complétement abandonné la première explication pour adopter la seconde. Tout en reconnaissant que celle-ci est vraie, pour le plus grand nombre des cas, je dois dire qu'on rencontre encore assez souvent des exceptions, et que la tête tourne alors dans le bassin, le tronc conservant ses rapports primitifs, ou à très-peu de chose près. L'auscultation, qui, dans dans ces circonstances, paraîtra en désaccord avec le toucher, peut cependant, seule, donner connaissance d'une semblable torsion, dont la réalité deviendra évidente un peu plus tard, au moment de l'expulsion. Ce n'est pas sur des vues *a priori*, destinées à faire prévaloir telle ou telle théorie, que je me suis fondé pour émettre les considérations qui précèdent; elles sont la conséquence rigoureuse de nombreuses observations dont il m'a paru utile de rapporter ici les résultats.

Après ce que je viens de dire du diagnostic des deux positions précédentes, il serait superflu de s'étendre longuement sur l'occipito-cotyloïdienne droite et l'occipito-sacro-iliaque gauche. Je me contenterai d'énoncer que, dans la première, c'est sur le trajet d'une ligne qui, partant de l'éminence iléo-pectinée droite, se porte à l'ombilic, qu'existe le summum d'intensité; tandis qu'on le trouve dans la direction d'une ligne qui, partant de la symphyse sacro-iliaque gauche, se rend à la même cicatrice, dans la seconde.

Dans les présentations de l'extrémité pelvienne, le diagnostic de la position n'est pas plus difficile à établir. La double pulsation avec toute son énergie, rencontrée à gauche, au-dessus de la ligne horizontale, caractérisera une position sacro-iliaque gauche (fig. 6); constatée à droite dans un point qui peut varier, elle indiquera une position sacro-ilia-

que droite (fig. 11). Dans les deux cas, les variétés antérieure
et postérieure se distingueront par le siége différent du

Fig. 11.

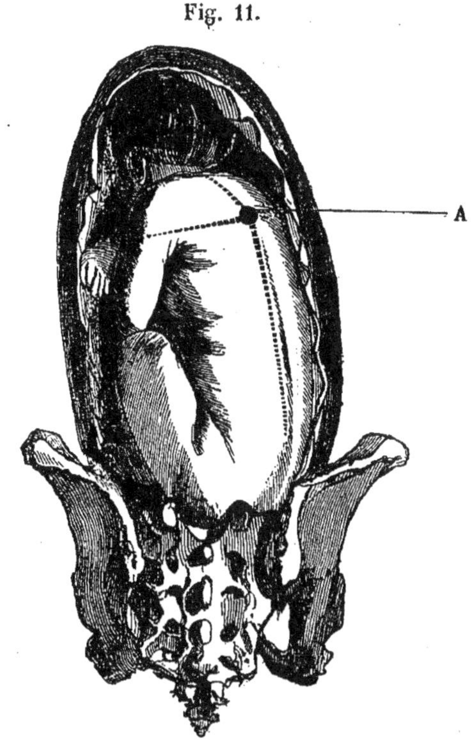

summum d'intensité. Il en sera, du reste, à cet égard,
comme pour les positions de la tête.

Ai-je besoin d'ajouter que si, pendant la grossesse ou au
début du travail, le sacrum ou l'occiput, dans une présentation du pelvis ou du sommet, correspondait directement en avant, ce serait sur le trajet de la ligne médiane,
tantôt au-dessous, tantôt au-dessus de la ligne horizontale,
qu'on trouverait le double battement type ? Si ce rapport
de l'enfant est rare dans les deux conditions que j'ai suppo-

sées, il n'en sera pas de même à une époque plus avancée,
les lois qui régissent l'expulsion du fœtus ayant presque
constamment pour résultat de le produire.

J'ai montré plus haut, à l'occasion des présentations,
comment, à l'aide d'une ligne menée horizontalement vers
le milieu de la hauteur de l'utérus , on établissait un point
de démarcation entre les différentes présentations. Pour
donner un guide aussi sûr, relativement aux positions, il suffit
par la pensée de tirer une seconde ligne verticale qui, partant du sommet de cet organe, tombe sur le pubis en coupant
la première à angle droit. Toutes les parties du globe utérin

Fig. 12.

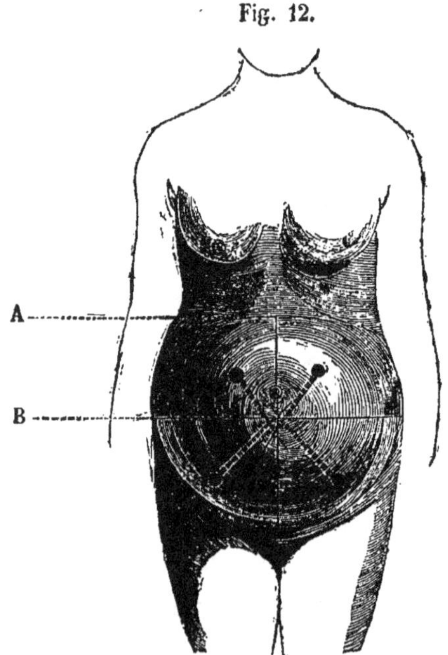

accessibles au stéthoscope se trouveront, de la sorte, divisées
en quatre régions , deux supérieures et deux inférieures.

On peut voir sur la figure 12 , qui représente l'utérus

d'une femme enceinte se dessinant à travers les parois abdominales, le trajet des deux lignes dont il a été question. La ligne ponctuée A conduit à l'origine de la ligne verticale; celle qui part du point B donne la direction de la ligne qui est transversale. Il est bon de remarquer que le lieu d'intersection se trouve au-dessous de l'ombilic, et quoiqu'il soit ici placé sur la ligne médiane, il ne faut pas oublier qu'on pourrait le trouver soit à gauche, soit à droite, et plus souvent dans cette dernière direction, à cause de la fréquence plus grande de l'obliquité utérine droite. Ceci prouve encore une fois combien a été grande l'erreur de ceux qui, confondant l'abdomen avec l'utérus, ont complétement négligé le dernier pour ne s'occuper que du premier.

Lorsque la contraction du cœur, avec les caractères dont j'ai déjà si souvent parlé, existera dans la région inférieure gauche, il s'agira d'une présentation de la tête, et le dos sera tourné vers le côté gauche; lorsqu'elle sera perçue dans la région inférieure droite, la présentation sera la même, mais le plan postérieur du fœtus regardera à droite; quand, au contraire, elle se fera entendre dans la région supérieure gauche, on saura que l'extrémité pelvienne est la partie la plus déclive et que le dos est à gauche; perçue sur la région supérieure droite, elle indiquera que la même extrémité correspond au détroit abdominal, mais que le dos de l'enfant est dirigé à droite. Quant aux variétés de chacune de ces positions fondamentales, je ne puis rien ajouter à ce que j'en ai déjà dit.

En parlant des présentations du tronc, j'ai reconnu que le diagnostic n'était possible que pour celles dans lesquelles la région dorsale du fœtus était en avant. La figure 8 nous a fait voir les particularités se rattachant alors aux doubles pulsations; tout ce qu'on peut dire, par conséquent, relativement aux positions se réduit à ceci : le summum d'intensité existera dans le quart inférieur gauche, dans les positions céphalo-iliaques gauches de l'épaule droite: on le trouvera dans le quart inférieur droit, dans les positions céphalo-iliaques droites de l'épaule gauche. J'ai insisté ailleurs sur les raisons qui rendront les deux autres positions difficiles à reconnaître.

Les résultats que je viens de passer en revue sont certainement la conséquence toute naturelle des notions préliminaires dont je les ai fait précéder ; mais, pour leur donner toute la valeur désirable, il fallait les soumettre au creuset de l'expérience; car, pour moi, les faits parlent encore plus haut que le raisonnement, quelque logique qu'il soit. Voici l'analyse d'un grand nombre de recherches entreprises dans le seul but d'éclairer expérimentalement cette question. Je puis affirmer que j'y ai apporté un esprit dégagé de toute idée préconçue, et que mon unique désir a été d'arriver à la découverte de la vérité. J'ai déjà publié, dans ma thèse inaugurale, une partie des résultats que j'ai obtenus, je vais les reproduire ici ; je ferai connaître ensuite une nouvelle série d'observations recueillies dans le même esprit.

J'ai éloigné tous les faits dans lesquels l'exploration n'avait pu être faite d'une manière complète ; car j'ai la conviction que c'est parce qu'ils procèdent souvent avec trop de précipitation, que certains observateurs, que j'ai vus à l'œuvre, n'arrivent à recueillir que des données incertaines ou trompeuses ; j'ai toujours exploré toute la partie de l'utérus qui est accessible, et on sait qu'elle constitue la presque totalité de l'organe ; mon examen a toujours été répété plusieurs fois dans le cours d'une séance, et il m'est souvent arrivé de le renouveler, chez la même femme, à quelques jours d'intervalle ; je dirai, en passant, que j'ai presque constamment pu m'assurer de la stabilité des premiers rapports constatés.

C'est en procédant ainsi que j'avais réuni 262 observations, dans lesquelles, me fondant exclusivement sur les données st éthoscopiques, j'avais cru pouvoir établir le diagnostic de la présentation et de la position. Pour en vérifier l'exactitude, il suffisait de pratiquer le toucher, surtout au moment de l'accouchement, et c'est ce que je fis pour le plus grand nombre des cas; lorsque j'en fus empêché, j'eus recours aux bulletins, où tous les détails étaient enregistrés avec la plus grande exactitude.

Voici maintenant ce qui résulte du dépouillement de mes observations, ainsi complétées par l'examen direct. 247 fois j'avais inscrit, en me fondant sur le siége du summum d'intensité, présentation de l'extrémité céphalique, et, dans tous les cas, le toucher et l'accouchement justifièrent ce diagnostic. 9 fois j'avais cru pouvoir prédire une présentation du pelvis; sur ce nombre, une seule erreur fut commise : ce fut une des régions du tronc qui s'offrit à l'entrée du bassin. La présentation de l'épaule avait été notée 6 fois, et ce fut elle que le toucher fit reconnaitre sur 5 femmes au moment du travail; sur la sixième, qui n'était grosse que de six mois et demi, la tête s'engagea la première dès le début de l'accouchement.

Les résultats ne furent pas moins satisfaisants sous le rapport de la position. 186 fois j'avais inscrit position occipito-iliaque gauche antérieure. Cela fut vrai pour 181 cas; mais il y eut 2 positions de la face mento-iliaque droite postérieure, et 3 dans lesquelles la tête se dégagea en seconde position du sommet. Le siége de la bosse sanguine prouva que cette dernière position avait dû exister depuis le début du travail.

J'avais annoncé 58 fois que le dos et l'occiput étaient tournés en arrière et à droite : il en fut ainsi dans 56 cas. Dans 2, la tête sortit en première position ; à l'exception de 3 , toutes ces secondes positions postérieures se transformèrent en secondes antérieures. Toutes les fois qu'il me fut possible d'ausculter aux différentes époques du travail , je pus saisir la progression de la tête et du tronc dont la région dorsale se portait en avant. J'avais diagnostiqué, dans 1 cas, une position occipito-iliaque gauche postérieure, et dans 2 , une position occipito-cotyloïdienne droite. Le toucher fit reconnaître que telle était, en effet, la situation de la tête à l'entrée du bassin.

Sur les 9 présentations de l'extrémité pelvienne , je n'avais indiqué dans mes notes que la direction de la région dorsale vers l'une ou l'autre moitié latérale du bassin, et j'avais consigné que, 6 fois, le dos devait être tourné à gauche et, 3 fois, à droite. Le toucher pendant le travail, et l'examen attentif de la sortie de l'enfant, ne démentirent mes prévisions que dans le seul cas dont j'ai parlé, et dans lequel l'erreur porta et sur la présentation et sur la position.

Assez constamment , dans les grossesses doubles, il m'avait été possible d'annoncer la position de l'un des enfants , et dans 2 cas, celle des deux jumeaux.

Enfin, sur les 6 présentations de l'épaule dont il a été question , 4 fois la tête avait été indiquée vers la fosse iliaque gauche , et elle y était , en effet, 3 fois ; le 4e cas est celui dans lequel la tête s'engagea. 2 fois j'avais cru reconnaître qu'elle correspondait à la fosse iliaque droite , et c'est ce qui fut observé. L'énergie des doubles pulsations était telle dans 3 cas, que je pus, avec raison, affirmer que la région dorsale regardait en avant. Je commis une erreur dans un 4e, dans lequel les résultats stéthoscopiques paraissaient les mêmes.

Depuis que j'ai fait connaître ces premières recherches , j'ai poursuivi ce genre d'expérimentation ; c'est surtout pen-

dant que j'étais chef de clinique de la Faculté que j'ai recueilli la plupart des faits dont je vais parler. Un certain
nombre, cependant, appartient à ma pratique particulière ;
mais j'ai suivi pour tous la marche que j'ai déjà fait connaitre, c'est-à-dire que, mettant d'abord de côté tous les autres
modes d'investigation, je n'ai fait intervenir que l'auscultation, pour en vérifier ensuite les résultats pendant l'accouchement. Cette seconde série d'observations comprend
260 cas que je crois utile de diviser en deux catégories, l'une
se rapportant à des femmes ayant dépassé le septième mois de
la grossesse et parvenues plus ou moins près de leur terme,
quelquefois même en travail, mais chez lesquelles l'intégrité
de l'œuf était encore complète, l'autre à des femmes presque
toutes à leur terme, et chez lesquelles le liquide amniotique
s'était toujours écoulé en plus ou moins grande quantité.

Première catégorie. — Elle se compose de 100 observations, qui se divisent de la manière suivante sous le rapport
des présentations : 91 fois l'auscultation *seule* m'avait fait
diagnostiquer une présentation de l'extrémité céphalique ;
le toucher, et, plus tard, la manière dont le fœtus fut expulsé, confirmèrent ce résultat dans 90 cas. Chez 1 femme
seulement, mes prévisions furent déçues, l'enfant s'engagea
par le siége, et je dois avouer que les caractères stéthoscopiques paraissaient aussi tranchés que pour les autres.

Dans 7 cas, j'avais inscrit sur mes notes une présentation
de l'extrémité pelvienne, et dans tous l'accouchement prouva
que je ne m'étais pas trompé.

Sur 2 femmes chez lesquelles j'avais rencontré tout ce que
j'ai dit plus haut appartenir aux présentations de l'épaule,
j'ai eu à enregistrer 1 erreur, l'un des enfants s'engagea
par la tête.

Voici maintenant les résultats que j'ai notés au point de
vue de la position : sur les 91 cas que j'avais cru reconnaitre

comme appartenant aux présentations de la tête, j'avais annoncé 70 positions occipito-cotyloïdiennes gauches, et c'est,
en effet, ce qui fut constaté 68 fois. Dans un cas, l'enfant
s'engagea en position occipito-cotyloïdienne droite, dans
un second, en position occipito-sacro-iliaque gauche, et ces
deux erreurs ne purent être attribuées à quelques-unes de
ces conditions exceptionnelles dont j'ai parlé, et qui nuisent
au succès de l'exploration stéthoscopique. Le summum d'intensité des doubles pulsations indiqua 20 positions occipito-
sacro-iliaques droites, et 19 fois on put s'assurer de la réalité de ce rapport. Dans la 20e, l'erreur porta non-seulement
sur la position, mais, ainsi que je l'ai déjà mentionné, sur
la présentation. L'enfant pénétra dans le bassin, par le
siége, en position sacro-pubienne. Enfin, dans 1 cas, j'avais
diagnostiqué une position occipito-cotyloïdienne droite antérieure, et ce fut, en effet, ce qui arriva.

Pour les 7 présentations du pelvis, j'avais inscrit 3 positions sacro-cotyloïdiennes gauches, 4 positions sacro-postérieures droites, et 1 sacro-pubienne. Tous ces diagnostics
furent confirmés, si ce n'est dans une des positions sacro-
postérieures droites, qu'on reconnut, au début du travail et
avant l'engagemeut de la partie, être une position sacro-cotyloïdienne droite.

La présentation de l'épaule pour laquelle je ne m'étais
pas trompé s'engagea en position céphalo-iliaque gauche.
Comme le summum d'intensité existait très-manifestement
au niveau de la fosse iliaque de ce côté, j'avais annoncé une
première position de l'épaule droite, et c'est ce qui fut vérifié plus tard. Quant à l'autre présentation qui n'exista pas
au moment du travail, j'avais annoncé une position céphalo-
iliaque droite de l'épaule gauche.

Seconde catégorie. — Celle-ci comprend 160 cas qui
m'ont conduit aux résultats suivants, quant aux présenta-

tions : 145 fois l'auscultation indiqua une présentation de la tête, et ce fut, en effet, cette extrémité qui fut reconnue, sans que j'aie eu à noter une seule exception. Dans ce nombre existèrent deux présentations de la face que le stéthoscope ne nous permit pas de reconnaître. J'avais annoncé 11 présentations du pelvis, et ce fut lui que je trouvai engagé dans 10 cas. Dans le onzième, il n'en fut pas ainsi : c'était la tête qui existait au-dessus du détroit abdominal assez fortement rétréci; 4 cas avaient été signalés par moi comme devant appartenir à des présentations du tronc, et 4 fois l'événement justifia mon diagnostic. L'une de ces observations a été recueillie à la clinique d'accouchements de la Faculté. Elle est si remarquable par la valeur qu'elle donne à l'auscultation, et par les conditions dans lesquelles elle a été prise, que je ne puis m'empêcher de la rapporter, ici, en quelques mots.

A une époque où M. Dubois, s'étant absenté de Paris, était remplacé, à la Clinique, par M. A. Danyau, une femme fut apportée de la ville, en travail déjà depuis quelque temps, et chez laquelle ce médecin put facilement apprécier par le toucher, non-seulement une présentation de l'épaule, mais encore les rapports de la tête avec le bassin, et ceux du plan postérieur avec la paroi abdominale. Cet examen avait été renouvelé plusieurs fois par lui et par quelques autres personnes, lorsque j'entrai dans la salle d'accouchements, ignorant entièrement ce qui s'y passait. M. Danyau, à qui j'avais fait part de mes recherches sur l'auscultation obstétricale, m'engagea, sans dire un mot qui pût me mettre sur la voie, à ausculter cette femme et à porter mon diagnostic sur la présentation. Je procédai à l'examen avec tout le soin convenable, et sans toucher le ventre autrement qu'avec le stéthoscope. Les bruits du cœur s'entendaient avec une énergie et une clarté toute particulière au - dessus de

l'aine gauche, et se portaient ensuite transversalement à
droite, en s'affaiblissant d'une manière sensible. Leur propagation verticalement en haut se faisait dans une très-pe-
tite étendue, et bientôt on ne distinguait plus rien dans la
moitié supérieure de l'utérus. Fort de ce résultat, qui me
parut concluant, j'annonçai sans hésiter que nous avions
affaire à une présentation du tronc, et, précisant davantage,
je dis que la tête correspondait au côté gauche du bassin, et
que le dos était dirigé en avant. J'appris, alors seulement,
que le toucher avait conduit à la même appréciation, et il me
fut facile, en le pratiquant moi-même, de constater qu'elle
était fondée.

On va voir que le diagnostic des positions ne fut pas beaucoup moins heureux. Les résultats de l'auscultation me con-
duisirent 112 fois à admettre le rapport suivant : occiput et
dos dirigés en avant et à gauche, et c'était en effet ce qui avait
lieu ; 1 fois, je notai que le dos correspondait à la symphyse
sacro-iliaque gauche : le toucher fit constater cette position
et permit de suivre le mouvement de rotation qui porta plus
tard le tronc en avant. Dans 28 cas, j'avais annoncé que le dos
était en arrière et à droite, et c'est ce que firent reconnaître
la direction de la fontanelle postérieure et celle de la suture
sagittale sur 27 femmes. Une fois, au contraire, je m'assurai
que l'occiput était dirigé en avant et à droite. J'avais trouvé
dans quatre circonstances le summum d'intensité en avant
et à droite, et je m'étais cru autorisé à diagnostiquer des
positions occipito-cotyloïdiennes droites. Je reconnus dans
un cas, par l'examen direct, que je m'étais trompé : la tête
de l'enfant était en première position. Pour les trois autres,
les rapports étaient bien ceux que j'avais prévus.

Les positions relatives aux présentations du pelvis se trouvent ainsi réparties : 6 fois j'avais indiqué le dos en arrière
et à droite, et cela fut vrai dans 5 cas. Le sixième est celui

dont j'ai parlé à propos des présentations : on se rappelle qu'une erreur fut commise sur ce point, et que, quand on examina, on trouva la tête au détroit supérieur. 4 fois j'avais reconnu des positions sacro-cotyloïdiennes gauches; constamment l'événement justifia mes prévisions. Je ne fus pas moins heureux pour une position que j'avais dit devoir être une sacro-iliaque gauche postérieure.

Quant aux présentations du tronc, j'ai déjà fait connaître que j'avais distingué une position céphalo-iliaque gauche de l'épaule droite. Je suis parvenu, avec le même succès, à préciser les rapports de l'enfant dans une position analogue à la précédente, et dans une autre de l'épaule gauche dans laquelle la tête correspondait à la fosse iliaque droite. Dans le quatrième fait, qui donna un résultat satisfaisant au point de vue de la présentation, une erreur fut commise relativement à la position. J'avais cru à une position céphalo-iliaque gauche de l'épaule droite, et ce fut une première position de l'épaule gauche.

Les recherches entreprises par M. Carrière sont loin d'être défavorables aux résultats que je viens de faire connaître. Voici, en effet, le résumé des observations qu'il a faites à cet égard ; je cite textuellement le passage de sa thèse : « Sur 57 cas où j'ai noté, pendant le travail, le point précis qui correspondait aux pulsations fœtales, j'ai trouvé 32 fois ce phénomène à gauche et en bas ; 23 fois à droite et en bas ; 3 fois à gauche et en haut ; et le fœtus s'est présenté 54 fois par l'extrémité céphalique, dont 32 fois en première position du crâne, et 22 fois en quatrième réduite en deuxième, et 2 fois par le pelvis en première position des fesses. » Le troisième fait, relatif à une présentation des fesses, parut un instant en contradiction avec les données fournies par l'auscultation, et semblait devoir renverser toutes les idées admises sur la possibilité de reconnaître les positions d'après le

siége des pulsations fœtales; mais bientôt tout s'expliqua,
et le dénoûment fournit, c'est encore M. Carrière qui parle,
«une des preuves les plus incontestables du rapport constant
du siége des pulsations avec la région dorsale de l'enfant.»
Cette observation me paraît, comme à son auteur, trop intéressante pour que je ne la rapporte pas ici.

«Barbe Braun, âgée de vingt-cinq ans, petite, blonde, assez
délicate, entra à la Clinique le 20 avril 1838, enceinte pour
la troisième fois et à la fin du septième mois. Le 27 avril, on
l'examine, et on note : obliquité latérale droite, mouvements
du fœtus à droite et au fond ; l'auscultation ne fournit aucun
résultat, la femme étant debout. Mais lorsqu'elle est couchée,
on perçoit les pulsations fœtales et le bruit de soufflet *au-
dessus et à gauche* de l'ombilic; segment inférieur vide,
pas de parties du fœtus accessibles. Le 24 juin, le travail
se déclare; l'utérus forme une large bosse à droite et en
haut. Pulsations fœtales au-dessus et à gauche de l'ombilic,
vers le *fond de la matrice :* on les perçoit bien distinctement et dans une assez grande étendue. Bruit de souffle un
peu au-dessous; il est sec, bref et s'interrompt pendant la
contraction. En pratiquant le toucher, on trouve à l'orifice
utérin une anse du cordon ombilical, ainsi que les pieds du
fœtus dont les talons sont tournés à droite. Cette dernière
circonstance paraît très-extraordinaire au professeur ainsi
qu'aux élèves qui assistent à l'accouchement, car elle indique
une deuxième position de l'extrémité inférieure, et les pulsations fœtales continuent à se faire entendre à *gauche* et
au fond. On cherche à expliquer ce fait en disant que les
bruits sont transmis par le côté droit du fœtus. L'auscultation de l'anse du cordon prolabée ne fait entendre aucun
bruit de souffle. Diminution des pulsations fœtales. M. Stoltz
se décide à l'extraction du fœtus par les pieds. En introduisant la main, il trouve la tête dans la fosse iliaque gauche,

en même temps que les pieds sont à l'orifice et même déjà dans le vagin. L'enfant était donc ployé en double sur son plan antérieur, de sorte qu'il présentait le dos en haut et à gauche, tandis que les pieds et la tête se trouvaient en bas et presque ensemble à l'orifice utérin.

En parlant du mémoire de MM. Devilliers fils et Chailly, j'ai déjà dit que ces auteurs, tout en soulevant plusieurs objections contre l'application de l'auscultation que je viens d'étudier, avaient cependant donné des chiffres qui étaient loin de s'élever contre elle. C'est ainsi que sur 137 présentations de la tête annoncées d'après les résultats stéthoscopiques, ils ne se sont trompés que 4 fois seulement. Sur 6 présentations du siége, 4 ont été reconnues. Ils ont été beaucoup, moins heureux, il est vrai, à l'occasion des positions, et surtout quand ils ont voulu distinguer les variétés antérieures des postérieures; mais j'ai démontré combien est défectueuse la marche qu'ils ont suivie dans leurs expériences; et je ne doute pas qu'il ne faille chercher dans cette circonstance l'explication d'une grande partie de leurs insuccès. Ainsi, faire passer la ligne horizontale par la cicatrice ombilicale, au lieu de la placer à une hauteur différente, selon le développement de l'utérus; c'est certainement s'exposer à prendre une présentation du siége pour une présentation de la tête; c'est oublier que l'ombilic n'occupe pas la même hauteur chez les différents individus, même quand l'utérus n'a subi aucun développement. Ainsi, abaisser perpendiculairement sur la première une seconde ligne qui corresponde à la région médiane du corps, c'est diviser l'abdomen, et non l'utérus, en quatre régions, dont quelques-unes pourront ne correspondre qu'à des anses intestinales, surtout dans certaines obliquités de l'utérus; c'est s'exposer, enfin, à prendre une première position pour une seconde. J'appelle de nouveau leur attention sur ce point intéressant de l'auscultation appliquée à l'obstétrique, et je suis convaincu qu'avec le temps, et en ne négligeant aucune des précautions que j'ai recommandées, ils verront les cas défavorables diminuer dans une très-grande proportion.

Je ne pense pas que le conseil qu'ils ont donné de contrôler les résultats de l'auscultation par le palper, l'inspection du ventre, le siége et la nature des mouvements actifs de l'enfant, conduise à quelque chose de meilleur. J'avais espéré moi-même, à une autre époque, qu'il en serait ainsi, et toutes mes observations recueillies à la clinique, en 1836 et 1837, contiennent des indications relatives à ces différents points ; mais je ne tardai pas à reconnaître que si elles avaient quelquefois une certaine valeur, elles étaient beaucoup plus souvent en contradiction avec les faits. Mon but d'ailleurs n'a pas été d'opposer les uns aux autres ces divers modes d'exploration ; j'ai voulu surtout juger la valeur absolue de l'examen stéthoscopique, et il résulte, je crois, de ce qui précède, qu'elle mérite bien quelque attention.

E. *Valeur des modifications que subissent les doubles pulsations pendant le travail de l'accouchement.* — J'ai déjà parlé des troubles divers qu'on pouvait observer dans la circulation fœtale pendant le cours de la grossesse, et j'ai cherché à faire voir jusqu'à quel point on pouvait les consulter avec fruit, pour apprécier l'état de santé ou de maladie, de force ou de faiblesse de l'enfant. Nous avons vu que les excitations de nature diverse qui arrivent, soit directement, soit indirectement, jusqu'à lui, agissent presque constamment, en augmentant la fréquence des pulsations de son cœur, et que cette accélération, ordinairement passagère, peut être portée fort loin sans compromettre nécessairement la vie. Quant aux maladies dont il peut être atteint pendant la vie intra-utérine, nul doute qu'elles ne se traduisent par des changements survenus dans la circulation ; nul doute aussi que, si un jour on parvient à établir le diagnostic de ces altérations, on ne la doive à l'auscultation ; mais, il faut en convenir, c'est là un point entièrement neuf qui demande de longues et de minutieuses recherches, et celles-ci ne peuvent être utilement entreprises que par les hommes qui se trouvent à la tête des grands établissements spéciaux. Dans les quelques cas rares que j'ai pu observer, c'est d'abord une accélération irrégulière qui s'est manifestée ; puis, dans la dernière période, lorsque la mort était imminente, les doubles pulsations se sont ralenties et en même temps affaiblies, de telle sorte que, dans certaines circonstances, j'ai pu suivre toutes les phases d'une agonie plus ou moins longue.

Mais il est une autre mode de souffrance compromettant aussi la vie de l'enfant encore renfermé dans l'utérus, et dont la fréquence est autrement grande que celle des maladies que je viens de mentionner : je veux parler de l'état que produit un obstacle qui trouble mécaniquement la circulation utérine ou fœtale, ombilicale ou placentaire, quelle qu'en soit d'ailleurs la cause première, et qu'il est si commun d'observer pendant l'accouchement qui se prolonge au delà de ses limites ordinaires.

Aux variations survenues dans la force et la fréquence des battements du cœur, ne sera-t-il pas possible, s'était demandé M. de Kergaradec, de juger de l'état de santé ou de maladie du fœtus ? J'ai déjà dit qu'on avait peu fait depuis cet auteur, pour résoudre la partie de la question qui se rattache à la grossesse ; nous allons voir qu'on est arrivé à des résultats plus positifs pendant l'accouchement. Le mémoire de M. Bodson, dont j'ai donné le résumé dans la première partie de cet ouvrage, a pour but de met-

tre en relief les avantages qu'on peut puiser, sous ce rapport, dans ce nouveau mode d'investigation.

Tout en admettant que les faits sur lesquels cet auteur
s'est fondé ne sont ni assez nombreux ni peut-être assez
précis, nous allons voir qu'on a eu tort de repousser ses
conclusions, car elles exprimaient un fait vrai et d'une
immense utilité pratique. Personne, cependant, ne s'est plus
efforcé d'en atténuer l'importance que M. le professeur
P. Dubois, et, pour les combattre, il a invoqué le raisonnement et l'expérience. L'autorité de son nom a entraîné la
plupart des observateurs qui sont venus après lui, et tous
ont reproduit les mêmes arguments. Examinons donc cette
question avec tout l'intérêt qu'elle mérite et avec une complète indépendance; c'est le seul moyen d'arriver à la vérité.

Établissons d'abord nettement ce qu'il s'agit de démontrer. Lorsque pendant le travail de l'accouchement la vie de
l'enfant est sérieusement compromise, lorsqu'il y a danger
pour lui à voir se prolonger des conditions qui lui sont souvent funestes, est-il possible de mesurer en quelque sorte,
par l'état des doubles battements de son cœur, la gravité de
ce danger ? La question de l'intervention de l'art est secondaire, et sera la conséquence toute nécessaire de la solution
que nous aurons donnée à la première.

J'ai déjà dit que M. Dubois ne contestait pas d'une manière absolue les propositions de M. Bodson; j'ai même reproduit un fait, consigné dans son rapport, qui les confirme; seulement il le considère que comme une exception
rare, et si, dans cette circonstance, les altérations graduelles
de la circulation fœtale l'ont rendu, comme il le dit lui-
même, spectateur de l'agonie de l'enfant, les choses ne sauraient se passer ainsi, selon lui, dans la plupart des cas. Il est
entré, à cet égard, dans des considérations importantes,
pour démontrer que, pendant la vie intra-utérine, la cir-

culation du fœtus était indépendante de toute influence cérébrale, et, comme preuve, il rappelle qu'on voit les fœtus
anencéphales, ou ceux dont le cerveau a été profondément
altéré par une accumulation de liquide, se développer et
vivre régulièrement jusque très-près du terme, mais périr
au moment de la naissance, ou très-peu de temps après,
parce que d'autres fonctions, telles que la digestion et la
respiration, qui sont sous la dépendance des parties cen-
trales du système nerveux, ne peuvent se mettre en jeu.

Il compare aux lésions primordiales, dont je viens de parler, celle qu'éprouve le cerveau d'un enfant pendant le cours
d'un travail long et pénible, ainsi l'accumulation d'un sang
n'ayant pas les qualités stimulantes nécessaires, la distension des vaisseaux de l'encéphale, des épanchements sanguins, etc., seraient des lésions sans influence sur la circulation, et ne compromettraient que les fonctions qui se
mettent en jeu au moment où la vie nouvelle va s'établir.
Aussi ne veut-il pas qu'on cherche dans le pouls fœtal, qui
laisserait souvent dans une sécurité trompeuse, des motifs
pour hâter la terminaison de l'accouchement, ou pour en
abandonner le soin à la nature.

Un semblable raisonnement serait parfaitement fondé, si
la comparaison qui lui sert de base était exacte sous tous les
rapports; mais il ne me semble pas qu'il en soit ainsi. En
effet, peut-on, sans forcer l'analogie, comparer des lésions
qui commencent dans les premiers temps de la période em-
bryonnaire, qui se développent lentement et qui n'atteignent
qu'un seul organe, avec celles qui, mettant un temps très-
court à se produire, laissent des traces non-seulement sur
le cerveau, mais sur presque tous les tissus de l'économie?
Pour mon compte, je ne le pense pas; car, comment agissent les causes qui peuvent mettre en danger la vie de l'enfant pendant l'accouchement? Presque toujours par le même

mécanisme, c'est-à-dire en faisant perdre au sang les qualités qui sont indispensables au maintien de la vie fœtale.
La compression du cordon, celle du placenta, les contractions irrégulières et comme tétaniques de l'utérus, conduisent, en définitive, à des résultats identiques. Or, du sang
qui n'a pu se vivifier par son contact avec le même liquide
appartenant à la mère, et qui a dû retourner dans les organes dépourvu des éléments réparateurs nécessaires et
contenant encore des principes délétères qui devaient être
éliminés, est capable de produire des effets généraux bien
différents de ceux dont le point de départ serait uniquement
dans le cerveau. C'est une espèce d'asphyxie due au trans-
port du sang, qu'on peut appeler veineux, dans des organes
qu'il est incapable d'exciter et de faire vivre. Le cœur, un
des premiers, en reçoit la fâcheuse influence. Les modifications observées dans ses contractions trouvent une explication toute naturelle dans cette circonstance, à laquelle se
joint d'ailleurs la souffrance de tous les autres points de
l'économie ; et, s'il est vrai que, pour l'enfant encore enfermé dans la cavité utérine, la *circulation soit la vie*,
doit-on s'étonner que des troubles comme ceux auxquels je
fais allusion se révèlent par certains changements apportés
dans la circulation intra-utérine? N'est-ce pas d'ailleurs
dans la constatation de semblables désordres, après la naissance, qu'on cherche à s'éclairer sur l'état général de l'organisme en proie à quelque souffrance? Seulement, je le dis
par avance, une grande différence existe : tandis que les
maladies qui surviennent chez l'homme ou chez l'enfant
ont pour résultat d'accélérer la circulation, c'est un ralentissement qu'on observe, en général, quand quelque souffrance de la nature de celle dont j'ai parlé plus haut menace les jours du fœtus, pendant la parturition.

Examinons maintenant les faits sur lesquels M. le professeur P. Dubois s'est appuyé pour formuler les conclusions que j'ai fait connaître.

Après avoir constaté sur une femme, dont le travail, se prolongeant inutilement, compromettait la vie, que les doubles battements du cœur fœtal étaient *forts* et *réguliers,* il jugea nécessaire de terminer l'accouchement par une application de forceps. La tête, profondément engagée dans le bassin, fut facilement saisie et promptement extraite sans effort. Il fut surpris cependant de la lenteur et de la difficulté avec laquelle s'établirent les mouvements respiratoires.

Quelques jours après, une circonstance analogue se présenta. Rassuré par l'*intégrité* et l'*énergie* de la circulation, il s'attendait à voir naître un enfant plein de force et de vie; il naquit cependant dans des conditions très-fâcheuses, et son état donna les plus vives inquiétudes.

Un peu plus tard, le travail s'étant longtemps prolongé sans résultat chez une femme soumise à son observation, et la tête, profondément engagée dans le bassin, offrant une tuméfaction considérable, il se disposait à terminer l'accouchement par une application de forceps, lorsque les douleurs, se ranimant d'elles-mêmes, expulsèrent le fœtus assez rapidement. Au moment où il se disposait à intervenir, le stéthoscope lui avait permis de reconnaître *distinctement* les pulsations du cœur, et celles-ci avaient paru offrir le *degré ordinaire de force et de fréquence.* Cependant, il ne se manifesta qu'une ou deux inspirations faibles et incomplètes, au moment de la naissance, et, malgré tout ce qui fut fait, on ne parvint pas à ranimer cet enfant, qui, un quart d'heure après, ne donnait plus aucun signe de v e.

L'autopsie démontra que l'appareil vasculaire cérébral contenait une énorme quantité de sang. Les poumons et le foie, surtout, étaient également le siége d'une congestion sanguine considérable.

Le lendemain du jour où le fait que je viens de rappeler avait été soumis à son observation, il vit, à la salle des accouchements de la Maternité, une femme qui se trouvait dans les conditions suivantes. Je cite textuellement : « La rupture prématurée des membranes, l'écoulement presque total du liquide amniotique, et une extrême rigidité de l'orifice utérin, avaient inévitablement compromis, déjà, le sort du fœtus, en prolongeant une compression d'autant plus nuisible qu'elle était presque immédiate. La tête pénétra cependant dans l'excavation, et se rapprocha bientôt de la vulve. Les contractions utérines se rapprochant alors, nous eûmes recours au forceps. Après avoir entendu et fait entendre à plusieurs assistants les battements du cœur *très-distincts,* mais *un peu plus précipités* qu'ils ne le sont en général, les branches de l'instrument ayant par leur présence ranimé les douleurs utérines, nous nous contentâmes d'exercer quelques tractions fort légères ; de minute en minute, nous appliquâmes le stéthoscope pour reconnaître si les battements du cœur s'affaiblissaient ; nous les entendîmes *clairement* jusqu'au moment où la tête franchit la vulve ; la section du cordon fut immédiatement suivie de deux jets de sang qui annonçaient encore l'impulsion du cœur ; aucun effort d'inspiration n'eut lieu cependant ; les battements du cœur et ceux de la racine du cordon ombilical se firent remarquer pendant dix ou douze minutes, et s'éteignirent graduellement. »

L'examen du cadavre fit reconnaître les mêmes lésions que dans le cas précédemment cité.

Je ferai d'abord remarquer que, sur ces quatre femmes, il en est deux chez lesquelles l'art a dû intervenir par une application de forceps ; et, quoique cette opération ait été faite par un homme dont personne ne connaît plus que moi la prudence et l'habileté, je dois dire que je regarde ces deux observations comme perdant, par ce fait seul, une grande partie de leur valeur. Le forceps, même en admettant qu'il soit convenablement manié et qu'il ne rencontre aucune difficulté sérieuse, entraine des conséquences très-variables, selon les individus. S'il est des enfants dont on peut longtemps et assez fortement comprimer la tête sans qu'il en résulte rien de fâcheux, il en est d'autres chez lesquels les tractions ou les compressions les plus modérées compromettent immédiatement la vie, ou font naître des conditions qui ne permettent pas l'établissement de fonctions indispensables; et il n'est pas nécessaire, pour que cela s'observe, que les contractions utérines se soient exercées depuis longtemps. On le remarque tout aussi bien dans les cas où le travail a duré à peine quelques heures, et lorsque l'intérêt seul de la mère a réclamé la terminaison artificielle de l'accouchement.

Tous ces faits d'ailleurs manquent de certains détails qui me paraissent indispensables quand on veut apprécier avec rigueur les troubles qui peuvent survenir dans la circulation fœtale. On n'a pas dit, par exemple, combien de fois les doubles pulsations se renouvelaient dans l'espace d'une minute; si on les avait comptées à une époque où le travail ne pouvait pas les avoir encore modifiées; si elles offraient ou non des irrégularités, etc. Il ne suffit pas, en effet, d'écouter une ou deux fois, et d'entendre distinctement avec plus ou moins de force les doubles pulsations, pour qu'on soit autorisé à les regarder comme normales. Tel rhythme, qui doit être considéré comme physiologique pour un enfant, constitue un état inquiétant pour un autre individu. C'est en comparant avec soin ce qu'on observe pendant le travail à ce qu'on avait déjà constaté lorsque aucun trouble ne pouvait encore s'être manifesté dans la circulation fœtale, qu'on peut arriver à quelque chose de positif.

Pour M. Carrière, il n'est pas douteux qu'un état de souffrance de l'enfant ne soit indiqué pendant l'accouchement par les différentes modifications qui ont été signalées par les auteurs, et celles-ci sont surtout la faiblesse et le ralentissement, ou bien la fréquence excessive des doubles pulsations; l'inégalité, l'irrégularité de leur rhythme; l'absence du deuxième temps; enfin, la cessation complète de ce phénomène, et la lenteur de sa réapparition quand la douleur a cessé. Il pense même qu'on peut y puiser des données suffisantes, pour juger non-seulement l'état actuel, mais encore pour faire pressentir une mort plus ou moins prochaine, si on ne se hâte d'intervenir. L'utilité de l'auscultation, employée dans ce but, ne lui paraît pas contestable; seulement il n'admet pas, et en cela je suis parfaitement de son avis, qu'elle puisse conduire à la détermination exacte de l'aptitude plus ou moins grande qu'offre le fœtus pour vivre de la vie extra-utérine. En effet, dit-il, le stéthoscope peut bien nous faire voir que l'enfant est en danger de perdre l'existence dont il jouit dans le sein de sa mère, puisque la circulation constitue presque à elle seule cette vie intra-utérine; mais il ne peut nous donner la certitude que cet être continuera à vivre, ou devra nécessairement succomber quand il sera séparé de sa mère. Comme preuve de ce fait, il cite le cas d'une femme qui accoucha d'un enfant *acranien,* qui offrit, pendant le travail et la grossesse, des doubles pulsations aussi fortes et aussi régulières que de coutume.

J'ai déjà dit que j'étais loin de contester l'insuffisance de l'auscultation quand il s'agit d'une pareille appréciation. Je sais que, pour l'enfant renfermé dans le sein de sa mère, la circulation constitue la seule fonction nécessaire à son développement; que les centres nerveux et les principaux organes de la respiration peuvent s'altérer et se détruire, sans que cela nuise beaucoup à la nutrition générale, jusqu'au moment où cessent les connexions qui unissent l'œuf à l'utérus. On comprend aussi comment alors la vie doit s'éteindre, soit parce que le cerveau ne peut pas présider aux phénomènes mécaniques de la respiration, soit parce que ceux-ci, s'établissant, sont impuissants à faire pénétrer de l'air dans le tissu pulmonaire profondément altéré. J'ai rencontré deux fois les poumons indurés dans toute leur étendue et parsemés d'une multitude de petits abcès, que quelques personnes ont cru à tort être des tubercules ramollis. Les enfants qui les présentaient étaient parfaitement développés; ils se livrèrent, au moment de la naissance, à des efforts d'inspirations qui demeurèrent impuissants, et la circulation s'éteignit au bout de quelques minutes.

Mais heureusement ces cas, ainsi que ceux qui consistent dans des altérations profondes de l'encéphale, constituent des exceptions fort rares; et d'ailleurs ce n'est pas à ce point de vue qu'il faut placer la question, véritablement pratique, de l'application de l'auscultation, qui nous occcupe. La proposition que nous avons à examiner est la suivante : Est-il possible, en constatant avec tout le soin nécessaire les modifications que diverses circonstances peuvent apporter dans la circulation fœtale, de reconnaître avec certitude les cas où l'intérêt de l'enfant exige que l'art intervienne, et ceux où il est permis de laisser le travail se prolonger sans compromettre sa vie? Je vais chercher à démontrer que cette appréciation est chose facile, ainsi que le font pressentir les considérations physiologiques précédemment émises. Il me suffira pour cela de prouver que les faits sont en parfaite harmonie avec la théorie. Quant aux déductions pratiques, elles seront la conséquence toute naturelle de ce qui va suivre.

. Les changements que peut subir la circulation fœtale pendant le cours du travail sont variables. Ils peuvent porter sur la fréquence, la force, la régularité, la disparition de l'un des temps ou de tous les deux. Tous n'ont pas la même signification, pris séparément. La réunion de quelques-uns d'entre eux, la manière dont ils se succèdent, augmentent leur valeur respective.

J'ai déjà eu occasion de m'expliquer sur la fréquence normale des doubles pulsations, et d'établir que, pendant la grossesse, avant le développement des contractions utérines, on pouvait en fixer le maximum à 160, et le minimum à 120. D'un autre côté, j'ai dit qu'il n'était pas impossible, pendant le travail de l'accouchement, de voir cette dernière limite descendre jusqu'à 100, ou la première s'élever jusqu'à dépasser le nombre 200, par exemple, sans que les jours de l'enfant soient sérieusement menacés. Il ne faudra pas oublier non plus que, même dans les cas où les choses se passent très-régulièrement, les contractions utérines exercent une certaine influence dont la manifestation est passagère comme la cause qui lui donne naissance; mais, lorsque, après avoir constaté pendant quelque temps une fréquence ne dépassant pas les limites que je viens d'assigner à l'état normal, on verra le nombre des doubles pulsations décroître d'une manière progressive; lorsque cette décroissance sera évidente dans l'intervalle qui sépare les douleurs, le doute ne sera plus permis. Un danger sérieux, incessant, menacera la vie du produit de la conception. Cet état de choses coïncidera presque toujours avec quelque circonstance qui donnera, ordinairement, l'explication de ce qui se passe. Dans certains cas, néanmoins, il pourra se montrer pendant l'accouchement le plus simple et de nature, en apparence, à inspirer la plus grande sécurité. De là, la nécessité de faire intervenir l'auscultation comme méthode générale pendant le travail

de l'accouchement, d'une part, pour être à même de saisir
les modifications possibles après avoir apprécié l'état normal,
et, en second lieu, pour ne pas se laisser devancer par un
danger qui peut surgir sans que rien d'insolite dans les phénomènes de la parturition soit capable de le dévoiler. Cette
diminution dans le nombre des pulsations fœtales ne se fait
pas toujours d'une manière régulière. Après l'avoir observée
pendant quelque temps, alors qu'elle n'est pas encore portée
très-loin, on peut voir le rhythme normal se reproduire,
pour disparaître bientôt après, si la condition qui compromet
la vie de l'enfant persiste, ou pour durer jusqu'à la fin, si
cette dernière n'a eu qu'une influence passagère.

Il est infiniment rare que la diminution dans le nombre
des doubles pulsations atteigne un certain degré, sans qu'en
même temps on observe un affaiblissement plus ou moins
marqué dans l'intensité qui leur appartient; mais, pour
bien apprécier ce dernier caractère, il ne faut pas oublier
combien de circonstances différentes pourraient en imposer
sous ce rapport. Quoiqu'il faille tenir compte des différences
individuelles, on peut admettre qu'elles ne sont jamais assez
tranchées pour faire naître quelque incertitude sérieuse. Il
est bien entendu que je compare des enfants du même âge,
et que je les suppose arrivés à leur développement à peu
près complet. Il n'en serait certainement pas de même si
l'examen était fait superficiellement, ou si, n'explorant qu'un
seul point du globe utérin, on tombait sur une région très-
éloignée du cœur fœtal. Le bruit, alors, pourrait être transmis
avec un tel degré d'affaiblissement, qu'il en imposât à une
personne peu habituée, et qu'il fît croire à un état de souffrance qui n'existerait pas. Il suffit, du reste, de signaler
cette cause d'erreur pour qu'elle soit facilement évitée. La
diminution dans l'intensité suit assez exactement la diminution dans le nombre. Il n'est pas rare, cependant, de voir les

doubles pulsations, déjà beaucoup moins nombreuses, conserver toute leur énergie primitive, et en acquérir même une plus grande, au moins dans certains instants, comme si l'action du cœur, menacée de s'éteindre, redoublait d'efforts pour résister à la mort qui menace. C'est surtout au début de la contraction utérine, ou quelques secondes après qu'elle a cessé de se produire, qu'on peut observer ce surcroît d'énergie, qui est bientôt remplacé par un affaiblissement de plus en plus marqué.

Les deux bruits qui constituent la double pulsation n'ayant pas une égale intensité, il n'est pas étonnant que celui qui est normalement plus faible soit aussi celui sur lequel la diminution dans la force s'observe tout d'abord. Celle-ci peut même aller jusqu'à faire disparaître entièrement le second temps. Ce résultat extrême ne s'observe, toutefois, qu'à une époque où, déjà, la vie de l'enfant court les plus grands dangers, et alors que le cœur se contracte à peine 15 ou 20 fois par minute.

Une intensité plus grande que d'habitude constitue un caractère de fort peu d'importance, quand il s'agit de connaître si la vie est compromise. Lorsqu'on l'observe en même temps qu'une fréquence normale, ou bien elle indique que l'enfant est vigoureux, ou bien que son cœur est très-favorablement placé derrière des parois peu épaisses, et sans qu'une quantité appréciable de liquide l'en sépare.

Lorsque cette intensité coïncide avec un ralentissement déjà marqué, et qu'elle reparaît à de courts intervalles, avant et après les contractions utérines, elle ajoute encore à la gravité du pronostic, en ce sens qu'elle est l'expression d'une souffrance profonde de l'économie contre laquelle le cœur réagit en vain pendant quelque temps.

Les irrégularités propres aux pulsations fœtales, pendant le cours d'un travail qui devient dangereux pour l'enfant, sont relatives à la fréquence ou à l'intensité, et je viens de dire comment ces deux caractères peuvent être modifiés. Je me bornerai donc à rappeler seulement qu'il ne faut pas oublier combien les contractions du cœur offrent de variations sous ce double rapport, soit pendant la grossesse, soit pendant le travail de l'accouchement, sans que pour cela on soit autorisé à soupçonner quelque état grave ; mais ces irrégularités, qu'on peut appeler physiologiques, se distinguent sans peine de celles qui révèlent un état fâcheux qui menace la vie. En effet, tandis que les premières sont passagères et qu'elles portent principalement sur la fréquence qui s'exagère, les secondes se renouvellent incessamment, font des progrès croissants, consistent surtout dans une diminution de fréquence, et s'accompagnent toujours d'un affaiblissement marqué dans l'intensité.

En dernière analyse, lorsque, pendant le travail, on reconnaît, en comptant avec soin, que la fréquence des doubles pulsations diminue à mesure que les contractions se succèdent ; lorsqu'en même temps il n'est pas douteux que l'intensité des bruits va s'affaiblissant dans une proportion à peu près égale, on peut, sans crainte de se tromper, admettre que la vie intra-utérine est compromise, et se fonder hardiment sur ces caractères pour décider s'il convient de terminer l'accouchement. Tout en reconnaissant que, dans quelques circonstances, l'intensité de la circulation ne peut nous donner l'assurance que les conditions nécessaires à l'établissement de la vie nouvelle existent, je crois ces cas si rares qu'ils diminuent à peine la valeur de l'examen stéthoscopique, qui a permis de voir naître et se développer les modifications profondes dont je viens de parler.

Quoique j'aie donné le nombre 100 comme indiquant la limite au delà de laquelle les doubles pulsations ne pouvaient pas descendre sans inconvénient, on comprend qu'il n'y a rien d'absolument rigoureux dans cette fixation, et que le péril, par exemple, peut déjà se révéler avant que les choses en soient arrivées à ce point. C'est en renouvelant fréquemment l'examen, et en tenant compte des différences observées chaque fois, qu'on peut donner au pronostic un degré de certitude qu'il ne saurait avoir sans cela. Enfin, je dois ajouter qu'il n'est pas impossible de voir le pouls fœtal tomber au-dessous du chiffre précédemment indiqué, ne plus battre que 90 et même 80 fois; il pourrait se faire que, même alors, il fût permis de temporiser. On devra souvent se guider sur la marche plus ou moins rapide des modifications observées; car on remarque parfois des temps d'arrêt dont la durée peut être suffisante pour qu'on confie à la nature l'expulsion du produit de la conception.

Lorsque l'art n'ayant pu intervenir, la mort du fœtus doit avoir lieu dans la cavité utérine, on peut souvent, comme on l'a dit, assister à l'agonie dont la durée, en général assez longue, peut toutefois ne se prolonger que pendant quelques minutes. Quoi qu'il en soit, les pulsations, s'affaiblissant de plus en plus, diminuent aussi de nombre; bientôt on n'en compte plus que 50, puis 40, puis 30, puis 20, puis 8 ou 10 seulement dans le cours d'une minute. Souvent, à ce dernier terme, un seul bruit se fait entendre, et c'est le premier de ceux qui caractérisent les doubles battements; le second n'est pas perçu, soit parce qu'il n'existe plus, soit parce qu'il est considérablement affaibli. Enfin, les bruits du cœur se réduisent à 4 ou 5 pulsations simples, et le phénomène ne tarde pas à disparaître entièrement. On le voit, quoique l'enfant soit encore renfermé dans le sein de sa mère, les changements qui s'opèrent dans sa circulation sont les mêmes que ceux qu'on a souvent occasion d'observer au moment de la naissance, quant à la suite d'un travail difficile, la circulation est le seul des actes importants de la vie qui s'accomplisse.

Ces faits une fois établis, il me reste à montrer dans combien de circonstances on peut avantageusement consulter l'état de la circulation intra-utérine, pendant les accouchements en apparence les plus simples, et qui semblent réunir les conditions les plus favorables pour une heureuse terminaison. Il n'est pas très-rare de voir l'enfant succomber sans qu'on puisse arriver à l'explication satisfaisante de ce fâcheux événement. Il est naturel de penser, toutefois, qu'elle se trouve souvent, soit dans une compression du cordon placé entre l'utérus et un point saillant du fœtus, soit dans une compression du placenta s'effectuant par le même mécanisme. Rien dans les phénomènes du travail, si on en excepte, toutefois, l'écoulement d'une certaine quantité de méconium, ne peut donner l'éveil; encore cette dernière circonstance manque-t-elle souvent parce que l'orifice utérin est exactement bouché par la tête, et d'ailleurs elle ne se manifeste, en général, qu'à une époque où il est déjà trop tard pour conjurer le danger. L'auscultation seule peut faire sortir d'une sécurité dangereuse, et indiquer la nécessité d'une application de forceps, qu'on devra toujours préférer, dans ces circonstances, à l'emploi du seigle ergoté, dont l'action sur l'utérus ne pourrait qu'ajouter à la gravité de l'état qui compromet la vie de l'enfant.

J'ai eu occasion d'intervenir six fois dans des cas de ce genre, et toujours les enfants vinrent au monde affaiblis et exigeant l'emploi de différents moyens pour être ranimés. Il n'est pas douteux pour moi qu'ils n'eussent succombé, si, négligeant l'auscultation, et ne consultant que le temps qui s'était écoulé depuis l'invasion des premières douleurs, j'avais ignoré l'état de la circulation fœtale.

Mais c'est particulièrement chez les femmes dont le travail

se prolonge au delà de ses limites ordinaires, que la vie de l'enfant peut être compromise, et qu'on est appelé à décider s'il faut faire quelque chose dans son intérêt. Je mets de côté, et à dessein, les indications que fournit quelquefois l'état de la mère; il est bien entendu qu'il faut en tenir le plus grand compte, soit qu'elles concordent avec celles venant de l'enfant, soit que, seules, elles réclament l'intervention de l'art. Rien n'est difficile et embarrassant dans la pratique comme de décider les limites au delà desquelles la prolongation du travail peut avoir des inconvénients pour le produit de la conception. Le temps plus ou moins long pendant lequel les contractions utérines se sont exercées, constitue un élément de diagnostic dont la valeur est très-variable; c'est ainsi, par exemple, que le travail peut durer vingt-quatre, trente-six, quarante-huit heures, etc., même beaucoup plus sans compromettre la vie de l'enfant, à la condition que les membranes seront restées intactes, et que la présence d'une assez grande quantité de liquide n'aura pas permis que de profondes modifications s'effectuassent dans la circulation utérine ou dans la circulation utéro-fœtale; on peut voir, dans ces conditions, la santé de la mère s'altérer profondément, et exiger qu'on se mette en mesure de hâter sa délivrance. Le plus ordinairement, toutefois, c'est dans la dernière période, alors que la tête, déjà profondément engagée depuis quelque temps, appuie sur le périnée, qu'on peut concevoir des craintes; et dans ce cas encore, il est impossible, par les moyens ordinaires, d'arriver à autre chose qu'à des probabilités; ni la diminution dans la force des mouvements actifs, ni même l'écoulement du méconium, comme nous le verrons bientôt, ne peuvent conduire à la certitude. Si, dans ces circonstances, les troubles observés du côté de la mère précédaient toujours ceux qui menacent l'existence de l'enfant, le doute dans lequel on peut rester relativement à ce dernier, serait beaucoup moins fâcheux, puisque l'intervention de l'art, quel que fût le motif qui l'eût dictée, lui serait profitable ; mais il n'en est pas ainsi le plus souvent : en général, la santé du fœtus résiste beaucoup moins longtemps que celle de la mère ; cela est vrai, surtout pour les cas où la rigidité du périnée est la cause principale des difficultés que ne peuvent vaincre des contractions utérines énergiques et souvent répétées, un peu moins peut-être, lorsque la durée exagérée du travail reconnaît pour cause principale l'insuffisance de l'action de la matrice. L'observation attentive de tout ce qui se passe du côté de la circulation fœtale, donnera la mesure du temps qu'il est encore permis d'attendre, ou indiquera s'il faut agir immédiatement ; et tantôt on sera conduit à extraire le fœtus quoique quelques heures, à peine, se soient écoulées depuis la rupture des membranes, tantôt, au contraire, à le laisser dans l'utérus beaucoup plus longtemps qu'on ne croit, en général, prudent de le faire. Avant d'avoir adopté l'auscultation comme un mode d'investigation devant être appliqué dans tous les cas, j'avais vu plusieurs fois, à la suite d'accouchements faciles et de courte durée, des enfants forts et bien constitués naître morts, et j'avais vainement cherché l'explication de ce fâcheux résultat ; mais il m'avait paru incontestable que, si on avait pu saisir l'instant où la cause qui avait compromis la vie avait commencé son action, il eût été possible d'y soustraire l'enfant dans un certain nombre de cas. Depuis que j'ai mieux compris et mieux étudié les avantages de l'auscultation, les faits malheureux que je viens de signaler se sont beaucoup moins souvent reproduits, et, pour mon compte, il n'est pas douteux qu'il ne faille attribuer ces résultats avantageux à une intervention opportune dont il n'aurait pas été possible, dans l'immense majorité des cas, de comprendre la nécessité, si on se fût privé des données stéthoscopiques. C'est à l'application du

forceps que j'ai eu recours dans plus de trente cas de cette
espèce, et j'ai, certainement, vu pratiquer cette opération un
égal nombre de fois par différents praticiens, et en particu-
culier par M. P. Dubois qui, depuis quelques années, paraît
avoir modifié sa première manière de voir sur l'application
stéthoscopique que je défends en ce moment. Pour ce qui me
concerne, je n'ai eu qu'à me louer d'avoir agi, et il m'a paru
que l'intervention avait eu des conséquences tout aussi favorables dans la pratique des autres. Presque tous les enfants
extraits offraient des traces des dangers qu'ils avaient couru
dans l'utérus. Quelques-uns naquirent morts ou ne purent
être ranimés, et ce résultat s'expliqua, pour les uns, par les
difficultés de l'opération elle-même, pour les autres, parce
qu'on avait attendu trop longtemps, et que des altérations
organiques très-profondes avaient eu le temps de se produire.

Les difficultés de la parturition ne dépendent, dans certaines circonstances, ni de la résistance exagérée du périnée,
ni de la faiblesse des contractions utérines, elles trouvent
leur explication dans une disproportion existant entre le
corps qui doit être expulsé et le canal osseux qui doit livrer
passage, et les plus sérieuses, sans aucun doute, sont celles
qui sont la conséquence d'un vice de conformation du bassin.
C'est aussi pour les cas de cette dernière espèce que l'homme
de l'art est appelé à résoudre les questions les plus délicates. S'il est appelé pendant la grossesse ou pendant le
travail, à une époque où la vie de l'enfant ne peut pas
avoir souffert, sa position sera moins embarrassante, car,
une fois le rétrécissement convenablement apprécié, il
ne lui restera plus qu'à décider à quel moyen il convient de
recourir, dans l'espèce : l'accouchement prématuré artificiel,
l'opération de la symphise, l'hystérotomie abdominale, la
perforation du crâne, la céphalotripsie, etc., pourront se

présenter tour à tour à lui, et, en se laissant guider par les idées qui sont adoptées aujourd'hui par les bons esprits, il optera, selon le cas, pour l'une ou l'autre de ces opérations, et l'auscultation lui sera encore utile dans le choix qu'il est appelé à faire, en lui indiquant si le fœtus est mort ou vivant. Si, au contraire, on ne le fait intervenir qu'à une époque déjà avancée du travail, la première question à résoudre, après s'être assuré de la persistance de la circulation intra-utérine, c'est de savoir si la vie de l'enfant est déjà compromise et jusqu'à quel degré. De l'éclaircissement de ce fait dépendra souvent la détermination à laquelle on s'arrêtera ; c'est ainsi, par exemple, qu'on n'exposera pas la mère aux dangers de l'opération césarienne lorsque la circulation fatale annoncera déjà de profondes altérations, et qu'on se décidera, en toute sécurité de conscience, à pratiquer sur l'enfant les mutilations qui pourront rendre son extraction possible par les voies ordinaires, en laissant à la femme de nombreuses chances de salut. Je pourrais citer plusieurs faits qui prouvent que c'est dans l'auscultation qu'on a cherché une règle de conduite pour les cas que j'ai cités et pour ceux auxquels je fais allusion ; mais il me paraît suffisant d'avoir rappelé ces notions générales, pour faire sentir toute l'importance qui s'attache à l'examen stéthoscopique employé à ce point de vue.

Quand le travail se prolonge au delà de ses limites ordinaires, et qu'on croit urgent de hâter la terminaison de l'accouchement, on a quelquefois à décider s'il est préférable d'augmenter l'énergie des contractions utérines en administrant du seigle ergoté, ou de les remplacer par une extraction mécanique quand elles sont évidemment impuissantes, que cette impuissance tienne à leur faiblesse ou à une résistance exagérée. Quoiqu'il soit généralement reconnu aujourd'hui que l'emploi de ce médicament ne convient que pour les cas où un obstacle peu considérable se présente , et où les contractions qu'on va produire n'auront à s'exercer que pendant un temps peu long, je ne pense pas qu'on ait suffisamment apprécié toutes les conditions qui doivent le faire exclure. On n'est ordinairement appelé à prendre une décision qu'à une époque où, le travail s'étant prolongé, il est possible qu'il ait déjà agi d'une manière fâcheuse sur le produit de la conception; intervenir alors par un moyen qui exagère la contraction utérine et dont l'action spéciale est de la rendre permanente avec des exacerbations comme tétaniques , ce serait augmenter le danger en faisant naître dans la circulation utérine des troubles encore plus profonds, qui ne tarderaient pas à devenir funestes pour l'enfant par un mécanisme que j'ai déjà eu occasion de rappeler; la conclusion, on le comprend, c'est que dans les cas qui semblent le mieux indiquer l'emploi du seigle ergoté, il n'est prudent d'y recourir qu'après s'être bien assuré de l'état de la circulation fœtale. S'il résultait de l'examen qu'elle a déjà subi quelque influence fâcheuse, il serait très-formellement indiqué de renoncer à ce moyen. Le forceps, qui, dans les cas simples et entre des mains habiles, est ordinairement inoffensif, devrait toujours avoir la préférence; quelques minutes suffisent avec lui pour extraire l'enfant; un temps beaucoup plus long est presque toujours nécessaire , quand des contractions utérines sollicitées doivent l'expulser. Plusieurs fois, pour mon compte, j'ai eu à regretter d'avoir préféré ce dernier moyen, et j'ai vu naître des enfants morts ou tellement faibles , qu'il fut impossible de les ranimer. C'était, il est vrai, à une époque où je n'avais pas encore appris à accorder aux recherches stéthoscopiques toute l'importance qu'elles méritent; depuis que je me suis imposé une investigation plus minutieuse sous ce rapport , et que je cherche dans ses résultats une règle de conduite, j'ai vu beaucoup diminuer ces cas malheureux. Je regarde donc comme une obligation de ne jamais administrer la poudre d'ergot, sans s'être préalablement assuré que le cœur fœtal se contracte avec une force et une régularité normales. Mais ce n'est pas tout, j'admets des cas, quoique peu nombreux, où il soit indiqué de recourir à ce médicament; il faudra, si on ne veut pas s'exposer à de cruelles déceptions, examiner fréquemment avec le stéthoscope, à partir de l'instant où il a été administré, et se tenir prêt à employer le forceps, dès que la circulation intra-utérine présentera quelques-uns des caractères dont j'ai parlé. Je pourrais rappeler ici plusieurs faits dans lesquels j'ai tenu une semblable conduite, et j'ai la conviction d'avoir, de la sorte, soustrait plusieurs enfants à une mort certaine.

Mais il est encore une autre circonstance qui prouve jusqu'à l'évidence avec quelle utilité on peut consulter l'état de la circulation fœtale, je veux parler de certaines procidences du cordon ombilical. Cette complication, on le sait, n'a de gravité directe que pour l'enfant; mais elle peut aggraver un peu l'état de la mère, à cause des opérations qui deviennent quelquefois indispensables : aussi, l'auscultation sera-t-elle d'un grand secours, puisque, d'une part, en permettant de reconnaître l'instant où une compression dangereuse se produit, elle indiquera l'urgence d'une intervention active, et, d'une autre, en rassurant sur la vie de l'enfant, alors que d'autres circonstances sont de nature à inspirer des craintes, elle permettra d'épargner à la mère des opérations qui ne sont pas toujours inoffensives. Quelques explications feront facilement saisir toute ma pensée.

Quand le cordon s'est engagé à travers l'orifice utérin au devant de la partie qui se présente, il ne s'établit pas toujours une compression nuisible, et il n'est même pas sans exemple de voir cet état persister jusqu'à la fin du travail, et l'enfant naître sans que rien puisse faire soupçonner qu'il ait couru quelque danger. Les pulsations qu'on peut observer dans la portion de la tige vasculaire qui fait procidence, et qui correspondent aux contractions du ventricule gauche, ne donnent pas toujours des notions parfaitement exactes sur l'état de la circulation cardiaque; elles ne peuvent éclairer que sur un point qui n'est pas le plus important, je veux parler de la régularité ou de l'irrégularité; mais, par leur force ou leur faiblesse, elles ne donnent pas la mesure de l'intensité des doubles pulsations; elles ne permettent pas, non plus, d'apprécier la manière d'être de chacun des bruits qui constituent ces dernières; elles n'ont de valeur que lorsque l'obstacle apporté à la circulation est considérable, et qu'elles sont devenues faibles, lentes et irrégulières: de là, quand on doit porter un jugement, la nécessité de ne plus se contenter de l'exploration avec le doigt. L'examen des pulsations fœtales est indispensable si on veut arriver à quelque chose de positif; leur intégrité apprendra qu'on n'a rien à craindre d'une circonstance qui entraine ordinairement des dangers sérieux, et qu'on peut, jusqu'à nouvel ordre, rester simple spectateur; certaines modifications, primitivement ou consécutivement observées, établiront l'existence d'un danger, et feront songer aux moyens de le conjurer; parmi ces moyens, le seul qui soit applicable lorsque le travail est encore peu avancé consiste dans la réintroduction du cordon dans la cavité utérine, au-dessus de la partie qui est engagée. Les différents instruments qui ont été imaginés à cet effet témoignent des difficultés de cette petite opération en apparence si simple. On est cependant assez heureux dans certaines circonstances pour atteindre le but désiré et voir l'anse prolabée définitivement fixée dans la cavité utérine; mais on aurait grandement tort si on se tenait pour satisfait après avoir obtenu ce premier résultat. Deux circonstances peuvent faire que le péril n'ait pas cessé ; dans certains cas, quoique le cordon ne soit plus comprimé, le trouble apporté à la circulation fœtale a été suffisamment profond ou a duré assez longtemps pour que la vie intra-utérine ne soit plus possible, l'influence fâcheuse qu'elle a déjà subie tend sans cesse à faire des progrès, et se terminerait bientôt par la mort si on ne plaçait promptement le fœtus dans les conditions de la vie extérieure. Dans d'autres circonstances, le refoulement du cordon n'a pas fait cesser la compression ; seulement, celle-ci s'exerce dans une région plus élevée où il peut être impossible de la constater directement ; c'est par l'auscultation seulement qu'il sera permis, dans ces différents cas, d'acquérir des notions exactes sur la vie de l'enfant, et quoique le col ne soit pas aussi complétement dilaté ni aussi complétement dilatable qu'on devrait le désirer si rien ne pressait, on sera autorisé à terminer l'accouchement soit par la version, soit par le forceps, et à employer pour l'une ou l'autre de ces deux opérations un peu plus de violence qu'il n'en faut mettre dans les cas ordinaires. Il n'y a dans ce conseil rien qui puisse surprendre ; la vie d'un enfant excuse bien les quelques dangers auxquels on expose la mère. L'intérêt est-il plus grand quand on lui fait courir les chances d'une opération césarienne ?

De tous les phénomènes par lesquels se manifestent les divers états de souffrance d'un enfant encore renfermé dans les organes maternels, il n'en est certainement pas qui aient une signification plus positive, après les modifications de la circulation, que l'écoulement du méconium, et cependant on pourrait être quelquefois induit en erreur en accordant trop d'importance à ce caractère. En effet, il peut arriver que la condition défavorable qui a menacé la vie, ayant cessé spontanément, ou par le fait de l'intervention de l'art,

la circulation ayant repris toute sa force et toute sa régularité, de l'eau teinte de méconium n'en continue pas moins
à s'écouler, et si on négligeait les recherches stéthoscopiques pour s'en rapporter à cette circonstance ou à quelques
autres, on agirait alors qu'il n'y a rien à faire. J'ai recueilli
trois observations qui viennent à l'appui de cette proposition ;
je me contenterai d'en rappeler brièvement une seule.

Dans le courant du mois de décembre de l'année dernière ,
on réclama mes soins pour une dame qui était parvenue au
terme d'une troisième grossesse, et qui souffrait depuis trois
heures lorsque j'arrivai près d'elle. A mon premier examen,
je constatai une dilatation dont le diamètre avait environ
4 à 5 centimètres. Les membranes étaient intactes, et une
poche arrondie , assez considérable , se formait pendant les
contractions ; quoique la tête fût élevée , il me fut assez
facile , en explorant dans l'intervalle des douleurs, de reconnaitre la fontanelle postérieure et la suture sagittale. Il
s'agissait d'une position occipito-cotyloïdienne gauche , que
l'auscultation m'avait déjà annoncée ; je ne remarquai rien
d'ailleurs qui pût mettre sur la voie de l'accident qui se manifesta plus tard.

Deux heures après, la dilatation étant un peu plus grande,
les membranes se rompirent sous l'influence d'une contraction. Il s'écoula avec bruit une assez grande quantité de
liquide amniotique., n'offrant, dans sa couleur ni dans sa
consistance, rien de ce qu'on observe quand il contient du
méconium. Une nouvelle investigation, à laquelle je me livrai
peu de temps après , me fit reconnaitre qu'une anse assez
considérable du cordon avait glissé au devant de la tête, qui
s'était peu engagée. L'auscultation m'ayant rassuré sur l'état
de l'enfant , j'attendis. Au bout d'une heure , je remarquai
que la fréquence des doubles pulsations diminuait ; je n'en
comptai plus que 138 par minute, au lieu de 146 qui exis-

tait dans le principe. Trois quarts d'heure après, elles étaient descendues à 110, et leur force me parut notablement diminuée. Dès ce moment, la petite quantité de liquide qui s'écoulait au début et à la fin de chaque contraction prit une teinte jaune-verdâtre de plus en plus caractérisée. Je fis alors quelques tentatives pour remonter le cordon, et après quelques essais faits avec la main et restés infructueux, j'employai l'instrument en baleine de M. le docteur Schœller, et j'obtins un succès complet. La tête pénétra plus profondément et boucha toutes les issues ; dès ce moment, l'examen stéthoscopique fut renouvelé toutes les huit ou dix minutes, et je pus suivre pas à pas le retour des doubles battements à leur état normal : je les vis monter à 120, puis à 126, puis à 130, puis à 144, et leur intensité augmenta dans la même proportion ; cependant l'écoulement du méconium ne discontinua pas jusqu'au moment de l'accouchement, qui se fit quinze heures après l'invasion des premières douleurs. L'enfant, du sexe masculin, respira et cria immédiatement après la naissance ; tout son corps offrait une teinte jaunâtre produite par le méconium.

Nul doute que, sans les lumières fournies par l'auscultation, je ne me fusse empressé d'intervenir ; mais, je le demande, en m'abstenant, n'ai-je pas tenu une conduite beaucoup plus raisonnable? et n'est-ce pas celle qu'il faudra toujours imiter en pareil cas ?

Il me serait facile de m'étendre encore sur d'autres applications pratiques, qu'on peut déduire des modifications que subissent quelquefois les pulsations fœtales pendant le cours du travail ; mais, je crois en avoir dit assez pour montrer tout l'intérêt qui se rattache à cette question, et pour que chacun soit en mesure de tenir compte de celles que je passe à dessein sous silence.

Des nombreux détails dans lesquels je suis entré, en traçant l'histoire des battements du cœur fœtal, je crois qu'on peut tirer les conclusions suivantes :

1° La découverte de ce phénomène stéthoscopique a précédé celle du souffle utérin, et c'est à M. Mayor qu'on la doit.

2° Quoiqu'il n'y ait jamais eu contestation sur son siége, et qu'à ce titre la dénomination soit indifférente, peut-être cependant serait-il préférable d'adopter celle de *doubles battements du cœur de l'enfant*.

3° Comparable, jusqu'à un certain point, au tic tac d'une montre, il est constitué par deux battements parfaitement distincts et, en général, sans mélange d'aucun souffle.

4° Il n'est pas impossible cependant qu'un bruit de souffle ou de frottement le complique ; mais ces faits doivent être considérés comme de rares exceptions, ne pouvant faire préjuger l'état de santé ou de maladie de l'enfant.

5° Ce n'est pas seulement à quatre mois et demi, comme on l'admet généralement, qu'on commence à percevoir les doubles battements ; il est très-commun de les entendre à quatre mois ; on y parvient quelquefois à trois mois et demi, et même avant. J'ai cité des faits qui prouvent d'une manière non douteuse que je les ai distingués à la fin du troisième mois et de la onzième semaine.

6° L'absence des pulsations fœtales est un fait exceptionnel dans les trois derniers mois de la grossesse, à moins que le fœtus n'ait cessé de vivre. Sur 906 femmes examinées à cette époque, il n'a manqué que huit fois.

7° Le point de l'utérus sur lequel on les perçoit varie, selon l'époque de la grossesse, et surtout selon la situation du fœtus.

8° La région qui correspond au cœur est celle qui les transmet avec la plus grande énergie ; mais en partant de ce centre, elles peuvent s'étendre dans une étendue plus ou moins grande, et exister quelquefois avec une intensité variable sur toutes les parties du globe utérin accessibles au stéthoscope.

9° Dans l'état normal, leur fréquence est toujours supérieure à celle de la circulation maternelle.

10° Cette fréquence est à peu près la même aux différentes époques de la grossesse, et il est contraire aux faits d'admettre qu'elle aille en diminuant à mesure qu'on se rapproche de la fin du neuvième mois.

11° Les contractions utérines ont une influence manifeste, mais ordinairement passagère, sur les doubles pulsations.

12° L'intensité de ces dernières est d'autant plus grande que la grossesse est plus avancée; mais il faut tenir compte des différences individuelles et de quelques autres circonstances qui pourraient en imposer à cet égard.

13° Les émotions morales ressenties par la mère sont sans influence directe sur la vie du fœtus.

14° Les troubles de la circulation maternelle n'agissent que consécutivement sur la circulation fœtale.

15° Il me paraît impossible de confondre les doubles battements avec aucun des autres bruits qui peuvent se faire entendre dans la cavité abdominale.

16° Leur constatation donne la certitude non-seulement de l'existence de la grossesse, mais encore de la vie du produit de la conception.

17° On peut souvent les apprécier à une époque où toutes les autres modifications ne conduisent qu'à des probabilités.

18° Leur absence, plusieurs fois constatée par un observateur suffisamment expérimenté, ne trompera presque jamais, et, dans tous les cas, elle a une valeur bien supérieure à celle de tous les autres signes qu'on regarde comme annonçant la mort du fœtus.

19° Deux doubles pulsations bien distinctes et non iso-chrones conduiront avec certitude au diagnostic des grossesses gémellaires.

20° Si elles existaient au nombre de trois, et si elles avaient chacune leur rhythme particulier, on prévoit la possibilité de reconnaître les grossesses triples.

21° La constatation d'une circulation fœtale, en même temps qu'on s'est assuré que l'utérus ne peut pas contenir le produit de la conception, mettrait sur la voie d'une grossesse extra-utérine. Jusqu'à présent, l'occasion ne s'est pas offerte de vérifier ce que la théorie enseigne à cet égard.

22° Il est incontestable qu'on peut, dans l'immense majorité des cas, pourvu que la grossesse soit suffisamment avancée, apprécier avec rigueur par quelle région l'enfant correspond au détroit abdominal.

23° Le résultat est tout aussi favorable quand on consulte les doubles battements pour reconnaître les rapports précis des diverses parties de l'enfant soit avec l'entrée du bassin, soit avec les parois utérines.

24° Il ne suffit pas pour cela de s'assurer de l'existence des doubles battements dans un point quelconque de l'utérus; l'exploration doit être générale, car il faut qu'un examen comparatif conduise à ce que j'ai appelé le summum d'intensité.

25° Pour que le diagnostic, fondé sur les résultats stéthoscopiques, ait toute la valeur désirable, il convient que l'examen soit fait ou renouvelé au moment où on est appelé à se prononcer; car, quoique cela soit rare, il n'est pas impossible que, par ses propres mouvements, le fœtus déjà très-développé, modifie sa position et même sa présentation.

26° De même que, pour apprécier la marche du travail, il est nécessaire de pratiquer de temps en temps le toucher vaginal ; de même, et plus encore, il est indispensable dans l'intérêt de l'enfant, d'étudier, à de courts intervalles, l'état de sa circulation.

27° Les modifications, qui peuvent se produire dans les doubles pulsations, doivent être suivies avec soin : car elles ne peuvent pas dépasser certaines limites sans que la vie du fœtus soit compromise.

28° Ces modifications peuvent n'être que passagères, et alors, ou bien elles ont suffi pour produire une influence fâcheuse sur la vie intra-utérine, et la naissance seule peut y soustraire l'enfant ; ou bien elles ont créé un danger passager comme elles, et, dans ce cas, l'intervention de l'art devient inutile.

29° Quoi qu'il en soit, rien ne peut mieux faire apprécier ces diverses conditions, que l'état de la circulation fœtale.

30° Les changements, qui indiquent un état véritablement sérieux, consistent surtout dans l'affaiblissement , l'irrégularité et la diminution dans le nombre.

31° L'excessive accélération, qu'on observe dans quelques cas rares, n'a pas, il s'en faut, la même signification ; on a vu le nombre des doubles pulsations s'élever jusqu'à 200, et même davantage, dans le cours d'une minute, et l'enfant naître vivant.

32° On comprend toute la valeur de pareils faits, quand le choix d'une opération est devenu nécessaire et qu'on veut le fonder sur l'intérêt combiné de la mère et de l'enfant.

33° En dernière analyse, autant nous avons vu le souffle utérin peu fécond en applications pratiques, autant l'étude des bruits du cœur s'est montrée à nous avec des avantages incontestables, et dans l'état actuel de la science, nul autre mode d'investigation ne saurait remplacer.

3° Du bruit de souffle fœtal.

C'est à M. E. Kennedy qu'on doit la découverte de ce nouveau phénomène, qu'il a désigné sous le nom de *son ombilical*, et qu'il attribue à une compression du cordon et au passage du sang à travers un rétrécissement artériel. Après avoir établi que cette tige vasculaire est le siége de pulsations isochrones aux contractions du cœur fœtal, il rappelle que, dans quelques cas, lorsque les parois utérines et abdominales étaient extrèmement minces, il a pu distinguer, à travers, le cordon ombilical qu'il sentait très-distinctement rouler sous le doigt, et dont les pulsations s'affaiblissaient et disparaissaient même sous l'influence d'une pression un peu forte. A cette occasion, il dit qu'il n'est pas douteux pour lui que, dans de pareilles conditions, une pression, comme celle que pourrait produire le bord saillant d'une table, pourvu qu'elle fût assez longtemps continuée, ne pût faire périr l'enfant. L'explication du bruit de souffle qui se mêle quelquefois aux pulsations du cordon, l'embarrassa d'abord, et il crut pendant quelque temps, en se fondant sur deux observations, qu'il fallait le chercher dans le fait d'une hémorrhagie coexistante ; mais il revint plus tard de cette première manière de voir, car l'expérience lui prouva que le phénomène pouvait exister indépendamment sur toute hémorrhagie, et qu'on le produisait d'ailleurs artificiellement en faisant subir au cordon une compression convenable. Cependant, tout en admettant cette explication pour les cas les plus communs, il se demande si, pour ceux qui sont compliqués d'hémorrhagie, il ne serait pas possible de faire intervenir une action spasmodique des vaisseaux, capable de diminuer leur calibre. Cette interprétation ne lui paraît pas trop invraisemblable, et il cherche encore à l'appuyer, en se fondant sur les recherches de Hunter, Lobstein et Osiander.

Voici quelques-uns des faits observés par M. E. Kennedy, et qu'il a rapportés comme confirmation de ce qui précède.

Le 16 novembre 1829, il vit, avec un de ses confrères, la nommée Anna B..,, âgée de vingt-six ans, primipare et en travail depuis vingt-quatre heures. L'auscultation ayant été pratiquée, dans le but de s'assurer de l'état de l'enfant, on trouva les battements de son cœur au-dessus du pubis et un peu à gauche, avec les caractères ordinaires et sans mélange d'aucun bruit de souffle. Sur un point un peu plus élevé, entre la branche gauche du pubis et l'ombilic, on remarquait un battement accompagné de souffle, parfaitement isochrone aux pulsations du cœur fœtal. Là aussi on pouvait distinguer, à travers les parois utérines et abdominales, le cordon qui était comme roulé sur lui-même. Le souffle utérin, que l'auteur désigne sous le nom de souffle placentaire, existait vers le bord supérieur de la matrice et un peu à gauche. On s'assura de son isochronisme avec le pouls de la mère. Cette femme accoucha deux heures après. Immédiatement après la naissance de l'enfant, on ausculta son cœur, dans lequel ne se produisait aucun souffle.

Sur une dame qui était très-avancée dans sa grossesse, et dont le ventre était souple et mince, il fut facile de reconnaître par le palper les membres de l'enfant. A peu près à égale distance du pubis et de l'ombilic, on aperçut le cordon qui se dessinait par une saillie, et qui roulait sous le doigt en offrant des pulsations. Il paraissait maintenu contre la surface de l'utérus, et comme suspendu sur un membre de l'enfant. Les battements se renouvelaient 140 fois par minute, juste dans la même proportion que les doubles pulsations qu'on rencontrait dans la fosse iliaque gauche, et qui se propageaient en s'affaiblissant vers le point correspondant à droite. Le souffle *placentaire* fut constaté sur le côté droit, s'étendant depuis le fond de l'utérus jusqu'à la région du col, et donnant 80 pulsations par minute, comme le pouls de la mère. Le cordon paraissait si superficiellement placé, qu'il était facile d'en saisir les battements avec le stéthoscope. Il n'était même pas impossible, en mettant toute l'attention nécessaire, de les sentir avec les doigts. Après avoir fixé le cordon contre un membre de l'enfant, au moyen de l'index et du pouce de la main gauche, M. E. Kennedy lui fit subir, avec l'index de la main droite, une légère pression, et tenant en même temps l'extrémité du stéthoscope appliquée sur la partie du cordon voisine du placenta, il put reconnaître que la pulsation qui, avant cette épreuve, s'était montrée très-claire et très-distincte, s'était changée en un bruit de souffle, qui disparaissait, en augmentant la pression, pour reparaître dès qu'on la diminuait. Appliquant alors le stéthoscope sur le point qui correspondait au cœur de l'enfant, et renouvelant l'expérience dont je viens de parler pour le cordon, il vit d'abord les doubles battements devenir difficiles, puis saccadés et peu distincts, et bientôt, il crut prudent de ne pas continuer plus longtemps : lorsque le cordon cessa d'être comprimé ils reprirent leur régularité primitive, mais parurent devenir un peu plus fréquents. La même expérience n'apporta aucune modification dans le souffle utérin.

La nommée B. P., âgée de vingt-cinq ans, entra à l'hôpital d'accouchements le 15 octobre 1839. Elle accouchait pour la seconde fois : le col de l'utérus était déjà un peu dilaté, et quoique les membranes fussent intactes, il était facile de reconnaître une présentation de la tête. Le souffle utérin, se renouvelant 90 fois par minute, existait à gauche et en arrière ; le cœur de l'enfant battait 135 fois pendant le même espace de temps et sur le même côté du ventre ; deux pouces au-dessus de la branche horizontale gauche du pubis, se faisait entendre un autre bruit de souffle très-manifeste, et d'une fréquence égale à celle des doubles pulsations dont il était parfaitement distinct. Une pression avec le doigt, sur le point où existait la pulsation avec souffle, faisait disparaître ce dernier caractère. Tous ces résultats furent constatés par les docteurs Cumming et Darley. Cette femme accoucha quelques heures après d'un enfant vivant, et la sage-femme qui assista au travail remarqua que le cordon formait un circulaire à l'entour du corps.

De pareilles observations ne peuvent laisser aucun doute ; elles ont été prises avec tant de soin, et renferment des détails si circonstanciés qu'elles prouvent incontestablement, d'une part, que, dans certaines conditions, les pulsations du cordon peuvent être transmises à travers les parois utérines et abdominales, et, en second lieu, qu'elles s'accompagnent quelquefois d'un souffle très-manifeste.

M. Naegele, en étudiant quelques années après le même phénomène, n'a fait que confirmer les opinions que je viens de faire connaître, et c'est à tort qu'on le regarde comme ayant le premier attiré l'attention sur ce point. Suivant cet habile observateur, le bruit dont il s'agit est constitué par une pulsation simple, sans isochronisme avec le souffle utérin, et résulte de l'entortillement du cordon autour du cou du fœtus, ou d'une compression produite entre son dos et les parois utérines. Suivant lui encore, il n'existerait que dans une étendue de quelques pouces seulement, et il aurait une situation variable, selon que le fœtus se présente par la tête ou par l'extrémité pelvienne. Dans le premier cas, on le trouverait sur la partie inférieure du ventre, et dans le second, au niveau de l'un des points du segment supérieur de l'utérus; il augmenterait d'intensité après l'écoulement du liquide amniotique , et s'abaisserait dans le bassin en proportion de l'engagement du fœtus. La torsion plus ou moins grande des artères du cordon sur elles-mêmes aurait aussi une influence sur sa force.

Dans les cas rares où le bruit ne fut pas entendu quoique le cordon entourât le cou, M. H.-F. Naegele remarqua que les artères ne s'enroulaient pas sur la veine ombilicale, et, à cette occasion, il s'est demandé si cet enroulement n'était pas nécessaire pour la production du phénomène. Plusieurs fois, après l'expulsion de l'enfant, et avant la section du cordon, il s'est assuré, avec le stéthoscope, que cette tige vasculaire ne faisait entendre qu'un léger choc sans souffle.

Dans son mémoire de 1833 , M. P. Dubois signale un cas dans lequel il avait perçu un bruit de souffle tout à fait indépendant de la circulation maternelle, et qu'il rapporte au cœur du fœtus. Dans le travail de M. Lovati, que j'ai déjà eu occasion de citer, la disposition du cordon autour du cou du fœtus, ou sa compression entre le dos de celui-ci et les parois utérines, avaient été indiquées comme pouvant donner lieu à un bruit capable d'être confondu avec les doubles pulsations fœtales ; il ne dit pas cependant que ce bruit fût simple ou uni à un souffle.

Nous avons vu que, de son côté, M. Carrière avait étudié la question, mais que les faits qui s'étaient offerts à lui n'étaient pas entièrement favorables à l'explication donnée par M. E. Kennedy et reproduite plus tard par M. H.-F. Naegele. Sur dix ou douze cas dans lesquels le cordon s'enroulait une ou plusieurs fois autour du cou de l'enfant, il n'a rien constaté pendant la grossesse qui pût être rapporté au bruit ou au souffle ombilical ; deux fois seulement, il a noté dans ses observations « pulsations fœtales soufflées au premier temps, et s'étendant à une grande surface. » D'autres fois, il a rencontré des pulsations évidemment simples et soufflées, mais il a pu se convaincre en les suivant avec soin qu'elles se confondaient insensiblement avec les véritables pulsations dicrotes du fœtus, et qu'en partant de celles-ci on pouvait très-bien suivre, à l'aide du stéthoscope, l'affaiblissement graduel de l'un des deux temps qui bientôt cessait complétement d'être perceptible. Ces cas, ajoute M. Carrière, avaient surtout rapport à ces variétés de position du fœtus, dans lesquelles son dos est presque directement tourné en avant, et dans lesquelles, par conséquent, les pulsations fœtales se perçoivent jusque sur la ligne blanche et même au delà ; il lui est rarement arrivé alors de trouver le cordon entourant le cou de l'enfant. Enfin, et tout en ne jugeant pas définitivement la question, il insiste sur l'impossibilité dans laquelle il a été de faire naître une pulsation soufflée en pressant, avec le stéthoscope, sur le cordon conservant encore ses rapports avec la mère et le fœtus, immédiatement après la naissance. Quant à moi, voici comment, en 1839, je m'exprimais sur ce nouveau bruit de souffle : «Il est certain que, dans quelques cas qui m'ont paru fort rares, puisque je n'en ai rencontré que trois, et que M. Dubois n'en avait observé qu'un seul, on entend un bruit de souffle tout à fait semblable à celui qui se perçoit dans certaines maladies du cœur ; mais je l'ai toujours vu se lier au premier choc et devenir d'autant plus fort qu'on se rapprochait davantage du point de départ des battements du cœur avec lesquels il m'a paru constamment se confondre. Rien, dans les faits qui m'appartiennent, n'a pu faire soupçonner une compression, même légère, du cordon. Je dirai enfin que j'ai vu accoucher les trois femmes auxquelles j'ai fait allusion, et qu'en auscultant les enfants immédiatement après la naissance, j'ai retrouvé, chez un, le souffle constaté pendant la vie intra-utérine. Il n'existait plus deux jours après.» Cette dernière

preuve me parut concluante et me fit adopter l'explication
de M. P. Dubois, qui en plaçait le point de départ dans le
le cœur fœtal.

Depuis cette époque, de nouvelles recherches m'ont forcé
à modifier cette manière de voir, et je suis obligé d'admettre aujourd'hui que si quelquefois un souffle peut se joindre
à l'un des bruits qui résultent de la contraction du cœur de
l'enfant, il est incontestable que, plus souvent encore, une
pulsation avec souffle part de l'un des points du cordon
ombilical.

Sur 300 femmes examinées avec soin dans le but de résoudre quelques-unes des questions qui nous ont occupé
jusqu'à ce moment, j'ai rencontré 11 fois seulement un bruit
de souffle parfaitement distinct du souffle utérin et de tous
ceux qui peuvent se produire dans un point du système circulatoire maternel. Dans 2 cas, comme dans ceux que j'avais
observés dans mes premières recherches, j'ai constaté que
le phénomène se confondait, sans aucune distinction possible,
avec le second temps des doubles pulsations fœtales. Il s'a-
gissait, dans ces deux circonstances, de femmes en travail
et chez lesquelles les membranes étaient rompues. Les enfants
se présentèrent en première position antérieure, et naquirent sans que le cordon entourât le cou. On put, à mesure
qu'ils s'engageaient dans le bassin, constater que le souffle
descendait avec le cœur vers le détroit abdominal. La région
précordiale fut auscultée avec soin immédiatement après la
naissance, et je trouvai, chez ces deux enfants, un souffle
assez prononcé accompagnant le second temps; il me parut
exactement limité à l'organe central de la circulation, et ce
fut en vain que je le recherchai du côté de l'aorte ascendante
ou des carotides primitives. Dix heures après, il s'était beaucoup affaibli, et le lendemain il avait entièrement disparu.
Ces deux enfants étaient forts et bien constitués, et apparte-

naient à des mères qui étaient dans d'excellentes conditions.

Dans 9 cas, les choses m'ont paru se passer différemment,
et j'ai dû me rendre à l'évidence. Le souffle fœtal occupait un
point de l'utérus tout à fait distinct de celui où siégeaient
les battements du cœur qui étaient purs et sans mélange
d'aucun souffle. 5 de ces enfants vinrent au monde portant
autour du cou un ou plusieurs circulaires du cordon. Chez
un sixième, cette tige vasculaire entourait la partie inférieure du thorax. Rien de semblable n'existait sur les trois
autres. Tous naquirent vivants ; et sur aucun il ne fut constaté de souffle dans la région du cœur immédiatement après
la naissance.

J'ajouterai maintenant que, sur plus de vingt femmes
chez lesquelles rien n'avait été noté pendant la grossesse
qui pût être rapporté au bruit dont il est ici question, j'ai
constaté, au moment de l'expulsion des fœtus, un, deux,
et quelquefois trois circulaires du cordon à l'entour du
cou. Aussi ne puis-je partager entièrement l'opinion de
M. Naegele fils sur la fréquence de la coïncidence qu'il dit
exister entre le son ombilical et l'entortillement du cordon
autour d'une partie fœtale.

J'ai également rencontré un certain nombre de fois des
pulsations simples beaucoup plus fréquentes que le pouls de
la mère, et existant, d'une manière bien positive, en même
temps que les doubles pulsations fœtales, avec lesquelles
elles étaient parfaitement isochrones. Aucun souffle ne les
accompagnait ; elles ont coïncidé rarement avec un entortillement du cordon. Il me paraît impossible d'en placer le
siége ailleurs que dans les artères ombilicales, et on peut
comprendre facilement leur manifestation en admettant
qu'une portion de la tige vasculaire qui unit le fœtus au
placenta se trouve quelquefois placée au devant de la ré-

gion du fœtus qui correspond au point de l'utérus que l'on explore; il me semble tout naturel d'admettre, dans ce cas, que la pression exercée avec le stéthoscope n'est pas étrangère à la production du phénomène. D'un autre côté, je suis très-disposé à penser que c'est à des cas de ce genre qu'il faut rapporter ce qu'a dit M. H.-F. Naegele à propos des doubles pulsations, à savoir, que, dans quelques circonstances, sans sortir de l'état physiologique, les contractions du cœur fœtal ne transmettaient qu'un bruit simple. J'ai déjà contesté cette proposition en me fondant sur un grand nombre d'observations.

Je n'ai jamais rencontré le souffle fœtal qu'à une époque très-avancée de la grossesse, soit qu'il partît du cœur ou de quelque autre partie du système circulatoire. Il en a toujours été de même pour les cas où j'ai observé une pulsation simple.

Les avantages de ce nouveau phénomène stéthoscopique, au point de vue pratique, sont assez restreints. En effet, on n'a pas encore signalé qu'on l'eût observé sans constater en même temps les doubles pulsations; et, dans les cas où il existait, on ne l'a vu paraître que tardivement, à une époque où déjà, depuis longtemps, le cœur se faisait entendre.

Je crois avoir prouvé qu'il fallait regarder comme des exceptions très-rares les cas où on ne percevait pas les doubles pulsations, lorsque la grossesse était suffisamment avancée. Au contraire, on cherchera vainement chez la plupart des femmes, soit la pulsation simple, soit la pulsation avec souffle, partant du cordon ombilical.

Si l'un de ces deux derniers bruits existait, on pourrait soupçonner un entortillement du cordon ou une compression de cette tige; mais à la naissance on verra souvent manquer la première de ces deux conditions, et le plus ordinairement il sera impossible de rien constater qui mette sur la trace de la seconde.

La pulsation sans souffle trouve son explication dans l'impulsion communiquée au sang par la contraction du ventricule gauche, et exige sans doute, pour être entendue, que le cordon corresponde au plan postérieur du fœtus, dirigé lui-même vers la partie antérieure de l'utérus.

La pulsation avec souffle, quand elle se produit au dehors du cœur fœtal, résulte, selon toutes les probabilités, d'une certaine compression que subit le cordon, que cette compression soit exercée par quelque partie du fœtus lui-même, ou qu'accidentellement, on la fasse naître en parcourant avec le stéthoscope certains points du globe utérin.

C'est surtout sous le rapport du diagnostic différentiel qu'il importe d'être prévenu de la possibilité de percevoir, dans quelques cas, le bruit que j'ai désigné sous le nom de souffle fœtal. Les caractères que j'ai indiqués ailleurs, pour ne pas confondre les bruits du cœur de l'enfant avec ceux du cœur maternel, sont ceux qui serviront, encore ici, à faire éviter une erreur.

Je crois inutile de m'étendre plus longtemps sur ce phénomène dont l'importance pratique n'est pas comparable à celle des doubles pulsations, et qui n'offre d'ailleurs aucun avantage qu'on ne retrouve dans ces dernières.

4° Des bruits qui sont la conséquence des mouvements actifs du fœtus.

L'idée de reconnaître le bruit qui résulte des mouvements actifs de l'enfant contenu dans la cavité utérine, est la plus ancienne des applications de l'auscultation, tentées sur la femme enceinte. Il paraît que c'est en cherchant à l'apprécier, que M. Mayor, de Genève, découvrit les doubles battements.

De son côté, M. Lejumeau de Kergaradec nous apprend, d'une manière très-positive, que sa première investigation avait été dirigée dans l'espoir d'entendre le *flot* résultant de l'agitation du liquide amniotique. Quoi qu'il en soit, il paraît que l'attention de ces deux médecins fut détournée de son but primitif, et complétement absorbée par les autres phénomènes importants qu'ils nous ont fait connaître.

Quelques années plus tard, M. Nauche, réalisant une idée de Maigrier, fit exécuter son métroscope, dont un des principaux avantages devait être de faire apprécier les mouvements actifs du fœtus, *comme de petites saccades plus ou moins précipitées, dès le troisième mois de la grossesse, bien avant que la mère les sente elle-même et que le toucher fasse reconnaître le battement.* C'est, du reste, tout ce que cet auteur nous apprend de l'application de l'auscultation à la recherche de ce phénomène. Hohl a simplement noté un bruit sec et court, qu'il rapporte à l'agitation du liquide amniotique produite par les mouvements brusques de l'enfant. M. H.-F. Naegele, qui s'en occupe à peine, déclare cependant que le bruit de ces mouvements se fait entendre avant que la mère ait la conscience des déplacements de son enfant. Enfin, M. Carrière a consacré quelques lignes seulement à l'étude de cette question. Le plus souvent, selon lui, « c'est un bruit sourd qui accompagne un choc assez brusque, et qui a quelque analogie avec celui qu'on développe en frappant avec un corps mousse et arrondi contre une pièce d'étoffe fortement tendue ; d'autres fois, c'est une sorte de frôlement indéfinissable uni à un mouvement perceptible au toucher, et souvent même à la vue. Ce dernier est ordinairement produit par le frottement d'une ou de plusieurs parties du fœtus contre les parois de la matrice, ou même par son déplacement en masse ; aussi n'est-il pas rare, lorsqu'on l'observe, de trouver immédiatement après un changement notable dans la position. L'autre espèce de bruit, celui qui s'accompagne d'une sensation de choc, reconnaît ordinairement pour cause la percussion exercée par les extrémités du fœtus contre les parois de l'organe qui le renferme; on le rencontre le plus souvent dans le côté opposé à celui où l'on perçoit les pulsations fœtales. Presque toutes les fois que l'on pratique l'auscultation, on a occasion d'observer l'un et l'autre de ces phénomènes, surtout si on est obligé d'appuyer un peu fortement le stéthoscope sur le ventre de la femme que l'on explore, ou de faire changer la position de celle-ci. Ils offrent quelques différences, suivant qu'on les perçoit à une époque plus ou moins avancée de la gestation. » Puis il ajoute que ces bruits n'ont pas une grande importance pratique, puisque leur présence n'ajoute rien à la certitude des autres phénomènes stéthoscopiques, et que, d'un autre côté, ils n'ont pas plus de valeur que les mouvements dont ils ne sont que les résultats.

On peut juger par les quelques lignes qui précèdent, et qui résument à peu près tout ce qu'on a dit sur les bruits qui résultent des mouvement actifs du fœtus, du peu d'importance qu'attachent à ces phénomènes stéthoscopiques les hommes qui ont cependant le mieux étudié l'auscultation obstétricale. Il m'a paru toutefois que leur étude avait plus d'intérêt qu'on ne l'avait généralement admis, et c'est ce que je vais m'efforcer de démontrer en m'appuyant exclusivement sur des observations qui me sont personnelles.

Personne ne refuse aux mouvements actifs une grande valeur dans le diagnostic de la grossesse ; mais on se contente très-généralement, pour ne pas dire toujours, des renseignements fournis par les femmes; or, s'il est vrai que, dans la majorité des cas, leurs sensations, sous ce rapport, ne soient point trompeuses, il est incontestable aussi que plusieurs circonstances peuvent en imposer. Qui ne sait, par exemple, avec quelle facilité les femmes, se laissant entraîner par leur imagination ou leurs désirs, affirment sentir les mouvements d'un enfant alors même qu'il n'y a pas grossesse? C'est surtout entre trente et quarante ans, chez celles qui n'ont jamais été mères et dont le ventre se développe accidentellement, qu'on observe de semblables illusions. D'un autre côté, quoiqu'il y ait réellement grossesse, que le produit de la conception soit vivant et qu'il se développe régulièrement, on voit quelquefois les femmes ne pas avoir la conscience des déplacements qui se produisent, et se fonder sur ce résultat négatif pour éloigner toute idée de conception, ou pour redouter la mort de l'enfant. J'ai déjà eu occasion de rappeler, dans une autre partie de cet ouvrage, l'observation d'une femme enceinte qui, atteinte d'une affection de la moelle épinière avec paraplégie, n'eut pas la moindre conscience des mouvements actifs de son enfant pendant toute la durée de la grossesse. Ils étaient tellement forts cependant dans les derniers mois, qu'ils déformaient, à chaque instant, d'une manière très-remarquable, le globe utérin, et cette pauvre mère cherchait souvent à se dédommager, par la vue, de la perte d'une sensation dont elle avait pu goûter le charme dans le cours de gestations antérieures, alors qu'elle n'était pas encore malade.

Mais ces déformations, se dessinant à travers les parois abdominales, supposent des mouvements considérables et une grossesse déjà assez avancée, circonstances qui diminuent beaucoup l'intérêt de leur constatation, puisque alors, presque toujours, les moyens ordinaires d'investigation ont levé toute incertitude. On ne les constate jamais dans la première moitié de la gestation, c'est-à-dire pendant cette période où le diagnostic positif est souvent difficile.

On ne saurait nier que la plupart des femmes enceintes

n'aient la conscience des mouvements de leurs enfants ; mais l'époque à laquelle la sensation est perçue pour la première fois est extrêmement variable : c'est, dans quelques cas rares, à la fin de la treizième semaine, un peu plus souvent à la fin du quatrième mois, et plus communément à quatre mois et demi. Les femmes délicates, nerveuses et irritables, comme le dit M. le professeur Velpeau, l'éprouvent plus tôt et plus vivement que celles dont la sensibilité est moins exquise. J'ai cru remarquer aussi que l'état d'embonpoint un peu exagéré nuisait à sa perception ; ce qui se comprend, du reste , si on admet, et cela n'est pas douteux pour moi , que c'est dans les parois abdominales, et non dans les parois utérines, qu'est le siége de cette sensation. Le fait de la femme paraplégique, dont j'ai parlé, ne laisse aucun doute à cet égard ; je pourrai d'ailleurs appuyer cette opinion sur l'anatomie et la physiologie. Ainsi on peut regarder comme démontré, que les femmes ne sentent pas remuer, le plus ordinairement, avant quatre mois et demi , et j'ajoute qu'à cette époque, et même pendant un ou deux mois encore, la sensation peut être obscure et incertaine.

L'homme de l'art puisera dans l'examen du ventre, et dans le palper en particulier, des notions dont la valeur sera beaucoup plus grande ; avec un peu d'expérience, il ne se laissera induire en erreur ni par les contractions des muscles abdominaux, ni par les déplacements des anses intestinales. Mais ce mode d'investigation n'aura de succès que dans les trois ou quatre derniers mois de la grossesse. Le développement peu considérable de l'utérus, la petitesse de l'enfant qui se meut dans une grande quantité de liquide , etc., empêcheront qu'il soit fructueux avant cette époque.

Les bruits dus aux mouvements actifs de l'enfant, et qu'on peut recueillir avec le stéthoscope, sont aussi variables que ces mouvements eux-mêmes. Je vais d'abord les étudier dans les cinq premiers mois de la grossesse, car c'est surtout pendant cette période qu'ils peuvent offrir une grande utilité pratique. J'indiquerai ensuite les particularités qu'ils présentent dans les quatre derniers mois.

Première période. — Des circonstances si diverses peuvent influer sur la transmission de ces bruits, qu'il est impossible d'arriver à quelque chose de très-rigoureux sur l'époque où on peut les apprécier pour la première fois. Il est plus que probable que le fœtus exécute des mouvements depuis quelque temps déjà, avant que l'observateur puisse en découvrir les traces. J'ai cherché à les apprécier sur douze femmes qui, d'après leur témoignage, étaient à la fin du troisième mois de leur grossesse et qui n'avaient pas dépassé la quatorzième semaine ; j'ai pu les entendre neuf fois, en renouvelant l'examen à différentes reprises, et en dirigeant le stéthoscope vers la cavité pelvienne, à travers les parois abdominales placées dans un relâchement aussi complet que possible. Toujours, dans ces circonstances, le bruit perçu m'a paru résulter d'un choc brusque et court, dû à un mouvement de totalité de l'enfant qui venait heurter l'un des points de la surface de l'utérus. Je ne saurais, du reste, le comparer à rien qui puisse en donner une idée exacte : il faut l'avoir entendu pour en saisir les caractères ; il ne ressemble à aucun des autres bruits qui peuvent se produire dans la cavité abdominale ; sa force présente quelques légères variations qui s'expliquent par le développement plus ou moins prononcé de l'appareil musculaire, et plus souvent peut-être par le point variable sur lequel la percussion a été produite. Lorsque c'est vers le segment inférieur de l'utérus que le fœtus s'agite, le bruit plus sourd et plus lointain peut encore parvenir jusqu'à l'oreille ; s'il s'élance, au contraire, vers la partie supérieure, le choc, se produisant en quelque sorte sous le stéthoscope, est plus facilement et plus nettement entendu. Ces mouvements et le bruit qui les accompagne n'ont rien de fixe dans leur retour : tantôt ils se répètent un certain nombre de fois dans un temps très-court, tantôt on les cherche vainement pendant longtemps ; mais on les provoque presque toujours en exerçant sur l'utérus, avec les mains ou le stéthoscope, des pressions qui semblent réveiller le fœtus ou l'exciter d'une façon désagréable. Je n'ai jamais rien observé qui pût être rapporté à un déplacement partiel, comme la déflexion du bras ou l'extension brusque du membre inférieur. Ces mouvements doivent exister cependant ; mais ils sont sans doute si faibles, qu'ils ne peuvent encore se manifester par un bruit. Pour se faire une juste idée du phénomène stéthoscopique qui nous occupe, et se convaincre qu'il est le résultat d'un déplacement en masse exécuté par l'enfant, il suffit d'ausculter le fond de l'utérus pendant qu'avec le doigt introduit dans le vagin on cherche à obtenir la sensation du ballottement ; au moment où le corps flottant, après avoir été brusquement poussé de bas en haut, vient heurter l'un des points de la région supérieure de l'organe, on perçoit un bruit en tout semblable à celui que j'ai attribué aux mouvements volontaires.

Sur les trois femmes chez lesquelles l'auscultation ne me conduisit à aucun résultat, il en était une dont le produit de la conception avait cessé de vivre. Quant aux deux autres, rien ne put m'expliquer pourquoi le fœtus restait immobile, ou, en admettant qu'il exécutât des mouvements, pourquoi le bruit de ceux-ci ne se transmettait pas ? il n'y avait ni accumulation extraordinaire de liquide amniotique, ni épanchement péritonéal, ni embonpoint insolite. Je suis très-disposé à admettre que ce fut là un effet du hasard, et si je ne fus pas heureux dans mes investigations, je ne doute pas qu'en les multipliant encore, une occasion favorable se fût présentée.

C'est assez faire pressentir que j'accorde à ce bruit la plus grande valeur comme moyen conduisant avec certitude à la constatation de la grossesse ; son importance, d'ailleurs, est d'autant plus grande qu'il existe à une époque où tous les autres signes ne fournissent que des probabilités et où les battements du cœur ne sont pas encore perceptibles dans la majorité des cas. Comme ces derniers, au reste, ils ne laissent aucun doute sur la vie de l'enfant : à cela se bornent, dans l'état actuel de la science, toutes les applications pratiques qui en découlent. Je dois dire, en terminant, que ce phénomène a été beaucoup moins étudié que le souffle utérin et les doubles pulsations fœtales ; pour mon compte je ne m'en suis sérieusement occupé que depuis deux ans, et je reconnais que de nouvelles recherches sont nécessaires.

Seconde période. — Voici ce que j'ai rencontré chez les femmes qui étaient plus avancées dans leur grossesse, et surtout chez celles qui étaient assez près de leur terme. On sait qu'à cette époque les mouvements de totalité sont beaucoup plus difficiles, et que le fœtus se meut surtout soit en déployant ses extrémités, soit en pivotant sur son grand diamètre. Le bruit qu'on perçoit, dans le premier cas, donne encore la sensation d'un choc brusque, mais il est plus fort et ordinairement plus sourd que celui que j'ai précédemment décrit ; on l'observe, le plus souvent, dans une région assez élevée de l'utérus, et presque toujours alors il est produit par le pied ou le genou. Il est facile de comprendre toutefois qu'il soit dû, dans certaines circonstances, à l'un des coudes ou à la main ; mais, dans ce cas, il se manifeste sur un point plus rapproché du détroit abdominal, à moins qu'on n'ait à faire à une présentation du pelvis ou à celle de la région latérale du tronc. Souvent, alors, il se produit en même temps une déformation plus ou moins marquée du globe utérin, et le stéthoscope, ainsi que la tête de l'observateur, sont déplacés avec une force variable. Un fait digne de remarque, c'est que ces mouvements se répètent quelquefois avec une régularité parfaite, en laissant entre eux des intervalles égaux, de telle façon que, de prime abord, on pourrait croire à une pulsation artérielle; mais il suffit de les comparer au pouls de la mère pour reconnaitre qu'ils sont beaucoup moins fréquents, et que, par conséquent, ils sont, aussi, complétement étrangers à la circulation fœtale. Cette régularité, d'ailleurs, ne persiste qu'un temps très-court, et disparait, en général, à la suite d'un mouvement plus étendu. Je n'ai pas besoin de dire qu'ils sont passagers, qu'ils peuvent cesser pendant plusieurs heures et même pendant plusieurs jours. On sait par quels moyens on parvient souvent à les réveiller, quand leur absence trop longtemps prolongée a fait naître des inquiétudes sur la vie de l'enfant.

Le bruit qui se manifeste quand le fœtus exécute des mouvements de rotation sur son axe est tout à fait différent, et s'observe beaucoup plus rarement ; il donne alors la sensation d'un frottement étendu à une très-large surface, et se reproduit un petit nombre de fois pour disparaitre pendant un temps plus ou moins long, ou pour être remplacé par celui dont je viens de parler. Il s'accompagne d'une déformation beaucoup moins évidente de l'utérus.

L'importance pratique de ces deux bruits est beaucoup moins grande que celle du premier qui nous a occupé : non pas qu'ils ne caractérisent aussi positivement la grossesse et la vie de l'enfant, mais parce qu'ils apparaissent à une époque où ordinairement le doute n'est plus possible sous ce double rapport.

Je n'ai plus que quelques mots à dire d'un autre mouvement qu'exécute l'enfant dans quelques circonstances rares, et du bruit qui en est la conséquence. Dans les derniers temps de la grossesse, la tête exécute quelquefois, sur le segment inférieur de l'utérus, des mouvements de rotation de gauche à droite et de droite à gauche, qui sont, en général, extrêmement pénibles pour la femme, qui en comprend, du reste, parfaitement le mécanisme. Ce déplacement, qui ne s'étend pas au delà de la portion cervicale du rachis, produit un bruit de frottement beaucoup plus limité que le précédent ; il semble que le fœtus le renouvelle avec une sorte de complaisance comme s'il était pour lui l'origine d'une sensation agréable. On peut l'observer aussi au début du travail, lorsque le crâne commence à s'engager dans le détroit abdominal, et il m'est arrivé, dans des cas de ce genre , de l'apprécier avec le doigt.

FIN.

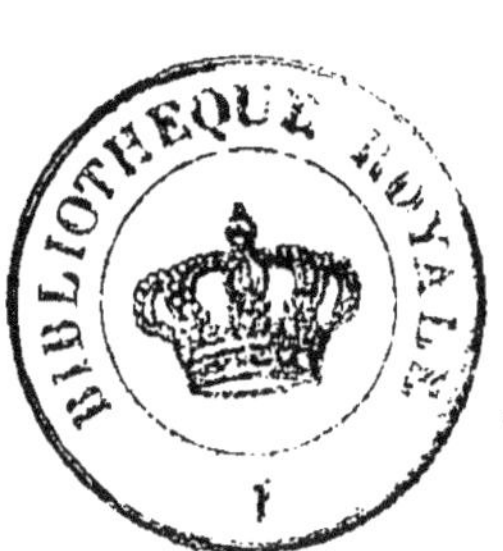

TABLE DES MATIÈRES.

PARTIE DIDACTIQUE.

* 9 7 8 2 0 1 9 9 4 3 2 7 1 *